桂派名老中医·学术卷

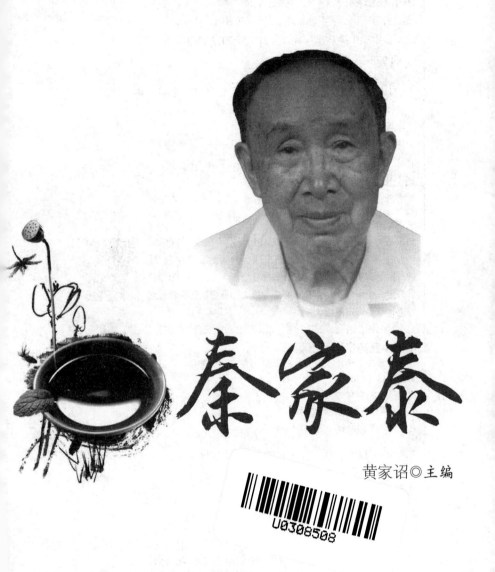

秦家泰

黄家诏◎主编

中国中医药出版社

·北 京·

图书在版编目（CIP）数据

桂派名老中医 . 学术卷 . 秦家泰 / 黄家诏主编 . —
北京：中国中医药出版社，2021.12（2022.11重印）
ISBN 978-7-5132-6393-1

Ⅰ . ①桂… Ⅱ . ①黄… Ⅲ . ①中医临床—经验—中国—
现代 Ⅳ . ① R2

中国版本图书馆 CIP 数据核字（2020）第 156964 号

融合出版数字化资源服务说明

本书为融合出版物，其增值数字化资源在"医开讲"平台发布。

资源访问说明

扫描右方二维码下载"医开讲 APP"或到"医开讲网站"
（网址：www.e-lesson.cn）注册登录，输入封底"序列号"
进行账号绑定后即可访问相关数字化资源（注意：序列号只
可绑定一个账号，为避免不必要的损失，请您刮开序列号立
即进行账号绑定激活）。

中国中医药出版社出版

北京经济技术开发区科创十三街 31 号院二区 8 号楼
邮政编码 100176
传真 010-64405721
山东润声印务有限公司印刷
各地新华书店经销

开本 880×1230 1/32 印张 10.75 字数 211 千字
2021 年 12 月第 1 版 2022 年 11 月第 2 次印刷
书号 ISBN 978 - 7 - 5132 - 6393 - 1

定价 49.00 元
网址 www.cptcm.com

服 务 热 线 010-64405510 微信服务号 zgzyycbs
购 书 热 线 010-89535836 微商城网址 https://kdt.im/LIdUGr
维 权 打 假 010-64405753 天猫旗舰店网址 https://zgzyycbs.tmall.com

如有印装质量问题请与本社出版部联系（010-64405510）
版权专有 侵权必究

《桂派名老中医·学术卷》丛书编委会

桂派名老中医·学术卷

《秦家泰》编委会

主　编　黄家诏

副主编　秦维德

编　委　（按姓氏笔画排序）

　　　　韦义展　李亚琼　张兰英　黄　欢

　　　　蒋燕军

李 序

广西是我国中医人才辈出、中药资源丰富的省份之一。系统挖掘整理广西地区国家级名老中医经验，是中医药薪火相传、创新发展的源泉，培养后继人才的重要途径，也是中医药教育有广泛现实意义的一项重要工作。

《桂派名老中医·学术卷》是我区自新中国成立以来较为系统的一套汇集所有国家级名老中医学术经验的专辑。这些老一代中医工作者弘扬国医，自信自强，大医精诚，堪为榜样。书中汇集了以"国医大师"班秀文为代表的一批医术精湛、德高望重的名医名家的学术思想与经验，从学术思想、临床经验、医德医风与治学等方面介绍了他们所取得的学术成就，从不同角度反映了他们成长的历程，展现了其对所擅长疾病的真知灼见与临证心得体会。精辟的见解，给人以启迪，足资效法，堪为轨范。本套丛书的出版，有助于激励中医药后继者深入研究和精通中医药学，有助于当代名中医的成长，有利于继承和发扬中医药的特色优势，弘扬广西地方名医学术思想，进一步提高广西中医药地位。我们应当继续深入做好对广西中医药、广西民族医药的发掘和整理提高工作，保存和发扬中医药特色与优势，推动传承与创新，弘扬中医药文化，加强中医药人才队伍的建设，加强中医药科学研究，加快名老中医的经验、学术、技能、文献等抢救工作的步伐，推进中医药理论和实践创新，为促进中医药、民族医药事业作出新的更大的贡献。

广西壮族自治区副主席　李康

2010 年 12 月

王　序

　　中医药是中华民族的瑰宝，在我国各族人民长期的生产生活实践和与疾病做斗争中逐步形成并不断丰富发展，为中华民族的繁衍昌盛作出了重要贡献，作为中国特色医药卫生体系的重要组成部分，至今仍在维护人民健康中发挥着独特作用。中医药天地一体、天人合一、天地人和、和而不同的思想基础，整体观、系统论、辨证论治的指导原则，以人为本、大医精诚的核心价值，不仅贯穿于中医药对生命、健康和疾病的认知理论与防病治病、养生康复的临床实践，而且深刻地体现了中华民族的认知方式、价值取向和审美情趣，具有超前性和先进性。随着健康观念变化和医学模式转变，中医药越来越显示出其宝贵价值、独特优势和旺盛的生命力。

　　广西地处岭南，中医药、民族医药资源丰富。历史上，无数医家博极医源，精勤不倦，为中医药和民族医药发展作出了积极贡献。广西广大中医药和民族医药工作者认真继承，加快创新，涌现出一批治学严谨、医德高尚、医术精湛的全国名老中医。为了展示他们的风采，激励后学，广西壮族自治区卫生厅组织编写了《桂派名老中医》丛书，对"国医大师"班秀文等28位全国名老中医做了全面介绍。传记卷记录了名医的成长历程、诊疗实践和医德医风，学术卷展示了他们的学术思想和临证经验。这套丛书的出版，不仅有利于读者学习"桂派名老中医"独到的医技医术和良好的医德医风，也将为促进广西中医药和民族医药的传承创新起到重要作用。

随着党和国家更加重视中医药，广大人民群众更加信赖中医药，国际社会更加关注中医药，中医药事业迎来了良好的发展战略机遇期。衷心希望广大中医药和民族医药工作者抓住机遇，以名老中医为榜样，坚持读经典，跟名师，多临床，有悟性，弘扬大医精诚的医德医风，不断成长进步，为我国中医药事业发展作出新的更大的贡献。

中华人民共和国卫生部副部长

国家中医药管理局局长

2011 年 1 月

前　言

中医药、民族医药是我国各族人民在几千年生产生活实践和与疾病做斗争中逐步形成并不断丰富发展的医学科学，为中华民族的繁衍昌盛作出了重要贡献，对世界文明进步产生了积极影响。新中国成立特别是改革开放以来，党中央、国务院高度重视中医药工作，中医药事业取得了显著成就。

广西地处祖国南疆，是全国唯一同时沿海、沿边、沿江的省区，是西南地区最便捷的出海大通道。广西中草药资源丰富，中草药品种居全国第二位。广西是壮、汉、瑶、苗、侗、仫佬、毛南、回、京、彝、水、仡佬12个民族的世居地，其中壮族是我国人口最多的少数民族。在壮、汉等各民族文化的滋养下，广西独特的区位优势和丰富的药材资源，孕育了"桂派中医"这一独特的中医流派，在全国中医行业独树一帜，在东南亚地区也具有广泛影响。

近年来，在自治区党委、政府的正确领导下，广西中医药、广西民族医药事业蓬勃发展，百家争鸣，百花齐放，名医辈出，涌现了以"国医大师"班秀文为代表的一大批"桂派中医"名家，他们数十年如一日地奋斗在临床、科研、教学一线，以高尚的医德、精湛的医术赢得了广大人民群众的赞誉。"桂派名老中医"是"桂派中医"的代表人物，在长期的医疗实践中，他们逐渐摸索总结出具有广西特色的一整套方法和经验，为广西中医药、民族医药发展作出了独特的贡献。

为弘扬"桂派名老中医"全心全意为人民群众服务的奉献精神，大力营造名医辈出的良好氛围，调动广大中医药、民族医药工作者的积极性，在广西壮族自治区人民政府和国家中医药管理局的大力支持下，广西实施了"国医大师"班秀文等老中医药、民族医药专家宣传工程，《桂派名老中医》丛书就是该工程的成果之一。丛书分为学术卷和传记卷。学术卷在发掘、整理"桂派名老中医"学术思想和临床经验的基础上，筛选出第一批名老专家，将他们数十年的临床体会和经典医案进行系统梳理提炼，旨在全面总结他们的医学成就，为繁荣中医药学术、促进中医药事业发展作出贡献；传记卷由专业作家撰写，主要记录"桂派名老中医"的人生经历和成才轨迹，弘扬他们大医精诚的精神，希望能借此探索中医名家的成长成才规律，为在新形势下构建中医药人才的培养体系提供借鉴。

由于时间紧迫，书中错漏在所难免，恳请读者批评指正。

广西壮族自治区卫生厅

广西壮族自治区中医药管理局

2010 年 12 月

内容提要

　　本书为全国名老中医秦家泰教授的学术经验集萃，分为医家小传、学术思想、专病论治、诊余漫话、年谱 5 个部分。医家小传部分主要介绍秦家泰教授的生平及成才之路。学术思想旨在论述秦家泰教授学术思想体系的精华。专病论治介绍了 40 余种疾病的临证诊治经验。诊余漫话系临证心得、继承体会等。年谱部分反映了秦家泰教授一生中的重大事件或转折点。

　　本书重点介绍名老中医最擅长治疗疾病的临证经验，便于临床学习与借鉴，可供中西医院校师生、临床医生、中西医科研工作者及广大中医爱好者参考、阅读。

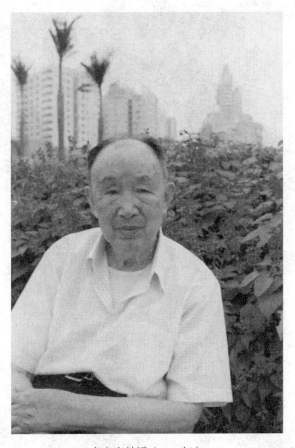

秦家泰教授（2002年）

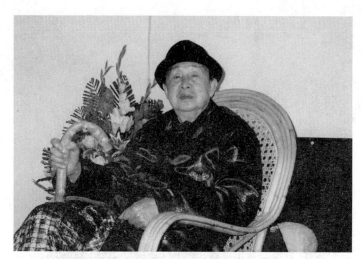

2003年，秦家泰84岁生日在家中留影

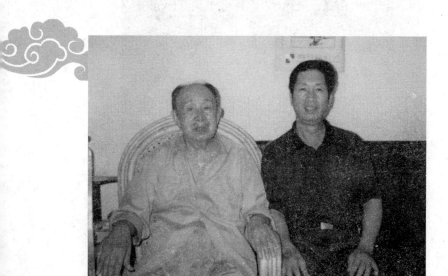

秦家泰教授与学术经验继承人黄家诏

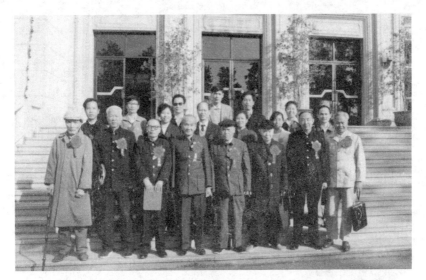

　　1990年11月，广西壮族自治区首批继承老中医药专家学术经验拜师大会上，广西8位老中医药专家（秦家泰教授前排右2）与全体学术继承人合影

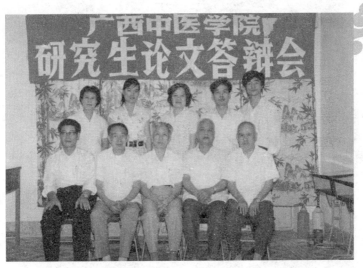

　　1990年，秦家泰教授（前排左2）参加广西中医学院（现广西中医药大学）1990届壮医硕士研究生答辩会

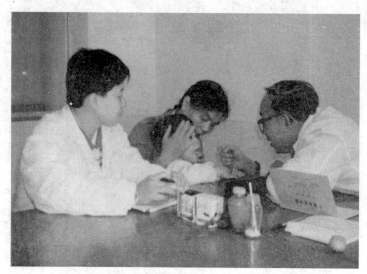

秦家泰教授在专家门诊给患儿诊病

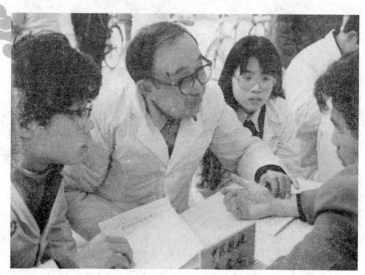

秦家泰教授带领学生为群众开展义诊

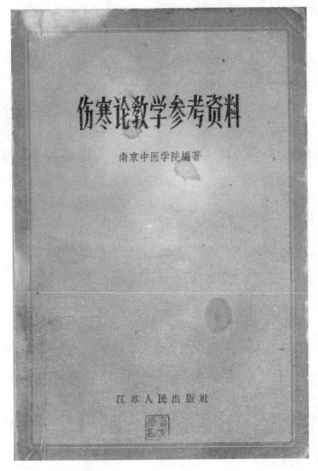

秦家泰教授参与编写的《伤寒论教学参考资料》一书

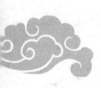

南 京 中 医 学 院

证 明 书

秦家泰同志于1958.5～1959.9在我院第二期教学研究班学习期间，曾参加《伤寒论教学参考资料》编写工作，是该编写小组的骨干力量，具有较高的理论学术水平和写作能力，在该书中编写了总纲、太阳篇、少阳篇、合病併病篇。特此证明。

南京中医学院
1985.
教务处

秦家泰教授参与编写《伤寒论教学参考资料》的证明书

目 录

秦家泰

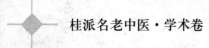

医家小传

秦家泰（1920—2005），男，广西壮族自治区临桂县（现临桂区）会仙镇铁匠村人。生前为广西中医学院（现广西中医药大学）教授，全国首批名老中医专家。秦家泰教授岐黄生涯60多年，一生勤求不惰，锲而不舍，精研经典，临床实践匠心独运，每获桴应，其治学方法可为后学者之鉴。

秦家泰教授在总角之时，母亲多病，多方医治，罄尽家财，终因痼疾深笃而莫救。弱冠即痛失慈母，目睹求医之难，深知无医之苦，哀痛之余，益自淬砺，立志学医，攻读岐黄，涉足杏林。

1935年，秦家泰教授开始拜临桂名医秦恕卿为师，学医习药。此后便以"不为良相，愿为良医"之言自励，求师学医，孜孜不倦。随师伊始，他就阅读了《药性赋》《汤头歌诀》《濒湖脉学》，并能背诵之；第2年又学习了《黄帝内经》《伤寒论》等经典。恕卿师常以"习医不谙药性，不识脉理，则临证如冥行摘埴，茫无头绪"之言以勉之，激发其习医之热情，并云："业精于勤，勤读深思，则义自明矣。"此后，秦家泰教授暗下决心，要以勤补拙。他白天随恕卿师临诊，抄方、配药，治病救人，晚上则孜孜攻读，不到一年工夫，前面几部医书即熟背如流。恕卿师治病以活血化瘀见长，对痛经、白带、肠胃疾病及肾病的治疗经验宏富，特别擅长治疗当时临桂一带流行的斑疹伤寒，疗效卓著。每到发病季节，常门庭若市。秦家泰教授当时侍师诊治，细心观察，耳濡目染，触疑则询，遇惑则问，一有所得，则笔而摄录，晚上再逐一整理，从症寻书，

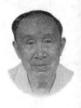

集成医案。他随师3年，学以勤奋，读书颖悟，不仅学到了不少医术技巧，而且医德医风亦得以熏陶。当时交通不便，老先生每次远诊，均以马代步，秦家泰教授则背药箱，步行相随，不论远近，亦不区亲疏贵贱，有求必应，一视同仁。直到晚年，秦家泰教授待人态度和蔼，对患者热情负责，无不受患者与百姓的赞誉，这与他自幼受良师熏陶不无有缘。

1938年，秦家泰教授以优异成绩考入广西省立桂林区医药研究所中医本科班就读，他牢记恕卿师"博学多思"之铭言，把工夫用于四大经典的学习以及穷求疾病内部发展变化及其辨治规律上，深得《黄帝内经》《难经》《伤寒论》《金匮要略》等经典的奥旨。他尤其着力于《伤寒论》的学习。他认为，《伤寒论》不仅讲六经辨证，而且是八纲、经络、气血、脏腑、津液等各种辨证方法的综合，对研究疾病发展变化及治疗规律来说，可谓是一部最佳典著。至于学习方法，首先是要熟读背诵白本，而后旁参注本，背诵条文是首要一关，秦家泰教授苦读半年，《伤寒论》398条原文就已背得滚瓜烂熟了。直到执教后，他每于课堂上教学时，对条文仍能背诵如流，深为学生所敬佩。无怪乎清代学者章学诚有"故记诵者，学问之舟车也"之言，此言是千真万确的。

1941年毕业后，秦家泰教授在广西富川县医务所（县医院前身）任所长兼主诊医师。1943年，退职后悬壶乡梓，在会仙圩开设秦家泰国医诊所及献生堂药局。开业不久，由于其医技精湛，声名日噪，求治者踵趾而来。秦家泰教授治疗当时农村的时病、伤寒、副伤寒等病，疗效甚高，活人者众。

中华人民共和国成立后，秦家泰教授通过中医考试，参加中医协会，并被选为临桂县卫生工作者协会会长。1952年，他发起创办了桂林地区第一所联合诊所——仁和诊所，并担任所长。1954年，他参加广西卫生厅举办的中医进修班。1956年，秦家泰教授应聘执教于广西中医专科学校（现广西中医药大学），并于1959年赴南京中医学院（现南京中医药大学）第二期全国中医教学研究班深造。教学30多年来，秦家泰教授先后教授了伤寒论、中国医学史、温病学、内科学等多门课程。他曾任广西中医学院伤寒温病教研室主任、医疗系主任、中华全国中医学会广西分会副理事长、广西卫生系列高级职称评审委员会委员、广西高教系列高级职称评审委员会委员、广西中医学院学术委员会委员、《广西中医药》杂志编委会副主任。1990年，秦家泰教授被人事部（现人力资源和社会保障部）、卫生部（现国家卫生健康委员会）、国家中医药管理局确认为首批500名全国老中医药专家学术经验继承工作指导老师。2012年1月，他被广西壮族自治区卫生厅、广西壮族自治区人力资源和社会保障厅追认为广西首批"桂派中医大师"。

秦家泰教授从事《伤寒论》教学及临床医疗60多年，勤勤恳恳，任劳任怨，学验俱丰，桃李满天下，信誉日高。其医技风格独特，辨证用药不落前人窠臼，疗效卓著。1959年，他曾参与编著南京中医学院主编的《伤寒论教学参考资料》，为该书的主要执笔者。该书自1959年正式出

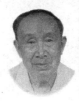

版后，一直作为全国各中医院校《伤寒论》教学的主要参考书。后来，他又参与了《全国中医学院考试题解》《伤寒论多选题评述》《伤寒论教学参考书》的编写工作，撰写并发表了"对《伤寒论》厥阴病的预后探讨""慢性腹泻的辨证论治"等论文及医案医话数十篇。

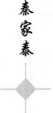

学术思想

学术渊源

　　秦家泰教授勤于治学，注重实践，学有渊源，造诣颇深。他精通典籍，对经典著作及其他临床典籍能融会贯通，擅于治疗内科、妇科、儿科病证。在几十年的实践中，秦家泰教授对于经典尤为苦心研究，其中研究最深的当属《伤寒论》。他奉《伤寒论》为圭臬，认为《伤寒论》师六经辨证而不泥，注重"六经为纲，八纲为辨"，融合脏腑、经络、津液、气血等辨证内容，临证时做到了灵活应变，择善而事。他认为，《伤寒论》在病因、病机、病位、病性、诊断、立法、处方、用药等方面实为后世临床各科辨证树立了典范，将其辨证方法推而广之，及内、外、妇、儿各科，研究每一种病的发病规律和治疗规律，确有很大帮助。学习经典著作，诵读是手段，弄通机理和临床应用才是目的。所谓"业欲精，必明理"，明理无非是穷其所由，找出其内部规律性的东西，不能浅尝辄止。学习《伤寒论》，秦家泰教授着重两个方面的联系，一是篇与篇之间的联系，二是条文与条文之间的联系。从太阳病篇到阴阳易差后劳复病脉证并治篇，着重领会六淫所致的外感疾病的发生、发展变化及治疗用药、预后调护的规律，旨在循仲景的思维脉络，与临床实践相互印证。从条文看，有的是以一组条文说明一个问题，有的则是一条原文说明几个

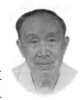

问题。如太阳病上篇，原文第 1～11 条为太阳病概说，主要论述太阳病的类型、传变规律及欲愈时间；第 12～30 条讲 3 个问题，即太阳中风的主证主方、中风兼证及中风误治变证，如此前后联系，脉络分明。又如阳明病篇第 221～226 条，秦家泰教授主张宜互相联系起来学习，不能割裂，柯琴称此阳明开手三法，以 5 个"若"字解，秦家泰教授则以为应作 7 个"若"字解，都是阳明病的误治变证，第 225 条虽无"若"字开头，但其"脉浮而迟，表热里寒，下利清谷者，四逆汤主之"就是阳明病若误治则转少阴的具体症状，从而说明三阳病中不仅太阳与少阴互为表里，病可互传，而且阳明病亦可因误治而内传少阴。秦家泰教授崇尚《伤寒论》，但师古不泥，对于明清以后的医学专著亦能做到融会贯通，如温病学专著、《医宗金鉴》《证治准绳》《医学衷中参西录》《傅青主女科》《临证指南医案》《幼幼集成》《皇汉医学》等均为其必读之书。秦家泰教授尤推崇朱丹溪的"六郁"学说，即气、血、痰、食、湿、火六郁。其在临床辨治疾病，除常用仲景方剂外，亦长于时方、合方的运用。例如，治高血压常用的建瓴汤加减源于《医学衷中参西录》，治妇科崩漏常用的自拟两地调经汤源于《傅青主女科》，治小儿疳证常用的肥儿丸加减源于《医宗金鉴》。这些方药的运用，多师其法而异其方，切合实际，疗效良好。

学术思想特点

一、奉《伤寒论》为圭臬，辨证注重顾津护气

秦家泰教授研究《伤寒论》多年，深谙其精神实质。他认为，《伤寒论》以六经辨证为纲，同时把病因辨证、经络辨证、脏腑辨证、八纲辨证等多种辨证方法有机地结合起来。通过六经辨证，以明确外感病各个发展阶段的证候特征，同时结合病因分析，以明确发病的原因是感受六淫之中哪一种病邪；结合经络辨证和脏腑辨证，以分析病变的部位是在经络还是在脏腑，明确病位再分析疾病的性质是寒还是热，属虚还是属实。这种辨证方法，足以有效地指导临床各科的实践。正如吉益赢齐所说："《伤寒论》者，遗后世以治万病之法，引而申之，举莫能外，此作者立法之精也。"前人推崇备至，奉为圭臬，其理也就在此。

秦家泰教授认为，虽然伤寒的六经辨证着重在辨外感疾病，但内科杂病的辨证亦有与六经辨证重复之处，因为六经辨证实际已包括了脏腑、经络、气血、病因、八纲等辨证在内，辨证的根本目的在于为诊断、立法、处方、用药打基础，而《伤寒论》则是理法方药较为全面的一部专著，为后世中医各科的辨证论治树立了典范。秦家泰教授不仅重视仲景之法，而且十分重视其方的应用，用之得心应手，如半夏泻心汤、小青龙汤、黄芩汤、苓桂术甘汤、

理中汤、桂枝汤、麻杏甘石汤等，都是临证常用之有效方剂。

秦家泰教授对张仲景"养阴津、扶阳气"的治病特点深有研究，颇多推崇。《伤寒论》中与存津液有关的内容十分丰富，无论是对养阴津的理论认识，还是在立法遣药的具体运用上，都十分重视顾护阴津，清代名医陈修园说："《伤寒论》一百一十三方，以存津液三字为主。"例如，在选方用药方面，《伤寒论》中的黄连阿胶汤为滋阴降火法的运用开了先河，主治阴虚阳亢之证；猪苓汤为阴虚水热互结而设，此方以二苓、泽泻、滑石清热利水，而用一味阿胶以滋真阴，组成滋阴利水之剂；猪肤汤是《伤寒论》中唯一的甘润平补之剂，为治少阴虚热咽痛之佳方。秦家泰教授在临床上治慢性水肿有阴亏火旺者，多宗此法，他治以自创方六三汤（《小儿药证直诀》六味地黄丸合《赤水玄珠》三妙丸，易熟地黄为生地黄，去苍术，加大剂薏苡仁化裁而成）颇效。

《伤寒论》运用方药时也特别注重顾津、护气。如为了防止损伤津液与阳气，服桂枝汤汗出"不可令如水流漓"，服麻黄汤"覆取微似汗"，服大青龙汤"一服汗者，停后服。若复服，汗多亡阳遂虚"等，皆恐过汗伤津伤阳，而不厌其烦，谆谆相告。秦家泰教授指出，善治病者重视调气，善调气者重视调畅肝胆之气和脾胃之气，《伤寒论》中用泻心汤系列方剂调畅脾胃之气，四逆散调畅肝胆之气，最堪为后世效法。他在临床上善于用《伤寒论》四逆散化裁、半夏泻心汤化裁，调畅气机，攻补兼施，常

秦家泰

获良效。

《伤寒论》论中还有滋阴与温阳并举者。如用治心阴心阳两虚，症见心动悸、脉结代的炙甘草汤。方中虽有炙甘草、人参、桂枝等益气温阳之品，但重用生地黄一斤，并配以阿胶、麦冬、麻仁、大枣，可知本方重在滋阴，轻用阳药乃取其宣通血脉、流行气血之用，令"阴得阳升而泉源不竭"。其他如芍药甘草附子汤、四逆加人参汤、通脉四逆加猪胆汁汤之运用亦属此例。临床上，秦家泰教授治疗心脏病常见的心律不齐、心动悸而脉结代等多宗此法，以自创四合一汤（《伤寒论》桂枝甘草汤、《内外伤辨惑论》当归补血汤、《内外伤辨惑论》生脉饮、《正体类要》参附汤四方合一化裁）而治之。凡此种种，超出常规之外，又尽在医理之中，非得《伤寒论》之真谛，断无如此出奇制胜之法。

二、崇尚《丹溪心法》，辨证重视"津气痰火郁"

1. "津气痰火郁"源于《丹溪心法》"津气痰火郁"的病机辨证在秦家泰教授一生临证中占有很重要的地位。他认为，"津气痰火郁"其实就是朱丹溪"六郁"学说的浓缩。"六郁"之说为丹溪首倡，六郁中的气指气滞，血指血瘀，痰指痰阻，湿指湿滞，食指伤食，火指以上诸邪郁久化火。秦家泰教授认为，六郁病机，可广泛应用于一切实证的辨证之中，其意义远超出丹溪越鞠丸所主治的范围。这六者之中，临证又以湿食二邪多见。六郁可互相转化，湿郁可以化痰，痰湿阻滞气机可以导致气滞，郁久又可以

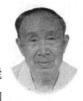

化火，火热伤络成瘀血；伤食也是一样，食滞脾胃，不能运化水湿，可以产生内湿，湿郁又可化痰，痰湿阻滞又如上而衍生各邪。秦家泰教授谓："六郁的病机，无论外感或内伤疾病，没有一个病没有，没有一个证不存在。"由于病邪不同，可以产生不同的证候特点和类型，故研究六郁的病机变化，对认识疾病的发展变化规律有着十分重要的意义。

秦家泰教授认为，不论辨治外感还是内伤疾病，"气血痰郁"辨证均能适用。因此，研究丹溪的"气血痰郁"学术思想，对认识疾病的发展变化规律和论治疾病有着十分重要的意义。

秦家泰教授围绕"津气痰火郁"这一生理病理变化进行辨证论治，他认为，津与气是人体生理的物质基础，痰与火是病理形成的产物；并用津与气的关系征兆人体正常生理的阴阳平衡，痰与火的关系征兆人体阴性和阳性的病理产物或致病因素；郁为"津气痰火"病变之源。此既继承了"气血痰郁"学术思想的内涵，又加以扩充和发展。

"气血痰郁"辨证虽率先开辟了杂病辨证施治的途径，有"杂病用丹溪"之誉，但时人对疾病的认识受到时代的限制，使"气血痰郁"辨证不够完备，正如张景岳说："若谓气病治气，血病治血，痰病治痰，郁病治郁，医又何难哉？""津气痰火"的生理病理变化即融合了脏腑、经络、津液、气血等多层次、多方面的生理机能活动及病理变化。秦家泰教授指出："须结合审病因、察病位（脏腑经络）、明病机、辨病性（虚实寒热）而灵活运用。"由于病邪不同，可以产生不同的证候特点和类型，且疾病的表现是复杂的，同一疾病可因人、因地、因时而表现不同。因此，辨病因病机要考虑个体性、特异性和针对性，精确辨证，灵活应变，择善而事，方能收到良好的治疗效果。秦家泰教授这种治学方法为后学运用其学术经验树立了可师可法的典范。

以辨治胃脘痛为例，秦家泰教授认为，由于本病在发生发展变化过程中有气滞、火郁、血瘀、阴伤、脾胃气虚等病理变化，因而表现出一定的发病规律和不同的证候类型。临床上分为气滞型、火郁型、血瘀型、阴伤型、脾胃气虚型等。这些证型的出现，虽然有一定的程序和规律，但彼此不是孤立的，往往出现合病或并病，有时既有寒证又有热证，既有虚证又有实证，寒热虚实，错综复杂，辨证必须详细而明确，方不致误。例如，有的胃脘痛患者，由于较长时间的工作紧张，饮食无规律，并常食冷而发病，始则见胃脘痛胀，呕吐清涎，嗳气纳差，得矢气则痛胀减。这显然是过度劳倦，饮食所伤，运化失常，气滞于内所致。若以后出现口干口苦，心烦易怒，嗳气泛酸，胃脘辣痛，由气滞发展为火郁进而伤络，则为瘀血内阻的实证。这亦是根据六郁的病机转化而来的。此时治以活血化瘀、清热化痰的失笑散合化肝煎即为合拍之方。

2."津气痰火郁"的生理病理特点　秦家泰教授认为，津泛指人体内各种正常阴液，包括阴精、津液等。津属于阴的范畴，与血、阴气等概念的关系密切。在生理上具有滋润、濡养和平衡阴阳等功能。

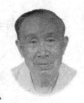

气指人体生命的机能活动，作一般概念上的阳气而言，强调其机能方面。气属于阳的范畴。在生理上，宜充分协调，运行正常，阳主动，动而中节，周流全身，循环无已，外则护卫肌表，内则温养脏腑百骸。

津于脉中为血液的组成部分，于脉外充斥周身无处不到。由于血为津及气所化生，而血的运行只在脉中，故不能完全概括人体全部正常阴液，即《灵枢·邪客》曰："五谷入于胃也，其糟粕、津液、宗气分为三隧……营气者，泌其津液，注之于脉，化以为血，以荣四末，内注五脏六腑，以应刻数焉。"《灵枢·痈疽》曰："肠胃受谷……中焦出气如露，上注谿谷，而渗孙脉，津液和调，变化而赤为血，血和则孙脉先满溢，乃注于络脉，络脉皆盈，乃注于经脉。阴阳已张，因息乃行，行有经纪，周有道理，与天合同，不得休止……血气已调，形气乃持。"因此，津泛指人体内各种正常阴液，包括阴精、津液等。

津、气同源而异流，阴津是人体赖以生存的物质基础，阴津是否充蕴是机体存亡的关键，而气机的调畅是人体生命活动的基本条件。《灵枢·脉度》曰："气之不得无行也，如水之流，如日月之行不休。"津与气是共同构成和维持人体正常生命活动的基本物质。

秦家泰教授认为，痰与火是病理形成的产物，这里的痰指广义之痰饮或痰湿之气，为某些疾病的水性病理产物或致病因素，包括痰、饮、湿等邪气，属于阴的范畴。元末明初医家戴思恭提出"六饮"之说，指出痰为津液所化生，并有痰与饮的区别，他认为，痰饮有广义、狭义之分，其曰："饮凡有六。悬、溢、支、痰、留、伏。痰饮，特六饮之一耳，人病此而止曰痰饮者，盖停既久，未有不为痰，多因气道闭塞，津液不通。"

火指病理上的火，为某些疾病的火性病理产物或致病因素，属于阳的范畴，包括了温热、暑热、燥热、火热等属火的病邪，以及感受外邪或七情内伤或五志过极所引发的化火、郁火等，如以病邪亢盛为主要原因的实火、以阴津亏损为主要原因的虚火等，不包括命门之火、肾火、少火等生理之火。

秦家泰教授论痰、火既宗前贤诸说，又能独出己见。他认为，人体本无痰与火，痰、火乃病理产物，由各种原因所引起的津气失调而产生，任何疾病最终均可化痰、化火，痰与火可相互为患，又是产生某些病证的病因。

郁是一个广泛的病理学概念，是多种疾病发生的共同病变机理，泛指郁滞不得发越。《素问·六元正纪大论》载有木郁、火郁、土郁、金郁、水郁，此属五气之郁，后世合称"五郁"。朱丹溪首倡气、血、痰、湿、火、食"六郁"之说。王纶说："盖气、血、痰三病，多有兼郁者，或郁久而生病，或病久而生郁，或误药杂乱而成郁。"明确指出气、血、痰和郁的关系，即郁久生病和病久生郁两个方面，其中郁为矛盾的主要方面。丹溪曰："气血冲和，万病不生，一有怫郁，诸病生焉。故人身诸病，多生于郁。"郁是百病的共同病机，郁亦为"津气痰火"病变之源。"津气痰火"的病变是一个不断变化的动态过程，可以由各种病因的直接侵扰而导致，亦可间接由脏腑机能的失常而形成，

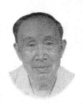

但总由郁引起的津气失调而起。戴思恭说："郁者，结聚而不得发越也。当升者不得升，当降者不得降，当变化者不得变化也。此为传化失常，六郁之病见矣。"即是不论六淫七情、劳役妄动、饮食失节、停痰积饮、寒湿不通，郁的关键为气机升降传化失常。

诸郁不解，气机升降传化失常，脏腑经络阴阳失调，则津气失调，气顺津布的生理现象被打乱，或可化而生痰，或可化而生火，产生各种病变。张石顽说："夫所谓痰火者，精髓枯涸于下，痰火凭陵于上，有形之痰，无形之火，交固于中，良由劳思伤神，嗜欲伤精，加以饮食不节，血肉之味，蕴酿为痰为火。"痰、火之邪内郁不得宣通，蓄积于内无从宣散，久可衍生各种变证。其间可有虚实错杂、寒热错杂的复杂病机，如津气的虚实互结、相互转化，痰气、痰火、寒痰或痰瘀互结等。在疾病的后期，痰、火往往与津气不足并存，形成虚实、寒热夹杂的复杂病机特点。

三、治病强调抓主要矛盾，掌握疾病的发病规律

秦家泰教授在医学上的主要思想是善于运用辩证法指导实践。早在 20 世纪 50 年代初，他就从毛泽东同志的《实践论》《矛盾论》等著作中得到启示。秦家泰教授认为，人体既然是一个有机的统一整体，那么疾病的发生发展变化亦应当有一个全过程，这个过程应当体现出疾病发展变化的规律性。在这个过程中，诸多因素必然有一个是主要因素，起着主导作用。治疗疾病，就是要抓住主要因素，解决主要矛盾。临证辨病而施治，是认识和解决每一个具

体疾病的主要矛盾；辨证施治，是认识和解决疾病过程中的主要矛盾。在辨证的基础上辨病，在辨病的基础上辨证，目的都在于解决其主要矛盾。

例如，对慢性腹泻的治疗，秦家泰教授对其发病规律的认识较为深刻。他认为，本病一开始多为食伤脾胃，使脾胃运化功能失调，见腹痛腹胀、嗳气吞酸、腹泻、便中夹有不化食物、苔白腻，此即伤食积滞，可用保和丸治疗；若病情进一步发展，则化热化痰，痰、湿、郁与热相结而成实证，此时舌苔由白腻转为黄腻，大便有黏液，出现里急后重，病变部位在肠在胃，此时可用枳实导滞丸治疗；若脾虚较甚，则应用半夏泻心汤合理中汤治疗；病情发展到最后，必然由脾虚及肾，脾肾两虚而出现五更泄，此时可用理中汤合赤石脂禹余粮汤治疗。慢性腹泻，从开始到最后，其发展变化的规律就是由实转虚的过程。

秦家泰教授总依疾病自身的发展变化规律以确立病机及治则，抓住每一种病在每一个发展阶段的病机，这就是抓主要矛盾。"津气痰火郁"的生理病理变化是辨病的普遍规律，如在治疗胃脘病时主要抓住痰阻气滞、化火伤络伤阴、虚实合并，治久咳抓住气郁痰阻，治眩晕抓住气血不足、痰湿阻窍、肝阳上亢等，都是针对疾病的主要矛盾而辨证的。

四、辨治疾病重视四诊，尤其强调问诊

秦家泰教授辨治疾病非常重视四诊合参，尤其强调问诊。他认为，中医辨证论治一般要分 3 个阶段，一为四诊，

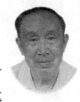

二为辨证，三为治疗。四诊和辨证都是手段，治疗用药才是目的。四诊是为辨证打基础的，而四诊之中又以问诊尤为重要。四诊的主要技巧集中在问诊。自明代张景岳后，一般都认为"十问歌"很重要，秦家泰教授则认为，"十问歌"讲的是问诊的内容，而不是问诊的方法。问诊的方法，他主张以下3点。

1. 先问当前病证　对这个病有初步印象，可以缩小问诊范围。

2. 再查病因和病位　在掌握当前病证的基础上，再查问发病的原因，属外感还是内伤，顺便查问初起证候，以明确病位在经络还是在脏腑，哪一经、哪一脏、哪一腑。

3. 再查病机和性质　即查明疾病的发展变化及性质的寒热虚实，以便做出诊断。

问诊当先问当前病证（即主诉），然后再辨察病因病机、鉴别要点，为辨证用药打下基础。问诊的关键是要抓住重点，若问诊没有重点，得到的信息就会主次不分，容易遗漏，给诊断带来困难。例如，咳嗽可出现于支气管炎、咽炎、扁桃体炎等病证之中，各自都有其特点，慢性咽炎咳声多为单声而短促，并多有"呛""咔"等清嗓声；支气管炎咳声连续而痰多；扁桃体炎则咳伴咽喉疼痛较甚。为了达到正确辨证论治的目的，问诊必须针对主诉来问，遇主诉不全的患者，尤其要掌握方法。例如，胃脘痛的病因，有因寒湿、肝郁、饮食停滞等不同，其发展过程中又有气郁、火郁、血瘀、阴伤、脾胃气虚等不同的证型，若问诊不清，就难以分型论治。

秦家泰

五、善以经方时方相配，治病常一方贯底

秦家泰教授临证治病，强调治必有方，方必有源，从不随俗应付，反对无法立方，尝谓："治病用药杂乱，随意拾来，无异于乌合之众，迎敌无能。"他崇尚仲景方药，深究经方配伍，认为仲景方配伍严谨，切中病机，非时方之能比，而时方则以其行之有效而被广泛应用。因此，秦家泰教授治病常以合方应用见长，且其加减配伍力求少而精，方虽简而效力捷，针对病情，丝丝入扣。例如，治小儿外感咳嗽，常以麻杏甘石汤与银翘散相合；治痰湿眩晕，多以苓桂术甘汤合小半夏汤、小半夏加茯苓汤及泽泻汤；治慢性腹泻，常用半夏泻心汤合理中汤；治心阳虚损、心血不足而致的心悸怔忡、胸痹及心脏病各种心律失常，常用自创四合一方，药味虽不多，但功力精专，切合病情，常可应手取效。

秦家泰教授选方用药，强调必于准确辨明病机及诊断之基础上做到理法方药合乎要求，一旦方药对证，则守方不变，常一方贯底，特别是慢性疾病，其用方药一般一两个月不更方，或只对个别药物进行加减。

六、力主寒温统一，学术不立门户

秦家泰教授虽深研仲景学说多年，但对医学各流派并无门户之见。他认为，伤寒为古医学派别，当古为今用，临证尚需融合新知。他主张伤寒与温病应该统一，因为《伤寒论》亦有其本身的缺点，其详于寒而略于温。例如，

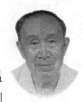

太阳病中只着重论述了太阳中风与太阳伤寒，而对太阳温病则叙述简单；在太阴病中，只论述寒湿证，而没有提到湿热证；在少阴病中，只着重论述肾阳虚的证治，而对心肾阴虚的辨证论治则论述较少；在厥阴病中，也只着重论述阳虚和寒热错杂的辨证施治，而对肝阴虚的辨证则基本上没有论述。显然，《伤寒论》尚不能全面反映外感病的客观变化规律，因此，六经辨证必须与卫气营血辨证、三焦辨证相结合，对外感疾病的辨证施治才比较全面。秦家泰教授还主张中医各学派应不立门户，中西医学亦应相互取长补短，兼收并蓄，择其善而从之。不论何种学派，当以有无临床应用价值为学术讨论的焦点，而不应做无休止的文字游戏，这样才有利于中医学术的发展。

古人云："熟读王叔和，不如临证多。"秦家泰教授强调，学过的知识必须躬身体察，细心领会，才能明其真谛。他认为，学习经典著作，诵读是手段，融会贯通、学以致用才是目的，任何理论都必须落实到临床应用上才有意义。他常说："一个人学术见解的形成，总是由片面发展到全面，由知之甚少到知之甚多，然知在成行，总以不断实践，勤求古训，方能成功。"

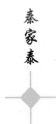

专病论治

内科疾病

胃脘痛

秦家泰教授在其"论述胃脘痛的发病及治疗规律"一文中指出：胃脘痛的发病原因虽有外感寒湿、肝郁气滞、饮食不节等不同，但总因脾胃受伤，运化失职，聚湿生痰，阻碍气机而发病。首先出现气滞型；之后为痰湿郁久化火，出现火郁型；化火之后，有两种转归：一是伤络，出现血瘀型，一是伤阴，出现阴伤型；最后阴损及阳，出现脾胃气虚型。气滞型当化痰利湿，行气止痛，以二陈汤为主。火郁型当清热化痰，行气止痛，以化肝煎为主；血瘀型当活血化瘀，行气止痛，以失笑散合丹参饮为主；阴伤型当养阴清热，行气止痛，以益胃汤合金铃子散为主；脾胃气虚型当健脾和胃，理气化痰，以六君子汤为主。胃脘痛各证型常相互合病，虚实互兼，寒热互见，应审察其相兼证候，随证治之。

1. 久病胃溃疡兼胃下垂，治以健脾和胃

病例：韦某，女，46 岁，1991 年 5 月 23 日初诊，病历号：2052。

主诉：胃脘疼痛并胃下垂 5 年多，近 1 周来胃痛复作。

患者于 1985 年 6 月起，因胃脘疼痛、反复未愈而于某

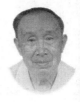

医院做钡餐检查，诊为胃底部溃疡、胃下垂。经治疗虽有好转，但因工作较忙，从事地质水文工作转辗异处，饮食无规律，胃病经常复发。1987年2月于本市某医院做胃镜检查，同样诊为胃底部溃疡、胃下垂10cm。半个月以前常参加宴会应酬，胃痛发作，1周来加重。刻诊：胃脘隐隐作痛，痛处固定，按之痛甚，呃逆，反酸，矢气多，身倦无力，肠鸣，纳食减少，大便稍烂。舌质暗红，舌边有瘀点，苔薄黄，脉细。

诊断：胃脘痛。

辨证：久病伤阴，脾胃气虚。

治法：健脾和胃，理气止痛。

方药：六君子汤合金铃子散加味。

党参15g，白术10g，茯苓15g，陈皮5g，半夏10g，川楝子10g，延胡索10g，石斛10g，瓦楞子25g，甘草5g。

嘱服药期间忌食生冷和酸辣之品。

二诊：5月30日。服上方5剂，胃脘疼痛已止，已无反酸，大便正常，唯食后脘部有下坠感，肠鸣。上方加神曲9g，余药未更改。

治疗两个月，方药均以上方加减，胃痛病愈。1991年10月经X线钡餐复查，胃底部溃疡已愈合，胃仍下垂6cm，遂以六君子汤加减，嘱服药半个月以巩固。

按语：胃脘疼痛是胃、十二指肠溃疡的常见症状，本例患者从事水文地质工作，常辗转异处，饮食无规律，脾胃受伤，痰湿中阻，气机不畅而致胃痛，因其痛程较长，痰湿郁久化热，久病伤气，转而成脾胃气虚、痰热中阻之证。秦家泰教授以六君子汤健脾养胃，行气化痰，加金铃子散再加石斛清热而行气止痛，瓦楞子以制酸止痛。全方治本兼治标，故取得良效。秦家泰教授主张，治胃脘疼痛须明其虚实寒热，不可概予香燥理气之剂，以免劫津伤液，本例用六君子汤合金铃子散，并无过于香燥之药，却能标本兼治，实为邪正兼顾之良法。

2. 气滞痰阻，治以疏肝清热化痰

病例1：莫某，女，27岁，1982年5月27日初诊，病历号：1051。

主诉：上腹部胀痛半年余，近3天来加重。

患者去年11月出现头痛，恶寒发热，上腹部胀痛，痛连右胁，引及肩背，口苦吐酸水。外院检查：胆汁培养见大肠杆菌，胆汁常规有脓球少许。诊为胆道感染，经治疗好转。近3日来经常胆区胀痛，食少，口苦，时吐清涎。诊查：舌质红，苔黄腻，脉缓。

诊断：胃脘痛；胆道感染。

辨证：脾胃虚弱，受纳失职，腐熟无权，痰湿内生，久而化热，互结阻滞中焦，辨为气滞痰阻型。

治法：疏肝行气，温胃化痰。

方药：四逆散合温胆汤加减。

柴胡9g，枳壳6g，白芍9g，半夏9g，陈皮6g，茯苓12g，竹茹9g，龙胆6g，甘草5g。

二诊：6月2日。服上方5剂，胆区已不痛，口不苦，唯胃脘部时胀痛，呃逆，食少。苔薄微黄腻，脉缓。

处方：党参12g，白术9g，茯苓12g，半夏9g（打），

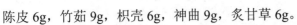

陈皮 6g，竹茹 9g，枳壳 6g，神曲 9g，炙甘草 6g。

按语：本案因脾胃虚弱，受纳失职，腐熟无权，水湿停滞，化为痰饮，痰湿阻滞中焦而成。四逆散出自《伤寒论》，主治肝郁气滞，肝胃不调。柴胡疏达肝气；枳壳行气消滞；白芍、甘草柔肝缓急，和中止痛，以调和肝脾。温胆汤出自《备急千金要方》，方中半夏辛温，体滑性燥，功能降逆止呕、燥湿祛痰；陈皮芳香醒脾，疏利气机；茯苓健脾化痰；加枳壳、竹茹可清泄胆胃郁热而安心神；龙胆清热除湿。二诊见肝胆湿热已清，故以六君子汤合温胆汤健脾和胃，理气化痰，清心安神。

病例 2：钟某，女，56 岁，1981 年 3 月 5 日初诊，病历号：2006。

主诉：反复胃脘部疼痛 6 年余。

患者诉 1958 年饥饱失常，以后渐见胃脘胀满，呃逆，反复发作不愈，至 1975 年见胃脘热辣而痛，口苦，心烦，每于下午 4 时饥饿时则痛甚，饮食减少，睡眠不好，每晚睡眠 2～3 小时，大小便尚可。诊查：舌红，苔薄黄，脉弦滑。

既往史：1976 年钡透诊为十二指肠球部溃疡。

诊断：胃脘痛。

辨证：饮食不节，脾胃受伤，聚湿生痰，痰郁化火伤络。

治法：平肝和胃，清热化痰。

方药：化肝煎加减。

陈皮 6g，青皮 6g，牡丹皮 9g，白芍 9g，栀子 9g，贝母 9g（打），泽泻 9g，川楝子 9g，甘草 6g。每日 1 剂，水煎服。

再用海螵蛸 30g，瓦楞子 30g，花蕊石 30g，共研细末，每服 3g，日 2～3 次。

二诊：3 月 12 日。上方已服 7 剂，诸症大减，胃部灼痛感消失，但空腹时偶有隐痛，口微苦，情绪平稳，夜间睡眠有所改善，大便易解，小便微黄。舌红，苔薄黄，脉弦滑。守上方继续服用，待胃脘不痛后，改为两三天 1 剂，共连服 6～8 周，以巩固疗效。

三诊：5 月 25 日。服上方约 20 剂后，诸痛消失，唯稍饮食不节，尚有大便微溏。舌质淡红，苔薄白，脉缓弱。再予六君子汤，调理而愈。

随访 1 年，未见复发。

按语：本案为饮食不节，脾胃受伤，聚湿生痰，痰郁化火伤络所致。化肝煎方出《景岳全书》，书中云其"治怒气伤肝，因而气逆动火，致为烦热胁痛，胀满动血等证"。方中陈皮、青皮理气和胃；牡丹皮清肝凉血散瘀；栀子清肝热，除烦躁；贝母制酸散结，疏利肺气；白芍养阴柔肝；泽泻导热下行；酌加川楝子清泻肝热，行气止痛；甘草健脾益气。秦家泰教授还自拟胃痛散：海螵蛸收敛止血，抑酸止痛；瓦楞子入肺、肝、胃经，消痰化瘀，软坚散结；花蕊石酸涩专入肝经。诸药合用，可收平肝和胃、行气止痛之功，故诸症悉除。

3. 肝郁气滞血瘀，治以行气活血，化瘀止痛

病例 1：何某，男，35 岁，1982 年 11 月 19 日初诊，病历号：2022。

主诉：胃脘部胀痛 3 个月。

患者诉 1973 年曾得过胃出血，住院治疗 10 多天，血止后出院调理，以后很少胃痛。今年 9 月，吃了鹅肉粉后，随即见胃脘胀痛，时有刺痛，呃逆，有反酸，时见热辣而痛。刻诊：口干苦，食欲尚可，多食则胀，大小便基本正常。舌质红，苔黄腻，有瘀斑，脉细弱而涩。

诊断：胃脘痛。

辨证：饮食不节，损伤脾胃，运化失司，聚湿生痰，郁久化火，热伤血络，瘀血阻滞。

治法：行气活血，散瘀止痛。

方药：失笑散合芍药甘草汤加味。

蒲黄 9g，五灵脂 9g，牡丹皮 9g，泽泻 9g，栀子 9g，陈皮 6g，贝母 9g，白芍 12g，甘草 6g。3 剂。

按语：本案为饮食损伤脾胃，聚湿生痰，痰郁化火伤络所致。治当活血化瘀，行气止痛。失笑散出自《太平惠民和剂局方》，五灵脂通利血脉，散瘀止痛；蒲黄既能行血，又能止血。两药合用，活血祛瘀，散结止痛。芍药甘草汤出自《伤寒论》，功专养阴柔肝，缓急止痛。牡丹皮、泽泻养阴泻热；贝母清热化痰，散结消肿；陈皮理气健脾，燥湿化痰；栀子，《神农本草经》云："味苦寒。主五内邪气，胃中热气面赤。"《丹溪心法》另云："大凡心膈之痛，须分新久……病得之稍久则成郁，久郁则蒸热，热久必生火……古方中多以山栀子为热药之向导，则邪易伏，病易退，正易复而病安。"诸药合用，既可活血散瘀，又可行气止痛。

病例2：葛某，男，64岁，1986年5月25日初诊，病历号：1012。

主诉：反复胃脘胀痛，痛引左少腹4年。

患者于20世纪60年代即见胃脘胀痛，呃逆，没有治疗。至1978年见大便下血，到医院住院治疗，诊为十二指肠球部溃疡，病转好出院。1979年又下血1次，住院治疗，病好转出院后改服草药（鹿仙草）后出血止，胃痛渐愈。1982年11月，胃脘胀痛，每于下午4点钟以后即痛，痛连左胁，向下转左少腹逆而向上至胃，痛彻背部，伴呃逆，呕吐清水。后经四川某医生治疗，谓肝脾不调，处方：柴胡25g，山药40g，藿香15g，香橼20g，枳壳15g，白术20g，茯苓15g，牡丹皮20g，太子参30g，石斛15g，香附15g，青皮20g，郁金20g，当归10g，黄芪50g，杏仁20g，郁李仁20g，火麻仁20g。水煎分3次服，连服3～5剂后，病即缓解，但过2～3个月后病又复发，现觉症状如上述。诊查：面色㿠白，全身皮肤较暗淡。舌质暗，苔微黄腻，脉弱而涩。

诊断：胃脘痛。

辨证：肝郁气滞，脾胃虚弱，病久化火，火热迫血妄行。

治法：健脾化痰，理气解郁，活血止痛。

方药：六君子汤、四逆散、失笑散合方加减。

党参12g，白术9g，茯苓15g，半夏9g，陈皮5g，柴胡9g，赤芍15g，枳壳5g，蒲黄9g，炒五灵脂9g，甘草6g。

按语：本病属中医学"胃脘痛""腹痛"等范畴。秦家泰教授认为，通常其发病与情志失调、饮食劳倦、脾胃虚

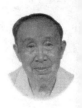

弱等因素有关。本案虽以肝郁为主，但因其病程迁延难愈，脾胃虚弱，运化无力，致痰湿郁久化火，因而寒热错杂，虚实互见。治当以健脾和胃、理气化痰为主，兼以行气疏肝，活血止痛。方以六君子汤健脾化痰，行气和胃；四逆散调和肝脾，疏达肝郁；加失笑散在于活血止血，散结止痛，正如叶天士在《临证指南医案》中所说："初病在经，久痛入络。以经主气，络主血，则可知其治气治血之当然也。凡气既久阻，血亦应病，循行之脉络自痹，而辛香理气，辛柔和血之法，实为对待必然之理。"三方合用，针对病机而设，故可见效。

4.脾虚痰湿阻滞，治以健脾化湿，温胃祛痰

病例1：陆某，女，36岁，农民，1984年10月8日初诊，病历号：1090。

主诉：反复胃脘部疼痛7年。

患者诉1977年"三夏"期间，由于劳作艰苦，饥饱失常，经常胃脘疼痛，吐清水，呃逆，大便溏薄，食少倦怠。因农事繁忙，疏于治疗。1980年，患者参加大修水利工程，经常在露水中行动，又增见左膝关节痛，有时天气变化则两下肢水肿。当时在当地医院行钡透检查，诊为十二指肠球部溃疡，血液化验抗"O"正常。经服用中西药（药物不详），病情暂得缓解，但近1年多来常见胃脘隐痛，嗳气吞酸，食纳减少，病有加重之势。诊查：体质瘦弱，面色暗黄。舌质淡，苔白滑，脉右弱、左涩。

诊断：胃脘痛。

辨证：饮食不节，饥饱失常，损伤脾胃，又因外感寒

秦家泰

31

湿，致寒湿内聚，阻滞经脉，不通则痛。

治法：健脾化湿，温胃散寒。

方药：方1：六君子汤合吴茱萸汤加减；方2：桂枝附子汤加味。

方1：党参12g，白术9g，茯苓12g，半夏9g（打），陈皮5g，神曲9g，吴茱萸3g，炙甘草6g，生姜9g。口苦时去吴茱萸，加竹茹。嘱患者先服本方，待胃脘痛病情缓解后再服方2，以通阳温经。

方2：桂枝9g，熟附子9g（先煎），秦艽9g，羌活9g，制南星9g，炮山甲9g（打），炙甘草6g，生姜9g，大枣9g。

以上两方交替治疗两个多月，病告愈。

按语：本案患者饮食不节，损伤脾胃，加之外感寒湿邪气，经脉痹阻不通，故而发病，正如《脾胃论》中所云："夫饮食失节，寒温不适，脾胃乃伤。"治以六君子汤健脾和胃以化痰；吴茱萸汤温暖脏腑以祛寒；加神曲消食化积，助脾健运。方2以桂枝附子汤加祛风除湿之品。桂枝附子汤出自《伤寒论》，主治"伤寒八九日，风湿相搏，身体疼烦，不能自转侧，不呕，不渴，脉浮虚而涩者"。秦家泰教授用之在于祛风温经，助阳化湿，使寒湿之邪由表而解。秦艽、羌活加强祛风除湿的作用；制南星味辛性温，可化痰散结；炮山甲，《医学衷中参西录》中描述其"味淡性平，气腥而窜，其走窜之性，无微不至，故能宣通脏腑，贯彻经络，透达关窍，凡血凝血聚为病，皆能开之"。诸药合用，可温经通阳，散寒除湿。

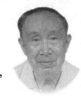

病例2：陈某，女，30岁，1984年11月13日初诊，病历号：1045。

主诉：反复胃脘疼痛2年。

患者诉自1982年下半年起，由于工作较忙，常饮食不节，饥饱失常，初见胃脘胀满，得矢气而痛减，呃逆，渐见口苦，心烦，经服中西药治疗，时发时止，反复不愈，每于春夏缓解，秋冬发作。1983年10月，经钡餐透视检查，诊为十二指肠球部溃疡。刻诊：胃脘疼痛，痛甚则牵引右胁下剧痛，时吐清水，食少倦怠，伴有呃逆、口苦口臭、心烦等症状，大小便尚正常。面色淡白，体形瘦小，毛发欠光泽。舌淡苔白，根微黄腻，脉缓弱。

诊断：胃脘痛。

辨证：脾胃气虚，痰湿阻滞，郁久化火。

治法：健脾和胃，理气化痰。

方药：方1：六君子汤加味；方2：自拟海螵蛸散。

方1：党参12g，白术9g，茯苓12g，半夏9g，陈皮5g，枳壳5g，竹茹9g，神曲9g，炙甘草6g。水煎服，并嘱连服20剂。

方2：海螵蛸60g，煅瓦楞子60g，川楝子30g，煅花蕊石30g，共研细末，以方1汤液冲服，每服3g，日服2～3次。待胃脘不痛后，改为两三天1剂，连服6～8周，以巩固疗效。

二诊：1985年2月4日。谓服上方约24剂后，诸痛消失，这个冬季已不再疼痛，唯稍饮食不节，尚觉大便微溏，苔薄白，脉缓弱。再予六君子汤，调理而愈。

随访至 1987 年 4 月 17 日，未见复发。

按语：本案为胃脘痛，因于脾胃气虚，痰湿阻滞，郁久化火。盖饮食不节，脾胃受伤，聚湿生痰，痰阻气滞而发病；气郁化火，热伤血络，瘀热互结而病剧。今久病脾虚，痰湿阻滞，郁久化火，故而发病。治以六君子汤健脾化痰，行气和胃；加枳壳、竹茹理气和中化痰；神曲消食和胃。痰湿得去，脾胃功能恢复，则诸症可愈。

5. 肝胃不和，治以疏肝解郁，行气止痛

病例 1：韦某，女，51 岁，1984 年 2 月 19 日初诊，病历号：2033。

主诉：反复胃脘部疼痛 6 年。

患者从 1978 年起，无明显诱因下经常胃脘部疼痛，并痛引右胁及背部，时有呃逆，左乳房亦胀，食欲尚可，便溏，伴有头昏眼花、耳鸣、全身倦怠乏力等症状。诊查：舌质淡，苔粗白微黄，脉右弦细、左缓弱。

诊断：胃脘痛。

辨证：肝气郁结，郁而化火，横逆犯胃。

治法：疏肝解郁，理气止痛。

方药：四逆散合金铃子散加味。

柴胡 9g，白芍 12g，枳壳 6g，川楝子 9g，延胡索 9g，郁金 9g，甘草 5g。水煎服，日 1 剂。

连服 1 周后，诸症好转，其后合以六君子汤调理而愈。

按语：《素问·六元正纪大论》云："木郁之发……故民病胃脘当心而痛。"说明肝木之气偏胜，肝胃失和可致胃脘疼痛。秦家泰教授认为，此因肝郁气滞化火，导致火邪横逆

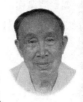

犯胃，若郁火伤及胃阴，又易致阴虚胃痛，故见胃脘疼痛，且痛连胁部。治宜疏肝解郁，理气止痛。四逆散出自《伤寒论》，主治肝郁气滞，肝胃不调。柴胡疏达肝气；枳壳疏肝行气；白芍、甘草柔肝缓急，和中止痛，以调和肝脾。金铃子散主治肝郁化火，心、腹、胁诸痛。方中川楝子（金铃子）苦寒清热，疏肝止痛；延胡索行气活血，兼可止痛。两方合用，既可疏肝行气和中，又可泻火解郁止痛。

病例2：归某，男，25岁，1981年1月14日初诊，病历号：1104。

主诉：反复胃脘部疼痛8年，右胁下疼痛3个月。

患者自诉去年10月19日，因天气热洗冷水澡，后见右胁下疼痛，倦怠少力，呃逆，小便黄，大便先硬后溏，下午低烧（37.5℃）。诊查：舌质红，苔黄腻，脉右弦、左细弱。

既往史：既往患胃病8年，曾于外院做胃镜检查示慢性萎缩性胃炎。

诊断：胃脘痛。

辨证：患病日久，肝郁生热，化火横逆犯胃，脾胃运化失职，痰湿内生。

治法：健脾化痰，行气疏肝。

方药：六君子汤、温胆汤、四逆散合方加减。

党参12g，白术9g，茯苓12g，法半夏9g，陈皮6g，枳壳6g，竹茹9g，柴胡9g，白芍9g，甘草5g。

二诊：1月22日。服上方4剂，右胁疼痛减轻，下午仍有低烧（37.1℃），偶见胃脘不舒，呃逆。舌质红，舌苔

秦家泰

微黄腻,脉右弦、左缓。上方继服3剂。

三诊:3月4日。服上方共约20剂,诸症大减,右胁不痛,胃脘时胀,偶有呃逆,小便微黄。舌质淡,苔薄白,脉缓。体温37.2℃。守上方,去柴胡、白芍,加神曲9g。

四诊:4月12日。服上方7剂,6个月的低烧已退,胃脘也不痛,但仍常呃逆。最近几天又见胃痛,多于饿时作痛,呃逆,早上口苦。苔微黄,脉右弦、左缓。守上方继续服用。

五诊:4月26日。服上方10剂,因学习较忙,停药几天,现觉胃脘嘈杂,似饿非饿,似痛非痛,按之较舒,仍呃逆。苔微黄腻,脉右弦、左缓。

处方:党参12g,白术9g,茯苓15g,法半夏9g,陈皮6g,木香3g(后下),竹茹9g,枳壳6g,炙甘草6g。3剂。

按语:本案患者气机郁滞,升降失司,故见胁痛、呃逆;胃病已多年,倦怠少力,左脉细弱,示脾虚;右胁下痛,呃逆,大便不调,右脉弦,示肝胃不和;苔腻,示痰湿不化。秦家泰教授认为,治疗时应以健脾理气为主,故六君子汤、温胆汤、四逆散三方合用,寓有调和肝脾、健脾行气、温胆和胃之意。三诊时,右胁已不痛,脉缓,气滞已除,故去柴胡、白芍,改用六君子汤合温胆汤专治脾胃,并加神曲消食和胃,助脾运化。此证脾虚为本,夹痰湿气滞,六君子汤合温胆汤健脾化痰;四逆散疏肝解郁行气,调和肝脾。五诊时,因服药不持续,余邪未尽,故用原方加木香,《神农本草经疏》云:"其味辛,其气温,专主

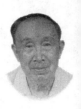

诸气不顺。"本案虽有低热，但是秦家泰教授没有从阴虚发热而治，而是认识到其本质是气虚发热，治宜益气健脾以化痰湿，甘温补气以除郁热。

6. 胃病日久，脾伤及肾，宜脾肾同治

病例：唐某，女，55 岁，1984 年 5 月 10 日初诊，病历号：1086。

主诉：反复胃脘部胀痛 7 年，伴头昏眼花、耳鸣、腰酸腿软 2 年。

患者诉 1977 年因工作劳累，饮食不节，见胃脘胀痛，食欲不振，口淡，常吐清水，腹部觉冷，大便溏，身体渐消瘦，头昏，倦怠少气。至 1981 年，日渐头昏眼花，耳鸣，腰酸腿软，夜尿多，手足冷，麻木，经常自汗头昏，眩晕欲倒。平时血压偏低，100/70mmHg。诊查：形体消瘦，面色暗淡，全身皮肤无光泽。舌淡苔白，脉细弱。

诊断：胃脘痛。

辨证：劳倦思虑伤脾，复饮食不节，脾胃先虚，痰饮中阻，化源不足，肾精匮乏，阴损及阳。

治法：先健脾温胃，后滋阴补肾。

方药：先用六君子汤合当归补血汤加味（方 1），后用左归饮加减（方 2）。

方 1：党参 12g，白术 12g，茯苓 12g，半夏 9g，陈皮 5g，吴茱萸 6g，生姜 9g，黄芪 30g，当归 6g，炙甘草 6g。

方 2：熟地黄 12g，山药 12g，山茱萸 9g，枸杞子 9g，党参 12g，黄芪 60g，肉桂 3g（焗服），熟附子 9g。

先服方 1，待胃脘不胀不冷、大便成形后，两方交替服用，即方1服3剂，方2服3剂。

后经两方调理1个月，病愈。

按语：秦家泰教授认为，本案因劳倦伤脾，复加饮食不节，脾胃受伤，痰食中阻而成病。日久脾伤及肾，故见头昏眼花、耳鸣、腰酸腿软、夜尿多、手足冷、麻木等肾虚的症状。因脾胃为后天之本，肾为先天之本，治以养后天以滋先天。方1用六君子汤健脾化痰，行气和胃；当归补血汤复其气血；吴茱萸、生姜温胃降逆止呕。诸药合用，使脾胃得健，气血生化有源。方2用左归饮滋阴补肾，去茯苓淡渗之品；加桂、附温肾以助其蒸腾气化，引火归原；党参、黄芪补气健脾，调养气血。两方合用，使后天气血生化有源，则先天得养而病愈。

便　秘

便秘是指大便秘结不通，或几天一行，或虽有便意，而排便困难，可出现于多种疾患之中。本病证主要由于粪便在肠内停留过久，水分被吸收而变得干燥坚硬所致。六腑以通为用，肠胃通则营卫得以和调，人体周身血气能够畅达。若大便秘结，必使腑气滞塞、气机不畅，易变生他病。临证可分为热秘、冷秘、气秘、虚秘等几种类型进行辨证论治。秦家泰教授认为，《伤寒论》阳明病的三承气汤、麻子仁丸已为本病治疗开了先河，然这几首方子多着重于治疗实热、便秘，虚证便秘则应从肝肾不足、阴亏液少去考虑，常以增水行舟、润肠通便法以治之，多以增液

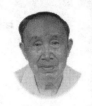

汤合润肠丸同用。

1. 水少舟停，增水以行舟

病例1：陈某，男，69岁，1982年6月14日初诊，病历号：2054。

主诉：反复大便秘结2年，近来加重。

患者曾于1978年扭伤腰部，以后经常腰痛。1980年起，患者经常出现大便秘结，便质干结，3～5天一行，服增液汤或增液承气汤稍缓解，伴手颤抖，右手微动，左脚行动不便。患者平日多汗，语声低微，气短懒言，饮食、睡眠尚属正常。诊查：体形消瘦，面色暗黑。舌体瘦小，质淡，苔白润，脉细弱。

诊断：便秘。

辨证：肝肾阴虚，水少舟停，筋脉失养。

治法：润肠通便，益气柔肝。

方药：润肠丸加减。

熟地黄12g，当归9g，肉苁蓉9g，火麻仁9g，杏仁9g，白芍12g，枸杞子9g，山茱萸9g，黄芪15g，炙甘草6g。

服药3剂后，大便稍软。守原方继服3剂，大便转为正常。

按语：便秘在中医学中被称为"脾约""大便难""阴结""阳结"等。宋代严用和的《济生方》提出了五秘，即风秘、气秘、寒秘、热秘、湿秘。治疗大法为"燥则润之，涩则滑之，秘则通之，寒则温利之"。本案患者年事已高，气阴两虚，水不涵木，故手震颤；津液枯竭，肠道失于濡润，水少舟停，故大便秘结。诊断为肝肾阴虚型。治当养血柔肝，润肠通便。润肠丸出自《沈氏尊生书》，主治津液枯竭之便秘。本方易生地黄为熟地黄，因其味甘微温质润，既补血滋阴，又补精益髓；枸杞子、山茱萸补肝肾之阴血；火麻仁、杏仁、白芍滋液润肠，白芍还可理气柔肝；黄芪补益脏腑之虚；炙甘草温中下气，调和上药。诸药合用，气机可调，阴血得复，便秘可愈。

病例2：牛某，女，52岁，1974年9月5日初诊，病历号：4165。

主诉：经常大便秘结，反复发作未愈13年。

患者1961年始出现大便秘结，便硬难解，2~3天一行。1969年至1973年之间，大便干结，如羊屎状。近年来，大便反不结，但却难解，每解大便则觉气不够、解不出，便色黄黑，每日1次，有后重感，有时满头大汗仍解不出，解后全身无力。患者常觉口干苦，头昏眼花，耳鸣。诊查：形态稍瘦，腹软，脐下压之微痛，无包块。舌质淡，苔中微黄腻，脉右弦、左缓弱。

诊断：便秘。

辨证：气血亏虚，肠道津枯，无水行舟。

治法：补益气血，增液通便。

方药：增液汤加味。

党参12g，黄芪15g，生地黄15g，玄参12g，麦冬9g，黄芩9g，白芍12g，地榆15g，薏苡仁30g，神曲15g，甘草6g。

服7剂后，大便转好。

按语：本病属于便秘中的虚秘，多见于中老年人。方用增液汤滋阴增液，黄芪、党参补益气血；黄芩可清肠道燥热；白芍，《神农本草经》云其"主邪气腹痛，除血痹，破坚积，寒热，疝瘕"；地榆味苦微寒，清肠下气而止痛；薏苡仁健脾益气；神曲能化水谷之积，除肠胃中塞；甘草温中下气，调和上药。秦家泰教授认为，便秘病位虽在大肠，但与脾胃密切相关，大肠传导糟粕是胃主降浊功能的延续。临床上多见的老年人习惯性便秘多由脏腑虚弱，中气不足，脾为胃行其津液的功能失调，津液亏损，肠道失于濡润所致，故秦家泰教授常以增液汤为主方，随证加减。气滞者合四逆散，腹痛甚者合金铃子散，肠胃燥热者合麻子仁丸，大便黏滞不爽者合芍药汤。他还强调，老年人、虚者不可妄用攻伐，否则徒损阴液，便秘更甚，正如《景岳全书》所云："凡属老人、虚人、阴脏人，及产后、病后、多汗后，或小水过多，或亡血、失血、大吐、大泻之后，多有病为燥结者。盖此非气血之亏，即津液之耗。凡此之类，皆须详查虚实，不可轻用芒硝、大黄、巴豆、牵牛、芫花、大戟等药，及承气、神芎等剂。虽今日暂得通快，而重虚其虚，以致根本日竭，则明日之结必将更甚，愈无可用之药矣。"

2. 畅达肝气、调和肝胃治便秘

病例1：欧某，男，24岁，1981年11月8日初诊，病历号：2069。

主诉：反复大便秘结半年。

患者从今年上半年起见右胁至脐旁疼痛，痛引腰背，每发作时多见大便干结，每次大便很困难，需半小时才能

解罢，便后痛减，口苦无味，饮食正常。诊查：舌红，苔
微黄腻，脉右弦、左涩。

诊断：便秘。

辨证：肝郁气滞，横逆犯胃，胃失和降。

治法：调和肝胃，增液通便。

方药：四逆散合增液汤加减。

柴胡9g，白芍9g，枳实6g，生地黄12g，玄参9g，麦
冬9g，大黄9g，甘草6g。

服上方3剂后，大便转正常。

按语：本案是由气滞引起的便秘，病因在于情志抑郁，
气机不畅，导致肠道积滞，大便不通，正如《金匮翼》中
所云："气内滞而物不行也。"《通俗伤寒论》亦云："里气抑
郁，大便不爽或竟不通而痛。"此证病虽在胃肠，当以调理
肠腑气机为主，但不可忽视肝之条达的作用，以《伤寒论》
中的四逆散畅达肝气，调和肝胃。柴胡透解郁热，调畅气
机；枳实行气散结；佐以白芍养血敛阴；甘草调和诸药。
增液汤出自《温病条辨》，专治阳明温病，阴虚液枯之大便
干结证。方中三药皆为质润多液之品，合而用之，有滋阴
清热、润肠通便之效。两方合用，既可疏肝解郁，又可增
液通便。

痞　证

痞证是指患者自觉心下胀满不舒，按之濡或硬，不疼
痛或轻微疼痛的一组症候群，是临床常见病证之一。它可

以出现在内科疾病之中，尤其是在消化系统疾病中更为突出，如急慢性胃炎、胃肠功能紊乱、胃及十二指肠溃疡、功能性消化不良和诸多的慢性肝病（慢性肝炎、肝硬化）、胆囊炎等。其主要症状为心下（指胃脘部）痞塞不舒，按之濡软不硬，多伴有恶心呕吐、腹胀、腹痛、纳差、呃逆、嘈杂、食臭、肠鸣、心烦、腹泻等症状。秦家泰教授治疗本病，一是以《伤寒论》的泻心汤辨治，二是宗《丹溪心法》从气从痰而治，疗效甚佳。

1. 脾虚痰聚，健脾化痰消痞证

病例 1：陈某，男，45 岁，1979 年 3 月 24 日初诊，病历号：4138。

主诉：胃脘部胀闷不适 5 年。

患者诉由于平时进餐较快，自 1974 年起见胃脘胀闷，呃逆，口干口苦，口臭，经常见口腔溃疡。外院西医检查，诊断为萎缩性胃炎兼胃下垂。近年来，患者日渐消瘦，伴有头晕眼花、倦怠等症状。诊查：舌质红，苔微黄腻，左舌边及上齿龈溃疡，脉细弱。

诊断：痞证。

辨证：饮食伤胃，致脾胃虚寒，聚湿生痰，郁而化火伤阴。

治法：健脾化痰，和胃养阴。

方药：六君子汤合温胆汤加味。

党参 15g，白术 9g，茯苓 12g，半夏 9g，陈皮 9g，竹茹 9g，枳实 6g，麦冬 9g，甘草 5g。

二诊：4 月 3 日。服上方 7 剂，胃胀略减轻，但口腔溃疡加剧，口干苦。舌红，脉细弱。

处方：沙参 15g，麦冬 12g，石斛 9g，山药 12g，茯苓 12g，陈皮 6g，半夏 6g，枳实 6g，竹茹 9g。

三诊：4月20日。服上方 10 余剂，胃胀续减，口腔溃疡亦减轻，仍口苦，大便秘结。舌微红，苔根部黄腻，脉细弱。二诊方加党参 12g。

四诊：5月3日。服上方约 10 剂，头昏眼花、倦怠等症状已不明显，面色红润，但每于饮食稍不慎，便觉胃脘不适，出现口苦，齿龈溃疡（多见于上龈）。舌微红，根部仍有黄腻苔，脉右缓、左细弱。三诊方加神曲 9g，枳实易枳壳。

五诊：6月20日。服上方约 50 剂，症状大减，胃少胀，大便软，溃疡少发，仍头昏眼花、倦怠。苔根部微腻，脉弱。

处方：党参 12g，山药 12g，茯苓 12g，陈皮 6g，半夏 6g，枳壳 6g，竹茹 9g，石斛 9g，沙参 15g，麦冬 12g，神曲 9g。

六诊：7月5日。服上方 10 余剂，诸症大减。苔微黄腻，脉缓。五诊方去石斛、党参。以此方调理月余而病愈。

病例 2：彭某，女，62 岁，1984 年 5 月 19 日初诊，病历号：2267。

主诉：反复胃脘部胀满不适 3 年。

患者自 1982 年秋季起，在无明显诱因下见胃脘痞满，食少，多食胃胀，空腹时也胀，呃逆，伴有头昏眼花，倦怠乏力，少气心悸，口苦，口臭，食糖尤甚，平时易感冒。

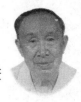

诊查：体态较瘦，面色略白。舌暗红，苔黄腻，脉弱。查血常规，数值偏低。

诊断：痞证。

辨证：脾胃虚弱，痰湿中阻，寒热夹杂。

治法：健脾和胃，行气化痰。

方药：六君子汤合温胆汤加减。

党参12g，白术10g，茯苓12g，半夏9g，陈皮5g，枳壳5g，竹茹10g，神曲10g，炙甘草5g。

二诊：5月21日。服上方3剂，自觉胃脘部胀满缓解，空腹无胀满感，全身乏力，口不苦。舌暗红，苔薄黄。

处方：党参15g，白术10g，茯苓15g，半夏10g，陈皮5g，当归6g，黄芪15g，神曲10g，炙甘草5g。

三诊：5月25日。服上方3剂，胃脘胀闷感缓解，食欲增加，呃逆次数减少，口不苦不臭，余无变化。

上方继续服用1周，病愈。

按语：以上两个病例均属中医学"痞证"的范畴，《素问·阴阳应象大论》云："浊气在上，则生膜胀。"《伤寒论》中更设五泻心汤专攻痞证。病例1为饮食损伤脾胃，致中焦无力运化水液，聚湿生痰，痰郁日久而化热伤阴，故寒热夹杂而致痞。《丹溪心法》曰："善治痰者，不治痰而治气，气顺则一身之津液亦随气而顺矣。"故以六君子汤、温胆汤合用。六君子汤健脾化痰，行气和胃，其中四君子汤健脾益气；半夏、陈皮理气和胃；枳壳、竹茹理气和中化痰；加麦冬滋养胃中之津液。二诊见口腔溃疡加剧，口干苦，舌红，脉细，为胃中阴液亏损，虚火上炎，故以温胆

秦家泰

汤加养胃阴之品，滋阴降火，行气化痰，意在保胃气而存阴液。三诊见有阴伤后气亦伤，故加党参补益中气。四诊为脾胃之气仍虚，无力运化，故加神曲健脾和胃，消食化积。五诊以温胆汤清热化痰，加沙参、麦冬、石斛养阴益胃；党参、山药补气健脾，助其运化水湿。六诊见胃中阴液渐复，且脾气得健，故去石斛、党参。诸药合用，健脾和胃，理气化痰。

病例2患者之痞证以胃虚痰阻为主要病机，脾胃虚弱，失于健运，致痰湿中阻，故见胃脘痞满；脾主大腹，脾虚不运，则食少而食后胀甚；脾虚而气血生化之源不足，故见体态消瘦、倦怠无力、心悸气短等。处方以健运脾胃之六君子汤为主，合用温胆汤化其痰浊。二诊时因患者全身乏力较甚，气血不足，故加黄芪和当归，温补气血，方证相符，故获全效。

2. 胃虚痰阻，旋覆代赭平痞胀

病例：冯某，女，39岁，1984年4月14日初诊，病历号：1087。

主诉：上腹部痞满不舒半年，近来常并见胸闷、呃逆。

患者诉1983年10月中旬某日，因参加同学聚会，饮食酒菜过量，次日晨起即觉胃胀痛，嗳气酸腐，肠鸣而腹泻频作，经服用保济丸等药，症状得以缓解。此后患者经常心下痞满不舒，胸闷，频频呃逆，时吐白色泡沫痰，量较多，每吐后反快，善呵欠，喉间痰阻，头昏痛，心悸多梦。诊查：舌淡，苔白腻，舌左侧有瘀斑，脉细弱。

既往史：有子宫癌病史，1973年于某医院做手术切除。

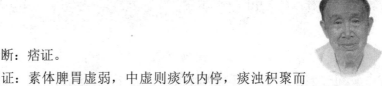

诊断：痞证。

辨证：素体脾胃虚弱，中虚则痰饮内停，痰浊积聚而结于胃中，阻碍气机升降，胃气不降则噫气不除。

治法：降逆祛痰，益气和中。

方药：旋覆代赭汤。

旋覆花9g，赭石20g，半夏9g，生姜9g，党参12g，大枣9g，炙甘草6g。3剂。

二诊：5月12日。服上方15剂，诸症大减，仍觉喉间如有物阻，时呃逆，余无所苦。舌左侧有瘀斑，苔白，脉细弱。改服半夏厚朴汤加味。

处方：半夏9g，茯苓12g，陈皮6g，厚朴9g，紫苏叶6g，生姜9g。3剂。

三诊：6月10日。服上方3剂，效果不好，改服旋覆代赭汤。

服约10剂，近20天不呃逆，病愈。

按语：本病按中医学的"痞证"进行辨证论治。《诸病源候论》云："荣卫俱虚，其血气不足，停水积饮在胃脘则脏冷，脏冷则脾不磨，脾不磨则宿谷不化，其气逆而成胃反也。"本案患者脾胃虚弱，失其运化之常，湿从内生，化为痰浊，阻滞胃脘，胃气不降则上逆。治当降逆祛痰，健脾和胃。旋覆代赭汤出自《伤寒论》，主治"心下痞鞕，噫气不除"，《医学衷中参西录》云："用旋覆花之逐痰水除胁满者，降胃兼以平肝，又辅以赭石、半夏降胃即以镇冲，更伍以人参、甘草、大枣、生姜补助胃气之虚。"后用半夏厚朴汤欲解其喉间气阻，然本病病位重在中焦，故效果不

秦家泰

佳，改用旋覆代赭汤巩固治疗，使中焦健运，痰饮涤除，则清升浊降而诸症可解。

3.痰郁肝逆，平肝降逆祛痰痞

病例1：陈某，男，46岁，1979年7月4日初诊，病历号：4051。

主诉：胃脘部胀满3个月。

患者诉1959年患急性肠胃炎，此后肠胃功能一直不佳，经常胃胀、呃逆。1972年开始，大便常溏，色黄而有黏液，伴有后重感。1978年，医院检查，诊为慢性结肠炎。近3个月来，患者自服补中益气汤（内含红参、黄芪）20多剂，大便已正常。刻诊：胃脘部胀满，头胀痛，口干口苦，胸闷恶心，心慌，食欲尚可，睡眠好，小便黄。舌暗红，苔黄腻，脉右弦、左缓。

诊断：痞证。

辨证：胃有痰饮，郁而化热，肝胆气逆。

治法：健脾化痰，平肝降逆。

方药：二陈汤合羚角钩藤汤加减。

半夏9g，茯苓12g，陈皮6g，枳壳6g，竹茹9g，钩藤12g（后下），石决明30g，甘草3g，菊花6g。3剂，日1剂，水煎温服，每日3次。

二诊：7月7日。服上方3剂，脘腹痞胀已减，唯小便尚欠通利，思系痰湿不能化，膀胱气化不足，故于原方加桂枝10g，取"病痰饮者，当以温药和之"之意，继服7剂，按法煎服。

以后按法调治月余，病除。

按语：本案患者脾胃患病日久，受纳失职，水湿停滞，化为痰饮，痰湿阻滞中焦，郁久化热，肝胆气逆。二陈汤出自《太平惠民和剂局方》，主治脾虚不运、水湿为患之证。茯苓甘淡渗湿，健脾益气；陈皮芳香醒脾，疏利气机；枳壳行气化痰，宽中消痞。《丹溪心法》云："善治痰者，不治痰而治气，气顺则一身之津液亦随气而顺矣。"盖脾土得健，水谷精微得以输布而痰湿自除。羚角钩藤汤出自《通俗伤寒论》，主治肝阳上亢、热盛动风证。方以钩藤、菊花清热平肝降逆；竹茹化痰通络；石决明，《神农本草经疏》谓其"得水中之阴气以生，故其味咸……乃足厥阴经药也……咸寒入血除热，又能入肾补阴"；用桂枝以通阳助其化痰饮。诸药合用，可使痰饮得化，痰痞气逆得消。

慢性肠炎

慢性肠炎是西医学的名称，属中医学"泄泻"的范畴。本病的特点是肠鸣腹泻，便色黄而有黏液，或有泡沫，或有后重感，苔黄腻，脉濡偏数。证多寒热错杂，虚实互见。秦家泰教授治疗本病多以调和脾胃、辛开苦降为法。

1. 寒热错杂，半夏泻心治慢性泄泻

病例1：吕某，男，40岁，干部。1978年12月13日初诊，病历号：4210。

主诉：腹泻反复发作1个月。

1971年3月，患者因感冒未愈、饮食不慎引起腹泻，以后每因饮食不慎，即反复发作。1977年11月，病情加剧，外院做大便常规检查：红细胞（++），白细胞（++），脓球（+）。黏液培养未见致病菌。钡灌肠检查：有结肠纤维痉挛现象，结肠袋密集对称，边缘整洁。结肠纤维镜检见充血，水肿，未发现溃疡及恶变。病理检查报告：肠黏膜慢性细胞炎，黏膜细胞有纤维化及慢性细胞炎浸润。诊为慢性非特异性溃疡性结肠炎Ⅰ期。刻诊：胃脘痞满，呃逆，肠鸣泄泻，每日2~3次，便色黄而有黏液泡沫。有时粪便带血，大便有后重感，左少腹压痛，伴有头昏眼花，倦怠乏力。患者体态稍瘦弱，面色晦涩。舌红，苔黄腻，脉弦偏数。

诊断：泄泻。

辨证：饮食不节，湿热内郁，寒热、虚实错杂。

治法：健脾和胃，辛开苦降。

方药：半夏泻心汤加味。

党参12g，炮姜4.5g，川黄连4.5g，黄芩9g，法半夏9g，地榆24g，薏苡仁30g，大枣9g，炙甘草6g。

二诊：1979年1月30日。服上方约30剂，诸症消失，能食，大便正常，唯稍稍操劳尚觉神疲倦怠。苔薄白，脉缓弱。再予六君子汤加当归、黄芪，调理而愈。

按语：本案的特点是既有倦怠乏力等虚证，又有便色黄而有黏液、苔黄腻、脉弦数等实证。盖脾主运化，胃主纳谷，脾胃为气血生化之源，久病脾胃气虚，运化失职，气血衰少，清窍四肢失养，则头昏眼花、倦怠乏力；湿热郁阻中焦，失其和降之常，则胃脘痞满、呃逆；下迫大肠，则肠鸣下利、便色黄而有黏液；热伤血络，则粪便带血；苔黄腻，脉弦数，正是湿热郁阻之象。其中便色黄而

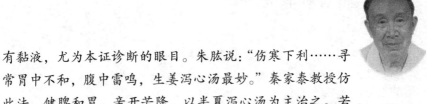

有黏液，尤为本证诊断的眼目。朱肱说："伤寒下利……寻常胃中不和，腹中雷鸣，生姜泻心汤最妙。"秦家泰教授仿此法，健脾和胃，辛开苦降，以半夏泻心汤为主治之。若湿偏盛，泻下多水者，加薏苡仁以助脾祛湿；若热盛伤络，腹痛便血者，以炮姜易干姜，加地榆以凉血止血而定痛；若有后重者，少加大黄以消积导滞。

病例2：甘某，男，45岁，公交车司机，1991年2月11日初诊，病历号：4051。

主诉：腹胀、大便稀烂2年多，近来加重。

患者两年前因经常开车外出，饮食不节，饥饱失常而得病。始则胃脘疼痛不舒，食后饱胀，继则肠鸣泄泻，大便稀烂而黄，夹杂黏液泡沫，每日解2～3次不等，食少，口苦。迭经中西医按"胃痛""腹泻"等病治疗未愈。1990年10月，患者在某医院做乙状结肠镜检，报告为直肠和乙状结肠黏膜广泛充血水肿，部分有少量出血点，未见息肉。病理报告为结肠黏膜炎症性改变，胃电图报告为慢性浅表性胃炎。大便镜检：白细胞（++），脓细胞（+）。诊查：形体消瘦，面色萎黄，倦怠无力，神疲懒言。舌苔微黄，根部腻，脉弱数。

诊断：慢性泄泻。

辨证：湿热内阻，寒热错杂。

治法：健脾和胃，辛开苦降，清热祛湿。

方药：半夏泻心汤加味。

党参12g，半夏10g，川黄连6g，黄芩10g，干姜6g，地榆25g，薏苡仁30g，大枣10g，炙甘草5g。每日1剂，水煎分 2 次温服。忌食辛辣油腻及过甜食品。

二诊：2 月 18 日。服上方 6 剂，腹泻止，大便前硬后烂，腹痛亦减，苔仍黄，药已对证，不需加减，守原方再服。

三诊：3 月 1 日。每日煎服上方 1 剂，共进 18 剂，病情大有好转，大便已成形，食欲增加，精神振作，腹痛腹胀均减轻。唯稍食水果和冰冷食物仍见肠鸣。秦家泰教授认为，此乃湿邪尚盛、脾未健运，然药已中病，不必更张。

原方继进 30 剂，病告痊愈。随访 1 年半，未再复发。

按语：本案因饮食不节，脾胃运化失常，致湿郁化痰化热，脾虚夹湿热内阻，寒热错杂于中而引起。脾虚不运，气血虚少，故见食后饱胀，倦怠无力，神疲懒言；水湿不化，郁积肠胃，生痰化热，阻滞气机，故便前有腹痛；大便夹杂黏液泡沫，苔黄腻，脉弱数，均为湿热于里之表现。《金匮要略》云："大肠有寒者，多鹜溏；有热者，便肠垢。"秦家泰教授治以《伤寒论》半夏泻心汤为主方，切中此证病机。方中黄芩、黄连上可清热，下可坚肠；干姜、半夏辛温而开发胃气，散寒化湿；党参、甘草、大枣补益中焦，助健运；加薏苡仁助脾而去下焦湿浊；加地榆清肠凉血。诸药合用，寒温相伍，辛开苦降，健脾和胃，久泻得止。

2.脾胃虚弱致泻，温胃健脾调气血

病例 1：梁某，女，22 岁，1979 年 1 月 6 日初诊，病历号：4171。

主诉：胃脘胀痛、大便溏烂 2 年。

患者诉 1977 年在农村插队，由于农村劳动季节与劳动强度不同，经常饥饱失常，以后渐见胃脘胀痛，呃逆，继而肠鸣腹泻。经服土霉素等药，病情可暂时缓解，饮食稍不注意，泄泻就反复发作，经常大便溏泄，且有黏液泡沫，时有后重感，醒后口干口苦，食不知味。曾经中西医多方治疗，未有效果，病情日趋严重。当前见胃脘痞满，呃逆，呕吐清水，饮食减少，每餐只食 1 两左右，每日肠鸣腹泻 2～3 次，大便稀薄，每食青菜、豆芽等食物，即见食物不化。诊查：精神欠佳，倦怠懒言。舌质淡，苔白腻，脉缓弱。

诊断：泄泻。

辨证：饮食伤脾，脾虚致泻。

治法：健脾和胃，温散寒湿。

方药：理中汤合吴茱萸汤加味。

党参 12g，白术 9g，干姜 9g，吴茱萸 5g，生姜 9g，炙甘草 6g，大枣 9g，茯苓 12g，陈皮 6g。水煎服。

二诊：1 月 14 日。服上方 6 剂，胃脘不痛，呕吐止，食欲增加，大便仍溏，前于因食生水果，又腹泻增加，每日 3～4 次，肠鸣则泻，其势甚急。苔白腻，脉弱。理中汤合赤石脂禹余粮汤加减。

处方：党参 12g，干姜 9g，白术 12g，赤石脂 30g，炙甘草 6g。

三诊：1 月 30 日。服二诊方 10 多剂，诸症大减，大便已正常，食欲增加。苔白，脉弱。给予六君子汤加干姜、

秦家泰

吴茱萸、大枣善后调理。

随访多年，未见复发。

按语：本案因饮食伤脾，脾虚致泻。《素问·脏气法时论》云："脾病者……虚则腹满肠鸣，飧泄食不化。"《素问·阴阳应象大论》亦云："寒气生浊，热气生清。清气在下，则生飧泄；浊气在上，则生䐜胀。此阴阳反作，病之逆从也。"本案病机为脾虚不运，寒湿不化，故治以理中汤健脾和胃，吴茱萸汤温散中焦寒湿。两方合用，相得益彰，此为扶正与祛邪并举之法。秦家泰教授认为，脾虚泄泻多由湿热泄泻失治、误治而来，但也有寒湿直中太阴而得者。发病以后，因患者正气强弱不同，传变不一，多由实而虚，由胃而肠，由脾而肾，即《儒门事亲》所云："若胃泄不已，变而为飧泄。飧泄不已，变而为洞泄。"秦家泰教授辨治慢性泄泻分为虚实互见、脾虚、肾虚3种证候类型。虚实互见、寒热错杂者，当健脾和胃，辛开苦降，以半夏泻心汤为主；脾虚者，当温中散寒，健脾燥湿，以理中汤为主；肾虚者，当温补命门，兼益脾阳，以附桂理中汤合赤石脂禹余粮汤或四神丸为主。但临床辨治不可拘泥一型，应该灵活施治。本病迁延日久，脾虚及肾，合用赤石脂禹余粮汤，温涩固下以助肾之封藏。脾肾之阳得复，寒湿以化，则泄泻自止。善后以六君子汤加味复其气血，巩固疗效。

病例2：谢某，女，37岁，1979年10月3日初诊，病历号：4028。

主诉：大便溏烂1年。

患者从1978年国庆节前后开始，腹泻，肠鸣，大便次

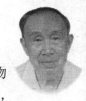

数渐多，以后对食物特别敏感，稍食寒冷和肥腻煎炸之物则胃肠不适，常见大便溏烂，每天排解大便 2～3 次不等，并泛吐清水，肠中水声辘辘，食纳减退，头昏眼花耳鸣，倦怠乏力，睡眠不好，月经有时 1 个月 2 次，有时 2 个月 1 次，量少。诊查：体态疲倦，面色白。舌淡，苔白滑，脉缓弱。

诊断：泄泻。

辨证：脾胃虚弱，寒湿内生，下注肠道。

治法：健脾益气，养心安神。

方药：四君子汤合当归补血汤加味。

党参 15g，白术 9g，茯苓 12g，黄芪 15g，远志 6g，木香 3g，酸枣仁 9g，当归 9g，甘草 5g，首乌藤 12g。7 剂，水煎服，日 1 剂。

二诊：10 月 11 日。药后睡眠转佳，大便溏烂有所好转，食欲亦增。舌苔仍白滑，脉缓细。守上方，加山药 15g，扁豆 15g，加强健脾之力。

以后用本方出入治疗两个月，病告愈。

按语：秦家泰教授认为，湿邪是导致脾胃病形成的重要因素，无论是脾胃虚弱产生的内湿，还是外湿困阻脾胃，治疗上皆可以行气为先。本案以四君子汤健脾行气，正如吴鞠通《温病条辨》所说："气化则湿亦化也。"当归补血汤补益气血，远志、酸枣仁、首乌藤养心安神，木香行气导滞。诸药合用，行气祛湿，养心安神。

3. 脾虚及肾致泻，治当温肾健脾

病例 1：秦某，女，56 岁，1976 年 2 月 25 日初诊，病历号：5012。

主诉：每于黎明腹痛作泻 3 个月。

患者诉素有胃病，1975 年春节因食油腻黏滑之物过多，即见脘腹胀满，腹痛、腹泻，大便黏稠，里急后重，泻后痛减，口干口苦，饮食无味，以为伤食所致，减食可愈，未予治疗，以后时作时止，缠绵不愈。近两三个月以来，每于黎明腹痛肠鸣，即欲作泻，其势甚急，若不及时登厕，则不禁自遗。少则每日 1 次，多则三五次，伴有食少倦怠、头晕眼花耳鸣、腰酸腿软、畏寒肢冷等症状。诊查：舌淡而胖大，边缘有齿印，脉沉而微。

诊断：泄泻。

辨证：饮食不节，损伤脾阳，病久脾伤及肾，导致肾虚不固而泻。

治法：温肾健脾，涩肠止泻。

方药：附桂理中汤合赤石脂禹余粮汤加味。

党参 12g，干姜 9g，白术 12g，炙甘草 6g，熟附片 9g，赤石脂 30g，禹余粮 30g，吴茱萸 9g，五味子 6g，肉桂 3g（焗服）。

二诊：3 月 4 日。服上方 6 剂，腹泻已止，大便仍溏，余症减而未已。效不更方。

三诊：4 月 2 日。服前方 10 剂，大便已前后成形，诸症大减，食欲如常，仍头昏眼花，倦怠少力，时或胃脘不适，呃逆。舌淡红，苔薄白，脉缓弱。予六君子汤加当归补血汤善后调理。

随访至 1981 年 10 月 31 日，已 5 年有余，未见复发。

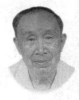

按语：秦家泰教授在治疗慢性顽固性肾泻时常说："肾气先天之本也，肾虚则百病丛生，凡疗肾泻当从本图治。"本案由脾虚泄泻迁延而来，久病不愈，传之于肾。盖肾主藏精，精为气血所化，有赖于后天脾的供养，而脾虚不复，则肾病内生。其病机为肾阳虚微，命门火衰，火不暖土，肾失封藏。肾虚而精血不足，不能上养，则头晕眼花耳鸣；肾阳虚，则畏寒肢冷；肾失封藏，则五更泄泻。秦家泰教授治用附桂理中汤温补脾肾，回阳祛湿；赤石脂禹余粮汤又加五味子以涩肠止泻；吴茱萸温脾胃。诸药合用，脾肾同治。善后调理以六君子汤合当归补血汤，以复其气血，此治本之法也。

病例2：陈某，女，45岁，1980年4月1日初诊，病历号：3146。

主诉：反复腹泻23年。

患者从1957年起即经常腹泻，头晕眼花，耳鸣，四肢倦怠乏力，心悸，饮食减少，易汗，大便时好时坏，反复不愈。血常规检查：白细胞减少为2200，红细胞270万～300万，血红蛋白6～7g。月经周期尚正常，但量多，一般8～9天才止。诊查：面色苍白，舌质淡，苔薄白，脉右缓、左涩。

诊断：泄泻。

辨证：脾胃阳虚，化源不足，气血衰少，脾虚及肾。

治法：先健脾温肾，后调补气血。

方药：四君子汤合四逆汤加味。

党参15g，白术9g，茯苓12g，干姜9g，熟附子9g，

肉桂 3g（焗服），炙甘草 6g，山药 12g，黄芪 15g。每日 1
剂，水煎分 3 次内服。

二诊：8 月 8 日。服上方 10 余剂，大便基本正常，食
欲稍好，仍头昏眼花，耳鸣，心悸。舌淡苔白，脉右缓、
左涩。血常规：白细胞 3500。余不变。

处方：熟地黄 15g，山茱萸 9g，山药 12g，枸杞子 9g，
首乌 15g，白术 9g，当归 9g，黄芪 20g，党参 15g。每日 1
剂，水煎分 3 次内服。

以后以本方合六君子汤加减调治半年，病愈。

按语：《素问·经脉别论》云："食气入胃，浊气归心，
淫精于脉。脉气流经，经气归于肺，肺朝百脉，输精于皮
毛，毛脉合精，行气于府。府精神明，留于四脏。"本案
患者素体脾胃虚弱，气血化生不足，脏腑得不到滋养，故
见一派气血不足之象。在治疗上，前人尝有"补脾不若补
肾""补肾不若补脾"之争论，实际上脾肾之间存在着先
天生后天、后天养先天的关系。秦家泰教授认为，脾虚日
久未有不累及肾者；肾虚及上，未有不影响脾者。因此补
脾抑或补肾，应视病情而定，不可拘泥，若见脾肾俱虚则
宜脾肾双补，但也有主次之分，或治以补脾为主，兼以补
肾；或治以补肾为主，兼以健脾。本案患者脾胃虚弱在先，
气津生化不足，而致精亏血少，肾阳虚在后，致脾湿与虚
热相并，故治宜脾肾双补，以补脾为主，兼以补肾。四君
子汤加黄芪、山药健脾益气、助脾渗湿；加入附子、肉桂
壮肾阳以益命门之火；干姜温胃散寒。诸药合用，健脾温
肾，泄泻得止。二诊大便基本正常，食欲稍好，为脾胃阳

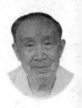

气来复，当专补肾阳之虚。方中以熟地黄滋肾填精为主药，辅以山茱萸养肝涩精，山药补脾固精。三药合用，以达补肾之功。枸杞子、首乌养阴补肾，黄芪、党参、白术健脾益气。以后以本合六君子汤加减调治，脾肾兼顾，久病可愈。

病例3：谈某，男，35岁，1979年5月28日初诊，病历号：4089。

主诉：反复腹泻半年余。

患者近半年来经常腹泻，完谷不化，每日2～3次，食欲不振，多汗，且易感冒，每次感冒后，兼发喘咳。现已渐愈，仍少咳。诊查：面色苍白，舌淡，苔白滑，脉缓弱。

诊断：泄泻。

辨证：脾病日久，脾阳虚衰，伤及肾阳。

治法：健脾温肾。

方药：六君子汤合四逆汤加减。

党参6g，白术6g，茯苓9g，半夏6g（打），陈皮3g，干姜5g，肉桂2g（焗服），附子3g，甘草3g。

二诊：6月9日。服上方3剂，大便已成形，但微溏，仍有不化之物，日1次，微咳。苔薄白，脉缓。仍照上方，3剂。大便成形以后转下方。

处方：党参6g，白术6g，茯苓9g，半夏6g，陈皮3g，当归6g，黄芪12g，神曲3g，炙甘草3g。

三诊：7月3日。服上方3剂，大便已正常，仍多汗，食增。苔薄白，脉缓。上方去半夏、神曲，加煅龙骨15g，煅牡蛎15g，3剂。

按语:《石室秘录》云:"大泻之后,必多亡阴,亡阴既多则元阳亦脱。"本案患者腹泻日久,中焦阳气已虚,营卫气血生化乏源,营阴不能内守,卫阳无以固外,故见经常感冒;脾病及肾,肾主纳气的功能异常,故见咳喘。六君子汤健脾和胃,行气化痰;附子、肉桂壮肾阳以益命门之火;干姜温胃散寒。诸药合用,脾肾双补,泄泻得止。二诊见肾阳渐复,故补后天以滋先天,用六君子汤合当归补血汤补益后天之本,加神曲健脾助运。三诊见出汗多,故去半夏、神曲辛温劫阴之品,加煅龙骨、煅牡蛎滋阴敛汗,重镇安神。

4. 湿热肠澼便血,辛开苦降兼理血

病例:曾某,男,55岁,1984年2月10日初诊,病历号:1099。

主诉:大便次数多、便中带血7年余。

患者诉经常出差,饮食不节,于1969年开始经常腹泻,肠鸣,腹痛,大便有黏液,每日2~3次,甚至7~8次,反复发作。从1977年开始出现大便带血,至1983年10月,病情加剧,住院治疗。经钡灌肠、乙状结肠镜检、活检等,除见55cm处有一肿物如指头大小,表面凸凹不平,呈菜花状,以及少数几个异型细胞外,未见癌证据,诊为慢性非特异性溃疡性结肠炎,怀疑肠癌。刻诊:头晕眼花,倦怠乏力,饮食减少,每日大便2~3次,肠鸣,腹痛。面部及下肢轻度浮肿,舌淡,右侧有瘀点,苔微黄腻,脉细弱偏数。血压85/50mmHg。

既往史:既往有内痔病史。

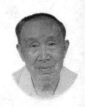

诊断：泄泻；便血。

辨证：饮食不节，湿热内蕴，伤及血络致肠澼便血。

治法：利湿清热，健脾和胃，辛开苦降。

方药：半夏泻心汤加味。

党参12g，炮姜5g，川黄连5g，黄芩9g，半夏9g，薏苡仁30g，地榆15g，大枣9g，槐花10g，侧柏叶10g，炙甘草6g。7剂，水煎服，日1剂。

忌辛辣食物。

二诊：2月19日。服上方9剂，病情好转，大便每日3~4次，前两次成形，后1次肠鸣而溏，仍有黏液，肛门辣痛，后重不明显，9天中有3天大便见血。舌红，舌尖起疱，苔黄腻，有剥苔，脉细弱而数。血压118/80mmHg。效不更方，上方加重地榆至24g，加蒲黄9g。

三诊：2月28日。又服上方9剂，病情继续好转，食欲增进，头昏眼花、倦怠等基本消失，浮肿大减，每日仍大便3~4次，微溏，肠鸣少，仍有两次便血，量少。舌红绛，苔白，舌尖有瘀点，脉细数。效不更方，前方照服，另加三神散（水蛭30g，虻虫30g，土鳖虫30g，共研细末），每次1g，每日3次。

四诊：3月7日。患者诉昨天吃东西太饱，食后脘腹胀满，随后即见呃逆，食臭，呕吐，下午5点钟即腹泻，呈水样便，恶臭，肛门辣痛，口腔起疱，刺破后出血。舌暗，苔黄腻，脉细数。暂予枳实导滞丸加味（服用药物粉末）。

处方：神曲9g，白术9g，茯苓12g，泽泻12g，大黄6g，枳实5g，川黄连3g，黄芩9g，薏苡仁30g。

五诊：3月12日。服上方3剂，腹泻止，胃脘不痛，仍呃逆，口苦，吞酸，但大便反结如羊屎，引起痔疮出血，两眼及皮下出血，口腔溃疡。舌红苔腻，脉细弱不数。

处方：生地黄15g，玄参15g，麦冬12g，阿胶9g，墨旱莲12g，大黄6g，火麻仁9g。

六诊：3月14日。服上方1剂，大便即通，不软不硬，左眼仍红。服第2剂后，由昨天至今天共大便8次，有后重，量不多。舌淡红，苔微黄腻，两边赤、剥蚀，脉细弱不数。

处方：生地黄12g，玄参12g，麦冬9g，大黄3g，地榆12g，薏苡仁30g，蒲黄9g，党参12g。3剂。嘱暂停三神散。

七诊：3月17日。服上方3剂，仍每日大便5～8次，每欲便则肠鸣腹痛，便后则止，肛门灼热辣痛，有黏液。今晨起大便1次，已渐成形，无黏液，腹不痛。只是右侧牙痛难忍，每于晚上7点钟起即痛，至凌晨2点左右方停，白天少痛。舌红尖绛，苔黄腻，脉细弱。

处方：生地黄12g，玄参12g，麦冬9g，知母9g，生石膏15g（打），牛膝12g，细辛1g，甘草5g。嘱服两剂，转用3月14日方。

八诊：3月23日。服上方两剂，牙不痛，转3月14日方。3月20日，大便两次，成形，后微溏，便黑。从22日起即觉食欲减退，呃逆，胃脘胀满，肠鸣吐清水，该日下午腹泻，呈水样便，小便少，头昏眼花，倦怠乏力。舌淡，舌前部有瘀点，苔腻微黄，脉细弱。

处方：党参12g，白术9g，茯苓12g，半夏9g，陈皮

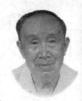

5g，薏苡仁 30g，神曲 9g，炒蒲黄 9g，炙甘草 6g。

九诊：3 月 25 日。服上方 3 剂，食欲增加，胃脘不胀，但仍腹泻，上午腹泻两次，带粪便，下午呈水样，今天有两次带血，便急。舌尖有瘀点，苔腻，脉细弱。

处方：党参 12g，赤石脂 20g，禹余粮 20g，地榆 12g，槐花 12g，茜草根 9g，薏苡仁 30g，蒲黄 9g，甘草 3g，阿胶 9g（烊化）。3 剂。

按语：《素问·太阴阳明论》曰："食饮不节，起居不时者，阴受之……阴受之则入五脏……入五脏则䐜满闭塞，下为飧泄，久为肠澼。"西医学称之为"腹泻"，并根据发病情况缓急分为暴泻和久泻两类。本案当属"久泻""肠澼"范畴。本案因脾胃运化失职，湿郁化热，发为湿热泄泻，久而伤及血络，故见便中带血。半夏泻心汤出自《伤寒论》，对于半夏的功效，《神农本草经》云："味辛平。主伤寒寒热，心下坚，下气。"故以其和胃降逆、温化痰湿为君药，臣用黄芩、黄连苦寒泄热；又用炮姜温中回阳，守而不走，助半夏辛温散寒；更佐以党参、炙甘草、大枣补益脾胃，助其健运。此为辛开苦降、健脾和胃之法，从而达到恢复中焦升降、清除肠胃湿热的目的。又因热盛伤络，见腹痛便血，故去干姜之温燥，加炮姜、地榆、槐花、侧柏叶以凉血止血而定痛；薏苡仁甘淡，以助脾祛湿。二诊见大便带血，肛门辣痛，考虑为湿热久郁，既伤阴液，也伤血络。加重地榆凉血止血；蒲黄活血祛瘀，散结止痛。三诊见出血日久兼血瘀之象，嘱其加服三神散，方中三药皆为破血逐瘀之峻药，故要碎为细末而少服，此为峻药缓图、勿伤正气之法。四诊又因饮食不节，更伤脾胃，食积不化，故以《内外伤辨惑论》中的枳实导滞丸消食导滞，清热除湿。方中以枳实消痞导滞，大黄荡涤积滞，神曲消食化积，黄芩、黄连清积滞之热，茯苓、白术和中健脾，泽泻清热利湿，加薏苡仁健脾渗湿。诸药合用，使积滞去，湿热清。五诊见湿热渐去，但阴液已伤，故应滋阴补液，润肠通便。以增液汤滋养阴液，火麻仁润燥滑肠；墨旱莲凉血止血；阿胶滋阴润燥，补血止血；大黄活血化瘀，破积通滞。六诊见大便已通，积滞已下，故减大黄用量，并暂停三神散防破血太过。继以增液汤滋阴补液，加地榆清肠止血，薏苡仁健脾利湿，蒲黄活血止痛，党参补益脾胃中气。七诊加石膏、知母在于清肠胃之热，牛膝引血下行，细辛祛风止牙痛。八诊见湿热渐退，脾胃气血虚极，故以六君子汤复其气血。九诊见泄泻日久不愈，中阳式微，寒湿中生，阴寒凝滞，下伤肾阳，关门不利。急以赤石脂、禹余粮涩肠固下而止泻，地榆、槐花、茜草根清肠止血，阿胶、蒲黄可补血、活血、止血三者兼顾。本案患者久病体虚，虚实互见，虽病变多端，但秦家泰教授能随机应变，辨治灵活，加减用方，仍取肯定效果。

咳　嗽

咳嗽为临床常见病、多发病。《素问·咳论》谓："五脏六腑皆令人咳，非独肺也。"说明咳嗽虽属肺家之病，但五脏六腑功能失调都能引起咳嗽。秦家泰教授诊治咳嗽，着

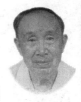

重于对病因病机的分析，尤其强调对痰的治疗，他认为，治疗咳嗽首先要辨病的表里，其次辨病的寒热，三辨咳的虚实。例如，新病外感引起的咳嗽，重在宣肺化痰止咳；久病化热咳嗽，则以清气化痰为治；若久病痰饮阻肺，则以温化寒痰为治；肺阴伤，则以养阴清肺为治。

1.痰热聚肺，肺失宣降，以清金化痰为治

病例1：董某，女，66岁，1991年5月13日初诊，病历号：4203。

主诉：咳嗽气喘反复5年，近来加重。

患者于1986年3月患重感冒，未得及时治疗，后发展为咳嗽气喘，反复发作近两个月，当时经市某医院检查，诊为支气管肺炎，服中西药物治疗，有所好转。1986年10月以后，每逢感冒则咳嗽气喘，遇寒加重。今年4月下旬某天，家务过劳，汗出当风，感冒流涕，气喘，卧则喘甚，发病至今已20多天。胸平片示两肺中下叶气管旁均见纹理增粗，两肺听诊均闻及干湿啰音及哮鸣音。西医诊断为慢性支气管炎。刻诊：口苦，胸脘满闷，咳嗽痰黄而黏稠，大便硬，小便黄。舌红，苔黄腻，脉弦。

诊断：咳嗽。

辨证：痰郁化热，痰热聚肺，肺失宣降。

治法：以清热化痰止咳为主。

方药：清气化痰汤加减。

半夏10g，茯苓15g，橘红10g，黄芩10g，胆南星10g，浙贝母10g，前胡10g，桔梗10g，瓜蒌壳10g，甘草5g。每日1剂，水煎分两次服用。

秦家泰

嘱勿食辛辣煎炸食品。

二诊：5月16日。服上方3剂，咳嗽减轻，胸脘感觉较舒服，但痰尚黏稠，并有气喘较甚的情况。舌苔仍黄腻，苔中有裂纹。守上方，加麻黄5g，杏仁10g，进4剂。

三诊：5月20日。咳嗽已基本停止，唯晨起尚见微咳，气喘亦大有减轻，痰转白而少，苔黄。守上方再进5剂，以资巩固疗效。

门诊随访两年，咳喘未再复发。

按语：本案患者原患慢性支气管炎，今因外感引动宿疾而发咳喘，邪气闭郁日久，化热而炼液为痰，痰热闭阻于肺，肺失宣降而见咳喘，其特点是邪已入里化热，痰色黄稠，气喘，舌苔黄腻。秦家泰教授认为，凡邪已化热，痰火闭肺者，不能一概治咳。所谓"治痰者必降其火，治火者必顺其气"，故治以清热化痰止咳。方中半夏、茯苓、橘红理气化痰；黄芩合胆南星清肺热、化痰火，二药治痰火闭肺证不可缺如；浙贝母、前胡、桔梗为秦家泰教授治咳常用药物，用之目的在于加强止咳化痰之功；瓜蒌壳长于宽中顺气；喘甚加入麻黄以平喘。诸药合用，治肺热而化痰火，顺肺气而咳喘平。

病例2：葛某，女，21岁，1984年1月30日初诊，病历号：1102。

主诉：咳嗽反复发作7年。

患者从小就经常感冒、咳嗽，自1977年以后，每至秋冬季即咳，曾到铁路中心医院住院，诊为支气管扩张，至1980年病情加剧，咳嗽初多泡沫，渐而黄稠。去年10月，患者初觉倦怠乏力，继则咳嗽，胸闷，痰黄稠，口苦。诊查：舌红，唇干，苔黄腻，脉缓弱。

诊断：咳嗽。

辨证：证属内伤咳嗽，多见于久咳不愈，邪气化热，热邪炼液为痰，痰热阻于肺，外感引动伏邪而致。

治法：先清热化痰，再健脾固本。

方药：方1：清金化痰汤加减；方2：六君子汤合三子养亲汤。

方1：半夏9g，茯苓12g，陈皮5g，黄芩9g，瓜蒌壳9g，胆南星9g，前胡9g，桔梗9g，甘草5g。7剂。

方2：党参12g，白术9g，茯苓12g，半夏9g，陈皮5g，炒紫苏子9g，炒白芥子9g，莱菔子9g，炙甘草5g。5剂。

服第1方7剂后，已不咳，但仍有少量痰，继服第2方5剂，病告愈。随访半年，无复发。

按语：清金化痰汤出自《医学统旨》，为清肺化痰止咳之名方。方中黄芩清肺热，瓜蒌仁化痰止咳，麦冬养阴生津，桔梗升提药力，甘草调和诸药。本案加用胆南星协助黄芩，以加强清肺化痰之力；瓜蒌壳易瓜蒌仁以增其行气之力而润肺化痰；另用陈皮、半夏燥湿化痰；茯苓运湿化痰。先用清气化痰汤清热化痰；咳病久延不愈可致脾肺气虚，再用六君子汤合三子养亲汤。虚实相兼，标急者，则先治标，待咳喘缓解，十愈七八，再行温补脾肾，以提高疗效，防止复发。

2.养阴清肺疗结核

病例1：姚某，男，53岁，1991年1月12日初诊，病历号：3012。

主诉：肺结核 5 年，近 1 个月来咳嗽痰中带血。

患者于 1986 年患肺结核，经住某传染病医院治疗半年而好转出院。此后，每劳累则病复发，每年严重发作 1～2 次。1990 年，患者在某医院复查，胸片报告为左肺上、中、下肺野见大小不一、密度不匀之片状及斑点状阴影，右肺见散在之小斑点，心脏向左移位。诊为慢性纤维空洞型肺结核。在某医院用异烟肼等抗痨药治疗，虽能控制病情，但仍觉体虚，咳嗽反复，遂求诊于中医。刻诊：咳嗽少痰，偶见痰中有血，咽干唇燥，神疲懒言，盗汗，大便结。舌红，苔干少津，脉细数无力。

诊断：咳嗽。

辨证：肺阴不足，金失濡润。

治法：养阴清肺，止咳化痰。

方药：自拟养阴清肺汤。

生地黄 15g，麦冬 10g，桑白皮 10g，前胡 10g，浙贝母 10g，桔梗 10g，甘草 5g。

另取百部 1000g、饴糖 400g，先熬煎百部，等其水分浓缩后，加入饴糖炼成百部膏服用。每服 15g，日 3 次。

二诊：1 月 16 日。服上方 3 剂，咳嗽稍有减轻，大便已不干结，但昨日咳痰又见血丝，口舌干燥，苔根黄。此为阴虚内热、热伤血络之象。于上方加阿胶 10g（烊化），侧柏叶 10g。百部膏继续内服。

三诊：1 月 29 日。上方连服 12 剂，咳嗽已大减，其间偶有痰中带血，但量极少，午后潮热，心烦眠差，纳食欠

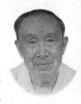

佳。舌苔薄黄，脉仍细数。病有好转，虽有眠差纳减，但苔已转薄，咳亦大减，主要症状已有好转。守上方加墨旱莲15g，以加强养阴清热之功。

四诊：2月13日。咳嗽已控制，无出血现象，唯口干，痰少而黏。此为肺阴未复之故。上方去阿胶、侧柏叶。

经服本方和百部膏两个月，诸症消失。随访两年，未见病大发作。

按语：本案患者因肺痨久咳，肺阴受伤，肺金失其津液濡润，故见本证。秦家泰教授治以养阴清肺之法，意在清养肺肾之阴液。方中生地黄、麦冬滋阴清热润肺；桑白皮泻肺虚热而平咳喘；浙贝母、前胡、桔梗协助清热止咳；百部杀虫润肺止咳。因本案阴虚有热而热伤血络，故加阿胶、墨旱莲、侧柏叶以加强养阴凉血止血之力。百部煎熬制成膏，秦家泰教授谓现虽有西药抗结核，但此膏滋阴润肺的作用是显著的，用之不但没有影响抗痨疗效，反而有加强而协同作战的作用，何乐而不用之。

病例2：卢某，女，32岁，1979年5月22日初诊，病历号：4092。

主诉：咳嗽反复发作5年。

患者于1974年5月初见咳嗽、咯血、盗汗、潮热等症状，经当地医院检查，诊为肺结核，经治疗后病愈。1977年，由于劳作较累，又见咳嗽、咯血，旧病复发，反复不愈。最近检查仍属右上浸润型肺结核。患者仍微咳，痰色白而黏，时觉烦热，盗汗，倦怠乏力，少气，食少，便结。诊查：体形瘦小，面色少华，声音低微。舌红，苔薄白，

秦家泰

脉细稍数。

诊断：咳嗽。

辨证：病程缠绵，日久不愈而阴伤。

治法：养阴清肺化痰。

方药：养阴清肺汤加减。

百合 18g，生地黄 15g，玄参 12g，麦冬 9g，桔梗 9g，百部 12g，贝母 9g，甘草 5g，牡丹皮 6g，地骨皮 9g。3 剂。

二诊：5 月 25 日。服上方 3 剂，咳嗽明显减轻，痰易咳出，未见盗汗，唯纳食尚欠佳。上方加白术 10g，山药 15g，继服 7 剂。

以后改本方与六君子汤加减交替用药治疗，调理半年而愈。

按语：本证型见于病程缠绵，日久不愈而阴伤者，多见于肺痨或老年慢性支气管炎患者。秦家泰教授认为，本证主要病位在肺，肺阴不足为其主要病机，若病情严重时，则连及脾肾。因此，对肺阴受伤者，首先用养阴清肺化痰之法，常以养阴清肺汤为基本方，药用生地黄、玄参、麦冬、桑白皮、百部、前胡、桔梗、贝母、甘草。若气虚较甚，则加入黄芪；兼胃阴不足，口干甚，则加沙参、石斛；若痰中有血，阴虚火旺，常加墨旱莲、侧柏叶等养阴止血药。

3.寒痰遏肺，治用苓桂五味甘草汤

病例：孙某，男，57 岁，1979 年 11 月 24 日初诊，病历号：4011。

主诉：咳喘 13 年，近 1 个月加重。

患者于 1966 年 12 月某日出差，中途受凉，随即感冒咳嗽，经治好转。但自此以后身体每况愈下，一旦受凉即咳嗽不已，入冬尤甚，咳痰色白，胸闷喘息不得卧，反复发作不愈，平时喜热饮，但食香燥之物也易发作。1976年起，大便失调，常便溏，每日三四次，但食欲尚可。以后渐见耳鸣，腰酸腿软，夜尿频数，甚则二便难禁，一有便意即要解，不能稍等。1979年10月18日，患者外出遇雨，遂发感冒咳嗽，痰白而稀，逐日加重，虽经自购中成药内服，始终难愈，遂来就诊。诊查：体瘦神差，面晦而唇黑。舌淡，苔白腻微黄，脉沉弦。

诊断：咳嗽。

辨证：风寒袭肺，子病及母，脾虚精乏，肾阳亦衰。

治法：温肺化痰。

方药：苓桂五味甘草汤加减。

茯苓12g，桂枝9g，五味子5g，干姜9g，半夏9g，细辛5g，甘草6g，熟附片9g。3剂。

二诊：11月27日。咳喘减，痰减，嘱上方继服3剂，以后以桂附理中汤调理而愈。

按语：此风寒袭肺，子病及母，脾虚精乏，肾阳亦衰。急则治标，缓以治本。本证多见于素有痰饮，复感寒邪之患者，每于秋冬季节感受风寒而引发，其主要病机为久病阳虚，水饮内停，复感外邪，肺气不宣。秦家泰教授认为，本证为寒饮内停，多因外邪诱发，治之之法，非温药而不能化，故常用苓桂五味甘草汤为基本方以温肺化痰，根据病情酌情加减。患者脾肾阳虚为本，平时当以桂附理中汤调理。

秦家泰

4.温阳利水法治脾肾两虚久咳

病例：叶某，女，64 岁，1992 年 6 月 9 日初诊，病历号：4102。

主诉：咳嗽气喘 6 年多，近来加重。

患者 6 年前开始咳嗽气喘，心悸，反复发作，曾于区内某医院检查，诊为慢性肺气肿、肺心病，并多次在该医院住院治疗。今年 3 月以来，咳喘反复发作，两星期前因感冒又引发旧病。刻诊：咳嗽气喘，下肢浮肿，以两踝关节处为重，心悸气短，倦怠无力，面色苍白，食欲不振，小便少，大便较烂。口唇紫暗，舌暗红，舌边有瘀点，苔少，脉细弱。检查：胸片示左下胸膜炎。心电图示右心室肥厚、左束支传导阻滞、心肌劳损。抗"O"<500U。

诊断：咳嗽。

辨证：脾肾两虚，复感外邪，引动宿疾。

治法：温补脾肾，化气行水。

方药：真武汤合五苓散加减。

白芍、茯苓各 15g，白术 12g，熟附子（先煎）、生姜、桂枝、猪苓、泽泻、半夏各 10g，甘草 5g。5 剂。

二诊：服上方 5 剂，患者水肿明显消退，精神转佳，气力有增，咳嗽气喘亦大为减轻，唯食欲尚未恢复。上方加神曲 15g，薏苡仁 30g。

继进 30 余剂后，水肿全消，咳喘随之而愈，食欲正常。后以六君子汤加减调理半年而愈。随访两年，未复发。

按语：本案患者病程日久，脾肾俱虚，又因复感外邪，引动宿疾，致肺气失宣，病情加重。脾肾阳虚不能蒸化水液，聚而为饮，水饮上射于肺，则咳嗽；水气凌心，则心悸；水气流于下而成水肿。治以仲景真武汤合五苓散。方中以附子、桂枝温通阳气，白术、茯苓健脾利湿，配以泽泻、猪苓利其水饮，半夏、生姜温肺化痰，白芍配生姜、桂枝、甘草又取桂枝汤调和营卫、敛阴和阳之意。诸药合用，标本兼治，肺、脾、肾同调，故取全效。

5. 宿饮新感咳嗽，治分标本

病例：郑某，男，51 岁，1981 年 9 月 11 日初诊，病历号：2011。

主诉：咳喘近 30 年，近日又患感冒而咳嗽。

患者病始于 1952 年受凉后感冒，之后咳嗽长期不愈，每年冬季发作。近来患者外出遇雨受凉，始则恶寒流涕，因未及时治疗，以致 3 天来咳喘大作，甚则咳逆倚息，不能平卧。痰多白泡，胸满，多汗，晚上较甚，伴有大便溏，日两三次，食欲尚好，早上痰多。诊查：舌淡苔白，脉缓弱。

诊断：咳嗽。

辨证：素饮伏肺，新感引动，肺气不宣，发为咳喘。

治法：发时治标，解表散寒，温肺化饮；平时治本，健脾化痰。

方药：方 1：小青龙汤加茯苓；方 2：六君子汤合三子养亲汤。

方 1：麻黄 6g，桂枝 6g，白芍 9g，细辛 6g，干姜 6g，半夏 9g，五味子 5g，茯苓 12g，炙甘草 6g。

方 2：党参 12g，白术 9g，茯苓 12g，半夏 9g，陈皮 6g，炒紫苏子 9g，白芥子 9g（打），莱菔子 9g，炙甘草 6g。

秦家泰

二诊：9月15日。服第1方4剂后，诸症大减，痰量减少许多，精神好转，嘱继服第1方3剂后再服第2方。

按以上两方，咳喘发作时服第1方，平时服第2方，调理半年而愈。

按语：小青龙汤出自《伤寒论》，治"伤寒表不解，心下有水气，干呕发热而咳，或渴，或利……"因内有水气而表不解，然水气不除，肺气壅遏，营卫不通，虽发表，何由得汗，故用麻黄、桂枝解其表；必以细辛、干姜、半夏等辛辣之品散其胸中之水，使之随汗而解；水饮内蓄，肺气逆而上行，而见喘促上气等症状，肺苦气上逆，急食酸以收之，故以白芍、五味子、甘草三味，一以防其肺气耗散，一则缓麻黄姜辛之刚猛也。小青龙汤解表散寒，温肺化饮，加茯苓增强其健脾化饮的功能。脾虚甚则配合培土生金法，用六君子汤合三子养亲汤，虚实相兼，标急者，则先治标，待咳喘缓解，再治其本。

6.麻杏甘石汤合用时方，疗效卓著

病例1：覃某，男，19岁，1979年8月2日初诊，病历号：4036。

主诉：咳嗽1年余，近日加重。

初因感冒，渐而咳嗽，已1年多，痰白而黏，胸闷，口干口苦，有时心悸，睡眠、饮食尚可。诊查：舌淡红，苔微黄腻，脉细不数。

诊断：咳嗽。

辨证：热伤肺气，水道失调，水饮内停，化为痰饮，肺失清肃，痰郁久化热，痰热交结，热重于痰。

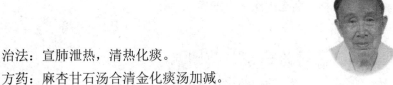

治法：宣肺泄热，清热化痰。

方药：麻杏甘石汤合清金化痰汤加减。

麻黄9g，杏仁9g（打），生石膏25g（打），半夏9g（打），麦冬12g，黄芩9g，瓜蒌壳9g，桔梗9g，甘草6g。3剂。

二诊：8月5日。咳嗽减轻，痰减少，嘱继服上方。又3剂而愈。

按语：麻杏甘石汤出自《伤寒论》，为著名经方，清金化痰汤为清肺化痰止咳之名方。麻黄宣肺平喘，解表祛寒；石膏清热退烧；杏仁降肺止咳；黄芩清肺热；瓜蒌壳化痰止咳；麦冬养阴生津；桔梗宣肺止咳，升提药力；甘草为使，调和诸药。从药物组成来看，清金化痰汤重在清肺化痰，但无解表作用；而麻杏甘石汤宣肺退热平喘力胜，但化痰力不足。两方合用，既能宣肺泄热，又能清热化痰。

病例2：郭某，男，5岁，1992年11月21日初诊，病历号：3152。

主诉：咳嗽半月余，近4天加重。

患儿半个月前感冒，流涕，发烧，口服板蓝根冲剂、抗病毒口服液及西药（药物未详）后，虽烧已退，但咳嗽连作，夜甚日轻，咳剧如嘶，咳声不扬，痰稠色黄，不易咳出。诊时尚咳嗽不断，鼻塞流鼻涕。查两肺下部闻及湿性啰音。唇干，舌色红，苔黄微黏，脉细略数。

诊断：咳嗽。

辨证：外感风热，肺失清肃，痰热内蕴。

秦家泰

治法：清热宣肺化痰。

方药：麻杏甘石汤合银翘散加减。

麻黄 3g，杏仁 8g，石膏 15g，金银花 8g，连翘 8g，浙贝母 8g，前胡 8g，桔梗 8g，甘草 4g。每日煎服 1 剂，每剂服 4 次。

服上方 3 剂后，咳嗽已大减。再诊时其母告知唯晨起时尚咳嗽较多，痰色转白，易咳出，舌苔白，脉浮细。守上方再进 3 剂，药后诸症悉除，病告愈。

按语：本案患儿病起于外感，风热袭肺，肺失宣降而咳嗽。虽有痰热阻肺，但尚有外证，秦家泰教授用麻杏甘石汤以清热宣肺而止咳。金银花、连翘疏风清热，加入浙贝母、前胡、桔梗以加强清热止咳化痰之力。诸药合用，宣肺化痰止咳，疏风清热，药病相切，故获良效。

病例 3：高某，男，12 岁，1986 年 7 月 19 日初诊，病历号：1007。

主诉：反复发作性喘息、呼吸困难 11 年余。

患儿出生后约半年得过 1 次肺炎，此后一遇感冒即发气管炎，渐而哮喘，初时每年冬季易发，近两年暑天亦发，每天都服氨茶碱，否则气喘即发。初起咳痰稀而多泡沫，当前每至晚上气喘，间有咳嗽，痰稠而结，胸闷，短气，食少倦怠。诊查：舌苔微黄腻，脉弦。

诊断：咳嗽；哮喘。

辨证：素有痰热内蕴，感受风热之邪，痰随气动，聚于肺系而发病。

治法：发时宣肺平喘，平时健脾化痰。

方药：麻杏甘石汤合银翘散加减。

麻黄 6g，杏仁 9g（打），石膏 20g（打），金银花 9g，连翘 9g，前胡 9g，射干 9g，浙贝母 9g（打），甘草 5g。3 剂。

二诊：7 月 22 日。服上方 3 剂后，哮喘基本控制，到下午 5 时只见微喘，能安睡，不需服氨茶碱。

处方：党参 12g，白术 9g，茯苓 12g，半夏 9g，陈皮 5g，紫苏子 9g，炒白芥子 9g，莱菔子 9g，炙甘草 5g。3 剂。

以上两方交替服用，喘时服一诊方，平时服二诊方。

按语：本案患者因素有痰热内蕴，感受风热之邪，痰随气动，聚于肺系而发病。治以麻杏甘石汤合银翘散加减，秦家泰教授在运用时，药物一般按常用量使用，但麻黄和石膏的用量比例则十分讲究：若为小儿用药，麻黄用 3g，则石膏用 15g；若为成人用药，麻黄用 3～6g，则石膏用 20～30g；若伴发热者，则石膏用量增加。麻黄与石膏按一定比例，使其各自发挥相应的作用。若为风寒犯肺而邪已化热之咳喘，亦当用本合方治疗。因此，本合方治外感引起的咳喘的机会最多，最为常用。脾虚甚则配合培土生金法，用六君子汤合三子养亲汤与上述合方交替使用。

病例 4：张某，男，62 岁，1980 年 3 月 15 日初诊，病历号：3151。

主诉：咳嗽近 3 年，近日加重。

患者近 3 年来经常咳嗽，声嘶，咳痰多白而不易咳出，咽喉不痛，饮食尚可，大便常结，余无不适。诊查：舌红，

秦家泰

苔黄腻，脉右弦、左缓。

诊断：咳嗽。

辨证：热伤肺气，水道失调，水饮内停，化为痰饮，肺失清肃，痰郁久化热，痰热交结，痰重于热。

治法：清热宣肺，化痰除湿。

方药：麻杏甘石汤合二陈汤加减。

麻黄 9g，杏仁 9g，生石膏 20g，半夏 9g，茯苓 12g，陈皮 6g，桔梗 9g，甘草 5g，前胡 9g。3 剂。

二诊：3 月 18 日。服药后，咳减，痰亦减，效不更方。又 6 剂而愈。

按语：宿痰在内，脏腑（主要为肺、脾、肾）虚损，是慢性支气管炎反复感邪诱发的主要原因，故其临床每多虚实夹杂而见症不一。痰湿壅阻，遏而化热，致成痰热壅肺，此为主要病机，表现为一派热、咳、痰、喘等邪实之候。治疗总以清热宣肺、化痰除湿、止咳平喘为首务。麻杏甘石汤合二陈汤，甚为合拍。麻杏甘石汤中麻黄配石膏清泄肺热而定喘，且石膏倍重于麻黄，则宣肺平喘而不温燥，清泄肺热而不凉滞，使麻黄辛温之性转为辛凉之用；杏仁宣降肺气，协调麻黄以增平喘之功；甘草和中缓急，调和诸药。二陈汤出自《太平惠民和剂局方》，该方具有燥湿化痰、理气和中的功效。两方合用，针对本案痰热之间的因果标本关系而清温并举，不因有热而忘却"病痰饮者，当以温药和之"之古训。由于痰湿不除，热势难孤，肺壅难宣，病诚难愈；反之，不清宣肺热，任其留恋，则势必灼津成痰，更致痰热胶结，喘咳亦难自已。

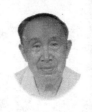

胁　痛

胁痛是以一侧或两侧胁肋部疼痛为主要特征的病证，多与肝胆有关。秦家泰教授认为，胁痛多由情志失调、饮食不节、虚劳久病、外感湿热等所致，由此而演变为气滞血瘀、湿热蕴结之证，肝胆失其疏泄，木失条达而脉络不通，不通则痛。临证亦常见阴血不足，经脉失养而成胁痛者，病变均与肝胆密切相关。胁痛如为湿热、气滞、血瘀，均为实证，其病程较短，痛势较急，脉弦有力；若为阴血不足致胁痛，则为虚证，每每病程缠绵，痛势较缓，隐痛喜按，脉细无力。

对于胁痛的治疗，若属实证，则视气滞、血瘀或湿热情况之不同，分别以理气活血、散瘀化痰、清热化湿为法；若属虚证，则以滋补肝阴、养血柔肝为主。柴胡疏肝散、四逆散、逍遥散、龙胆泻肝汤、血府逐瘀汤、一贯煎等为常用方剂。

病例 1：李某，女，66 岁，1991 年 6 月 7 日初诊。

主诉：右胁疼痛反复发作 10 余年，近 1 周加剧。

患者于 1979 年 6 月上旬因右上腹部剧烈疼痛并呕吐蛔虫，某医院诊为急性胆囊炎，住院治疗，好转出院，以后病情反复发作。1 周前，患者食瓜皮煮辣椒，食后即觉上腹部剧痛，始在中脘，后渐至右上腹，同时出现发热恶寒，体温 38℃。某医院 B 超检查：胆内切面内径

79

8.5cm×4.5cm，囊壁增厚，囊内可见少许沉渣样反射。血常规：白细胞 $11×10^9$/L。诊为慢性胆囊炎急性发作。经服中西药（药物不详）5 天，虽症状有所好转，但仍觉右上腹疼痛，口苦咽干，纳食欠佳，两天未解大便，小便黄。诊查：舌暗红，苔黄，脉弦细数。

诊断：胁痛。

辨证：肝胆郁热。

治法：疏利肝胆，清热泻火。

方药：四逆散合金铃子散加味。

柴胡 10g，白芍 10g，枳实 12g，延胡索 10g，川楝子 10g，野菊花 12g，牡丹皮 10g，栀子 10g，甘草 6g。每日 1 剂，水煎服。

服上方 1 剂后，胁痛减轻；服完 3 剂则诸症大减；原方继进 6 剂，诸症渐平，唯右胁时有不适，舌淡红，苔薄白，脉细。嘱继服上方 10 剂以巩固。

随访 1 年，未见复发。

按语：本案患者胁痛日久，今又为饮食所伤，致病情加重。秦家泰教授认为，饮食辛辣，脾胃郁热，蕴结肝胆，气机不畅，疏泄不利，久郁化火，气火困阻胁肋，气血阻滞，不通则痛，治以《伤寒论》四逆散为主，再加清热泻火之药。四逆散疏肝理气，延胡索、川楝子行气止痛，野菊花、栀子、牡丹皮清热凉血泻火。诸药合用，共奏疏利肝胆、清热泻火、行气止痛之功，故病愈。

病例 2：林某，男，41 岁，1979 年 6 月 7 日初诊，病历号：4085。

主诉：右胁部疼痛 3 年。

患者从 1976 年 5 月起开始出现肝区疼痛，恶心欲吐，厌油腻，身体困倦，食欲下降，到当地到医院诊治，检查化验见转氨酶增高，蛋白倒置，当时医生诊为慢性肝炎，经用中西药（药物不详）治疗近 3 个月，病情好转。某医学院附属医院做肝功能化验检查，结果示各项指标已正常。近两年多来，患者仍常觉右胁疼痛，每日痛 3～5 次，每于下午痛甚，伴有头昏眼花，胃脘胀满，喜吐清涎，呃逆，倦怠，便溏。诊查：舌暗，苔微黄腻，脉右弦、左涩。

既往史：患者患胃病 20 多年，反复出血不愈，西医诊为十二指肠溃疡，近 10 年已不见出血。

诊断：胁痛。

辨证：土壅木郁，肝胃不和，肝郁化火，脾虚生湿，湿热伤络，瘀阻肝络。

治法：疏肝解郁，健脾清热。

方药：逍遥散加减。

柴胡 9g，当归 9g，白芍 12g，白术 9g，茯苓 12g，党参 12g，丹参 15g，郁金 9g，牡丹皮 9g，甘草 6g。每日 1 剂，水煎分 3 次内服。

嘱勿食酸辣等食品，勿饮酒。

二诊：6 月 18 日。服药 10 剂后，精神好转，胁痛明显减轻，食欲增加，诊其脉仍弦涩。药已对证，守方加山药 10g，山楂 10g，以增健脾胃。

服药月余，病告愈。

按语：本案患者脾胃功能异常，土气壅滞，则肝失条

81

达，郁而化火；土失健运，则聚湿生痰，湿热互结，瘀阻肝脉。秦家泰教授根据木郁达之的治疗原则，治以疏肝解郁，顺其调达之性。逍遥散出自《太平惠民和剂局方》，主治肝郁血虚证。方中以柴胡入肝胆经，疏解肝郁，为主药；当归、白芍补血和营，养肝柔肝，为辅药；白术益气补中，健脾燥湿；茯苓健脾渗湿；加丹参、郁金行气活血，疏肝利胆；牡丹皮清热活血；党参补脾益气；甘草缓急止痛。二诊后加山药、山楂，旨在健其脾胃运化。诸药合用，肝郁得解，痰湿得化而病愈。

病例3：徐某，女，30岁，1985年4月4日初诊，病历号：1037。

主诉：反复肝区疼痛5年。

患者诉1980年5月体检时发现转氨酶偏高（谷丙转氨酶150U/L，麝香草酚浊度试验13.5U），以后经常肝区胀痛，有时刺痛，伴心烦易怒，口干，胃气上逆，恶心欲吐，食纳减少，大便秘结，三四日一行，伴头昏眼花、倦怠乏力、腰痛、小便黄等。喝水少则尿道有热痛感，但已否认尿路感染。诊查：舌红微暗，少苔，脉细数。

既往史：痛经，白带多。从10多岁起，经常失眠、胃痛。

诊断：胁痛。

辨证：肝郁气滞，化火横逆犯脾胃，胃气不降而上逆。

治法：疏肝理脾，养心安神。

方药：方1：四逆散加味；方2：天王补心丹加减。

方1：柴胡9g，白芍9g，赤芍12g，枳壳5g，茯苓

9g，山药 12g，当归 9g，丹参 12g，甘草 5g。

方2：生地黄 12g，玄参 12g，麦冬 9g，酸枣仁 9g，柏子仁 9g，远志 6g，茯苓 9g，五味子 3g，丹参 12g，朱砂 1g（分两次冲服）。

以上两方交替服用，随症加减。治疗两个月，病愈。

按语：本案属中医学的胁痛，《诸病源候论》曰："邪气之与正气交击，故令胸胁相引而急痛也。"四逆散出自《伤寒论》，是透解郁热、调理肝脾不和之剂。方中柴胡入肝胆经，具有升发之性，能透解郁热，使阳气外达，又可疏肝解郁，调畅气机；枳壳入脾胃经，能理气宽胸而散结；佐以白芍酸苦入肝，养血敛阴，柔肝止痛；赤芍清热活血；加茯苓、山药健脾渗湿；当归、丹参补血活血。《素问·逆调论》云："胃不和则卧不安。"因此，脾胃有病，痰郁化火，可致心神不安。天王补心丹功专滋阴清热，养心安神。方中生地黄滋阴凉血，养心安神；玄参滋阴润燥，养阴生津；酸枣仁、柏子仁、远志为养心安神定志之要药；五味子敛气生津，补益心神；丹参能入血，清血中郁热而除心烦；茯苓健脾宁心；朱砂入心安神。诸药合用，共奏滋阴养血、宁心安神之功。

病例4：雍某，男，24 岁，1980 年 11 月 27 日初诊，病历号：3112。

主诉：反复两胁胀痛 5 个月。

自今年 6 月以来，患者反复出现两胁胀痛，以右胁较明显。今年 10 月做肝功能检查，发现 HBsAg 阳性，谷丙转氨酶 181U/L，麝香草酚浊度试验 7.5U，硫酸锌浊度试验

12U。医院诊为乙型肝炎。刻诊：胃脘不适，多食则胃胀，经常便溏，每日两次。后虽自服健脾中药，大便已成形，但仍每日两次。舌淡，苔白滑，脉右缓弱、左细涩。

诊断：胁痛。

辨证：饮食不节，脾胃先虚，湿阻中焦，土壅木郁。

治法：调和肝脾，行气活血。

方药：四君子汤合四逆散加减。

党参 12g，白术 9g，茯苓 12g，白芍 9g，柴胡 9g，当归 9g，丹参 12g，郁金 9g，青皮 6g，绵茵陈 12g，甘草 6g。

二诊：12 月 4 日。服上方 7 剂后，右胁及胃脘明显舒适，纳食增加，大便已趋正常。舌苔白，脉缓弱。药已中的，继续守原方，加神曲 10g，以加强脾胃消化能力。

以后按本方加减治疗 1 个半月，检查肝功能已转正常，病告愈。唯乙肝病毒表面抗原仍呈阳性，嘱其后期以调理脾胃、加强体质锻炼为主。

按语：本案因饮食不节，脾胃受伤，聚湿生痰，致肝胆气机升降受阻而成。方用四君子汤健脾益气，运化痰湿。四逆散出自《伤寒论》，主治肝郁气滞，肝胃不调。柴胡疏达肝气；白芍、甘草柔肝缓急，和中止痛，以调和肝脾；当归、丹参养血活血；郁金、青皮行气疏肝；绵茵陈清热利湿。诸药合用，能使肝郁得解，脾气得健，胁痛得止而病愈。

病例 5：孔某，女，37 岁，1979 年 3 月 28 日初诊，病历号：4133。

主诉：反复右胁痛、大便溏烂 7 年。

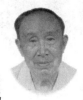

患者诉1972年无明显诱因下出现右胁痛，痛引左肩，西医诊断为胆囊炎，以后经常大便溏。最近半年来，肠鸣腹胀，每天早上5～6点钟即欲大便，便色黄，日1～3次，有后重感，矢气多，伴有胃脘胀满，口苦，嗳气。患者现觉右胁下仍胀痛，头昏眼花，耳鸣，少气，倦怠乏力，平时喜热饮。诊查：舌红，苔薄而少，舌尖溃疡，脉细弱。

诊断：胁痛；泄泻。

辨证：肝病乘脾，脾虚不运，聚湿生痰，郁而化热，气机郁滞。

治法：健脾和胃，辛开苦降，疏肝行气。

方药：方1：半夏泻心汤加味；方2：四逆散合金铃子散加味。

方1：党参15g，干姜6g，川黄连5g，黄芩9g，半夏9g，地榆15g，薏苡仁30g，炙甘草6g，大枣15g。6剂，每日1剂，水煎服。

方2：柴胡9g，枳壳6g，白芍9g，川楝子9g（打），延胡索9g，连翘9g，薏苡仁30g，牡丹皮9g，栀子9g，甘草5g。此方以后服。

二诊：4月4日。服第1方6剂后，大便溏，里急后重感明显好转，大便日1次，余无变化。当前右胁痛加剧，舌红少苔，脉细弱。为减缓胁痛，先间服第2方7剂。

三诊：6月29日。服第1方30余剂，大便基本正常，每日1次，先硬后溏，最近到医院检查，诊为慢性非特异性结肠炎，肝区仍痛，痛引背部。苔薄白，脉细弱。

处方：①仍照第1方服10剂后，与下方丹栀逍遥散加减交替服用；②丹栀逍遥散加减：当归 9g，白芍 12g，柴胡 9g，茯苓 12g，白术 9g，牡丹皮 9g，栀子 9g，甘草 5g，川楝子 9g。

四诊：8 月 14 日来信复诊。右胁痛已愈，大便烂，头晕，肠鸣，脐周围还有微痛，手脚冷，左背有时有胀痛感，晚上睡不好，气力不足，白带稍多。改服第 1 方加土茯苓。

按语：本案因肝气郁结，横逆进犯脾胃，运化失健，痰湿阻于中焦，郁而化热，肠胃气滞而成。第 1 方半夏泻心汤出自《伤寒论》，对于半夏的功效，《神农本草经》云："味辛平，主伤寒寒热，心下坚，下气。"故以其和胃降逆，温化痰湿，为君药；臣用黄芩、黄连苦寒泄热；又用干姜温中回阳，守而不走，助半夏辛温散寒；更佐以党参、炙甘草、大枣补益脾胃，助其健运；加薏苡仁以助脾祛湿；地榆能凉血止血而定痛。此为辛开苦降、健脾和胃之法，从而达到恢复中焦升降、清除肠胃湿热的目的。第 2 方四逆散出自《伤寒论》，主治肝郁气滞，肝胃不调。柴胡疏达肝气；枳壳疏肝行气；白芍、甘草柔肝缓急，和中止痛，调和肝脾。金铃子散出于《素问病机气宜保命集》，主治肝郁化火，心、腹、胁诸痛。方中川楝子（金铃子）苦寒清热，疏肝止痛；延胡索行气活血，兼可止痛；加入连翘、牡丹皮、栀子滋阴泻火，清热利湿。两方合用，既可疏肝行气和中，又可泻火解郁止痛。二诊见大便好转，脾胃功能渐复，故予第 2 方疏解肝郁，行气止痛。三诊予丹栀逍遥散加减疏肝解郁，健脾养血。柴胡入肝胆经，能疏

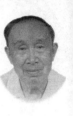

肝解郁；当归、白芍凉血和营以养肝，既补肝之体，又和肝之用；白术益气补中，健脾燥湿；茯苓健脾渗湿；牡丹皮、栀子、川楝子重在清肝热，泄肝火；甘草缓急止痛，调和诸药。四诊胁痛基本已愈，改以半夏泻心汤健脾和胃，调理而愈。

病例6：钱某，男，45岁，1984年10月13日初诊，病历号：2003。

主诉：反复右胁痛1年半。

患者诉1983年3月无明显诱因下出现右胁胀痛，伴食欲不振，头昏眼花，倦怠乏力，便溏。经铁路医院诊治，发现肝功能异常，诊为慢性肝炎。后又到广西医学院（现广西医科大学）附属医院治疗，检查肝功能，发现蛋白倒置，诊为初期肝硬化。刻诊：右胁胀痛，伴胃脘部刺痛，下午发烧（39℃），头昏眼花，心烦，耳鸣，腰痛，倦怠，食少，便溏，每日2～3次，初软后溏，有黏液，睡眠尚好，醒后有口干口苦，头面、四肢有蜘蛛痣，腹部微肿。舌红绛，苔黄而厚腻，脉弦数。肝功能：谷丙转氨酶94U/L（以50为基数），黄疸指数20U，麝香草酚浊度试验10U，总蛋白5.5，白蛋白2.1，球蛋白3.4。

既往史：患胃病已多年。

诊断：胁痛。

辨证：肝病迁延日久，郁结不舒，木郁则克土，脾胃运化无力，气血生化乏源。

治法：疏肝健脾，和胃滋阴。

方药：丹栀逍遥散加减。

秦家泰

87

牡丹皮 9g，栀子 9g，柴胡 9g，当归 9g，赤芍 9g，白术 9g，茯苓 12g，党参 12g，绵茵陈 12g。

二诊：10 月 20 日。服上方 7 剂后，大便转好，成条不溏，17 日早上吃苹果、梨各 1 个，晚上即见腹痛、腹泻，以后每日 3～4 次，便色黄而有黏液，有后重，小便黄，体温 37.2℃。舌红绛，苔黄腻，脉弦数。

处方：党参 12g，川黄连 5g，黄芩 9g，半夏 9g，薏苡仁 30g，地榆 12g，大枣 9g，炙甘草 6g，干姜 6g。

三诊：11 月 5 日。服上方 3 剂后，大便已正常，成形不溏，日 2 次，右胁及胃脘胀痛，肝区时有刺痛，呃逆，全身倦怠无力，下午出现低烧。舌红不绛，黄厚苔渐退，只见舌中黄腻，脉右弦、左细而数。守初诊方，加鳖甲 15g，加重赤芍为 12g，牡丹皮为 12g。

四诊：11 月 15 日。近 10 天来，每天到下午发高烧至 39℃，半夜渐退，无汗，大便尚好。

处方：生地黄 12g，玄参 12g，麦冬 12g，鳖甲 15g（打），青蒿 12g（后下），地骨皮 9g，知母 12g。水煎服，与初诊方交替服用。

五诊：1985 年 1 月 30 日。于去年 11 月 20 日至今年 1 月 20 日在某医学院附属医院住院，诊断：慢性活动性肝炎；肝硬化（早期）；慢性胃肠复合溃疡；慢性胆道感染；支气管哮喘。刻诊：左胁肝区胀痛，胃脘痛，呃逆，倦怠乏力，食欲尚可，每餐 3 两，大便次数多，每日五六次，上午溏，下午成条，小便黄，口苦而干。舌红，苔黄厚腻，脉弦数。

处方：①仍服初诊方；②海螵蛸 60g，煅瓦楞子 60g，

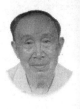

川楝子 30g，煅花蕊石 30g。共为细末，每服 3g，日 2～3
次，开水送服。

按语：本案系肝气郁结日久，影响脾胃运化，生化不
足而致血虚之证。《成方便读》云："夫肝属木，乃生气所
寓，为藏血之地，其性刚介，而喜条达，必须水以涵之，
土以培之，然后得遂其生长之意。"丹栀逍遥散出自《内科
摘要》，主治肝郁血虚发热。方由逍遥散加牡丹皮、栀子
组成。逍遥散是舒畅肝郁、调和肝脾、养血补血之剂；加
入牡丹皮、栀子，重在清肝热，泄肝火；绵茵陈清热利湿；
党参健脾补肺，益气生津。二诊见饮食生冷更伤脾胃，升
降失常，寒热错杂于中，故治当寒热并用。方取半夏泻心
汤，以半夏入胃为主药；辅以干姜辛温散寒，黄芩、黄连
苦寒泄热；佐党参、大枣培补中气；使以甘草补益脾胃，
兼以调和诸药；加入地榆清泄肠热；薏苡仁健脾渗湿。诸
药合用，辛苦并用，寒热并施，可达补中扶正而止泻的目
的。三诊为肝之阴血亏虚，阴虚则生内热，故见低烧，舌
红，脉细数。加鳖甲滋阴清热，牡丹皮、赤芍清热凉肝。
四诊为邪热弥留于阴分，故见下午热甚，半夜渐退。方以
增液汤合青蒿鳖甲汤养阴液，透虚热。两方同出于《温病
条辨》，前者主治阳明温病，阴虚液枯之证；后者功专温病
后期，邪热留于阴分之证。两方合用，既可养阴退热，又
可增液润燥。五诊见前症未愈，故守前方治疗。秦家泰教
授还自拟胃痛散：以海螵蛸收敛止血、抑酸止痛；瓦楞子
入肺、肝、胃经，可消痰化瘀、软坚散结；花蕊石酸涩专
入肝经，《本草纲目》言其"治一切失血伤损"；川楝子疏

秦家泰

肝泄热。诸药合用，可收平肝和胃、行气止痛之功。

黄 疸

黄疸以目黄、身黄、小便黄为主要症状，尤以目睛黄染为主要特征。黄疸大多因外感时邪或疫毒所致。另外，酒食不节，劳倦内伤，病及肝胆，日久不愈，亦是发生本病的重要原因。其病位主要在肝、胆、脾，但常影响其他脏腑。秦家泰教授认为，治疗黄疸必须肝、胆、脾、胃兼顾，早期祛邪，久病扶正。祛邪以清利湿热、疏利肝胆、利小便为大法，给湿邪以出路。扶正则以健脾和胃、补益气血、滋补肝肾为法。常用方如四逆散、逍遥散，四君子汤、金铃子散、茵陈蒿汤等则多用之。

病例1：苏某，女，24岁，1982年2月4日初诊，病历号：3045。

主诉：反复眼睛黄、小便黄6年。

患者诉1976年起，每因劳累太过则见头昏，倦怠乏力，胸闷欲吐，继则出现目黄，小便黄，甚则皮肤也黄。经医院检查，除黄疸指数18μmol/L外，其余肝功能均正常。经常心烦易怒，厌油腻，食欲差。诊查：舌暗红，苔微黄腻，脉弱。

诊断：黄疸。

辨证：肝病迁延日久，郁结化火，木郁则克土，脾胃运化无力，肝脾不和，气血生化乏源。

治法：疏肝解郁，健脾和胃，养血清热。

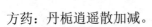

方药：丹栀逍遥散加减。

牡丹皮 9g，栀子 9g，当归 9g，白芍 9g，柴胡 9g，茯苓 9g，白术 9g，薄荷 3g（后下），甘草 6g。

二诊：4 月 2 日。服上方 10 剂后，食欲增进，但大便溏泄，仍眼珠黄。苔薄黄，脉弱。

处方：党参 12g，白术 9g，茯苓 12g，陈皮 6g，柴胡 9g，白芍 9g，枳壳 5g，绵茵陈 12g，炙甘草 6g。

以本方加减治疗近 1 个半月，复查肝功能及黄疸指数等项目均属正常，病告愈。随访 1 年，未复发。

按语：丹栀逍遥散主治肝郁血虚发热，方由逍遥散加牡丹皮、栀子组成。逍遥散是舒畅肝郁、调和肝脾、养血补血之剂。以柴胡入肝胆经，能疏肝解郁；当归、白芍养血和营，既补肝之体，又和肝之用；白术益气补中，健脾燥湿；茯苓健脾渗湿；薄荷助柴胡疏散调达肝气；加入牡丹皮、栀子，重在清肝热，泻肝火。二诊用四君子汤合四逆散，健脾益气，疏肝理脾；加绵茵陈清热利湿。诸药合用，疏肝解郁，健脾和胃，湿热得清而病已。

病例 2：黄某，男，40 岁，1978 年 11 月 15 日初诊，病历号：4194。

主诉：全身黄染 20 余年。

患者曾于 1954 年 3 月患疟疾，服金鸡纳后得以好转，但出现全身黄染，伴右上腹胀痛、热感、尿黄、苔黄厚等。经外院多次检查，黄疸指数持续偏高，超过 20μmol/L，有时超 40μmol/L，肝功能其他项目均属正常范围。食欲可，大便烂。诊查：右上腹疼痛，且痛引至背肩部。舌红嫩，

91

有瘀点，舌苔薄白，脉弦涩。

诊断：黄疸。

辨证：气滞血瘀，湿热内蕴。

治法：行气疏肝，活血化瘀。

方药：四逆散合金铃子散加味。

柴胡 9g，赤芍 12g，枳实 6g，延胡索 9g，川楝子 9g，郁金 9g，丹参 15g，白术 9g，甘草 6g。每日 1 剂，水煎分 3 次内服。

二诊：11 月 24 日。服上方 7 剂后，右上腹疼痛减轻，精神转佳，大便日行两次，不甚烂，基本成形。唯全身皮肤黄染未减几何，于上方加绵茵陈 15g，栀子 9g，车前子 9g，茯苓 15g，以加强健脾之力而利胆退黄。仍为每日 1 剂，水煎分服。

经本方调治两个月，病愈。

按语：本病属中医学"黄瘅""黄疸"的范畴，是一种以身、面、目睛黄染，小便黄赤为主要特征的临床常见疾病，如《灵枢·论疾诊尺》云："面色微黄，齿垢黄，爪甲上黄，黄疸也；安卧，小便黄赤，脉小而涩者，不嗜食。"本案迁延已久，湿热郁结，气机阻滞，瘀血阻络，胆汁外溢而黄染。方用四逆散透解郁热，疏肝理脾。柴胡的功效，《神农本草经》言其"主心腹，去肠胃中结气，饮食积聚，寒热邪气，推陈致新"；赤芍清热凉血，散瘀止痛；枳实疏肝理气，宽中除满。金铃子散主治肝郁化火，心、腹、胁诸痛。川楝子（金铃子）苦寒，行气止痛力强，还可导湿热下行；延胡索行气活血，兼可止痛；郁金可行气化瘀，

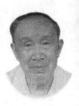

利胆退黄；丹参活血祛瘀止痛，凉血消痈除烦；白术、茯苓健脾利湿；甘草调和诸药。诸药合用，可疏肝理气，活血化瘀，导湿除热。秦家泰教授在本案辨治中标本兼治，既注重于疏利肝胆，又重其脾胃，久病瘀滞，故兼以活血化瘀，如此兼顾，治病求本，故起沉疴。

病例3：吴某，男，65岁，1984年6月12日初诊，病历号：2029。

主诉：目黄、小便黄5天。

患者诉1981年体检发现乙肝两对半显示"小三阳"，后到某医院检查，诊为肝硬化。肝功能检查：蛋白倒置。曾于去年11月到上海中山医院检查，也诊为肝硬化。近5日见眼珠黄，小便黄，四肢乏力，无胁痛，下肢微肿，食欲尚可，大便每日两次，不溏。诊查：舌暗红，脉缓弱。

诊断：黄疸。

辨证：湿热内蕴，阻滞气机，气滞则血瘀，瘀血阻络，胆汁外溢。

治法：健脾益气，调和肝脾。

方药：四君子汤合四逆散加减。

党参12g，白术9g，茯苓12g，白芍9g，柴胡9g，枳壳6g，当归9g，丹参12g，绵茵陈12g，赤芍12g。

二诊：6月20日。服上方8剂后，症状稍好转，没有以前那样疲劳，余无变化，仍眼珠黄，小便黄。舌暗红，苔微黄腻，脉缓弱。前方去白芍，加虎杖9g。

三诊：7月25日。服上方30多剂后，情况稍好，白蛋白逐步回升，转氨酶正常，黄疸指数25，食欲尚可，小便

秦家泰

黄,眼珠黄,脚肿稍好,大便正常。舌红,苔微黄,脉右弦滑、左涩。上方去白术,加郁金9g,山药12g。

四诊:8月17日。近1周见胃脘胀痛,呃逆,口苦,吐酸水,左脚微肿,目黄,小便黄。舌红,苔微黄腻,脉右缓、左涩。于8月31日在医院化验检查:总蛋白68.7g/L,白蛋白28.5g/L,球蛋白31.5g/L。

处方:党参12g,白术9g,茯苓12g,半夏9g,陈皮6g,竹茹6g,枳壳9g,绵茵陈12g,丹参12g,柴胡9g,白芍12g。

服上方10剂后,黄疸基本消退。以本方加减调治至9月底,国庆节后再复查,除乙肝"小三阳"尚为阳性结果外,其余各项指标均在正常范围内。

按语:本案因肝病久治不愈,湿邪阻滞气机,气血瘀阻肝胆,致胆汁不循常道而外溢致黄。方用四逆散透解郁热,疏肝理脾。方中柴胡为疏肝解郁的主药;配以赤芍清热凉血,散瘀止痛;枳壳疏肝理气,宽中除满。四君子汤补气健脾,增强除湿之力。二诊去白芍,加虎杖,重在活血散瘀,清热退黄。三诊恐白术甘温燥湿力过强,故去之,用性味甘平之山药,能补脾渗湿;加郁金疏肝利胆,活血散瘀,行气解郁。四诊用六君子汤合温胆汤加减,方中以四君子汤健脾益气;半夏、陈皮理气和胃;枳壳、竹茹理气和中化痰;绵茵陈清热利湿;丹参活血化瘀;柴胡疏达肝气;白芍柔肝缓急,行气止痛。诸药合用,健脾而疏肝理气,清热退黄,活血化瘀止痛,实为理肝脾而退黄疸之妙法也。

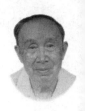

水　肿

人体内水液潴留，泛溢肌肤，引起头面、眼睑、四肢、腹部，甚至全身浮肿，称为水肿。秦家泰教授认为，水肿与人体的脾、肺、肾三脏的关系最为密切，大凡人体皮肉、经络、气血、津液运行皆与这几个脏腑息息相关。如经络受病，致五脏气血运行障碍，气行受阻，津液不得敷布，水液潴留而为肿。如脾虚不能散精，则精气不得上归于肺，肺虚不能布津和通调水道，则水液不得下输膀胱，肾不化气行水，水无出路，亦必泛溢于表里而为肿。因此，水肿的病因不但与外感邪气有关，亦与七情失调、饮食不节等因素有关。脏腑之间疾病的相互影响都可致水道不能通畅而形成水肿。对于水肿的治疗原则，当遵循《黄帝内经》"开鬼门，洁净府""去宛陈莝"的论述，通过健脾、温肾和攻补兼施等方法达到利水消肿之目的。

病例 1：苏某，男，29 岁，1991 年 4 月 9 日初诊。

主诉：颜面及双下肢浮肿 10 天。

患者半个月前见全身不适，恶寒发热，头痛，曾到某医院诊治，医生以感冒给予中西药治疗，病情并未见明显好转，渐见全身困倦无力，纳呆，恶心呕吐，颜面浮肿，继而下肢浮肿，尿少。两天前又见鼻衄，牙龈出血，头昏眼花。诊查：体温 37.8℃，脉搏 92 次 / 分，血压 180/120mmHg。外观无黄疸，颜面浮肿，浅表淋巴结不大，左上肢皮下有出血斑，两肺听诊未闻啰音，心界左锁骨中线第 1 肋间心搏增强、心律整，肝脾无肿大，双下肢中度水肿。舌苔薄黄，脉浮细。尿常规：尿蛋白（+++），红细胞少许，白细胞少许，颗粒管型 0~1/HP。血常规：血红蛋白 50g/L，红细胞 1.75×10^{12}/L，白细胞 6.2×10^9/L。某医院诊为慢性肾炎、慢性肾功能不全，拟收住院，因患者不愿住院而转请中医诊治。

既往史：6 年前曾患甲型肝炎。

诊断：水肿。

辨证：虽为慢性，但目前尚属阳水，为风水相搏阶段，因肺卫不宣，不能通调水道，下输膀胱，三焦壅滞而成。

治法：疏表宣肺利水。

方药：越婢加术汤加味。

麻黄 6g，白术 12g，石膏 25g，生姜 10g，大枣 10g，金银花 10g，连翘 10g，猪苓 10g，甘草 5g。3 剂，每日 1 剂，水煎服。

二诊：4 月 12 日。眼睑及下肢已开始消肿，无恶寒发热，恶心呕吐已停，精神渐好转，但腹胀，尿仍较少。舌苔黄，脉细。此表水始退，为加强疗效，上方再服 3 剂。

三诊：5 月 28 日。服上方 6 剂后，颜面及下肢水肿已全部消退，但腹胀，不能饮食，食入则见呕逆，因食少不能支持，故住院治疗 1 个多月。现诊见小便量少，腹部鼓胀（有腹水），心悸气少，头晕。舌淡，苔黄，脉细。此阳虚不能制水、土虚不运之故，证为本虚标实，治以通阳利水，用五苓散合五皮饮加减。

处方：桂枝 10g，猪苓 12g，茯苓 15g，泽泻 12g，白

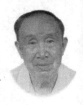

术 10g，大腹皮 10g，桑白皮 10g，厚朴 10g，山楂 10g。水煎服，日 1 剂。

四诊：6 月 8 日。服上方 6 剂后，精神好转，腹胀、肿已减轻，尿量稍增，口干。舌苔黄腻，脉细数。病有化热之趋势，治宜清热利湿，用四苓散合三妙散加味。

处方：猪苓 12g，茯苓 15g，泽泻 12g，白术 10g，大腹皮 10g，桑白皮 10g，薏苡仁 30g，牛膝 12g，黄柏 10g。

服上方 15 剂，间有以实脾饮加减治疗，诸症消退，病情好转。后经两个月的调治，复查各项指标均正常，唯小便蛋白尚在（－）~（＋），以后又以金匮肾气丸、六味地黄丸、三妙散合方加黄芪治疗。1992 年 12 月来诊时，病未见复发。

按语：本案患者患病之初伴有肺部症状，秦家泰教授辨证时以风水相搏于肺论治，以越婢加术汤加味。越婢加术汤可散风清热，宣肺行水；加金银花、连翘意在加强疏风清热之力；加猪苓以利水，使水有去路。表水去后，病情转为里水，秦家泰教授以五苓散合五皮饮加减，是为通阳利水而设。秦家泰教授认为，里水之治，重在通阳，五苓散通阳化气行水，五皮饮脾肺同治，合而用之，则阳气得通，里水自去。本案至后期，病有化热伤阴之势，而小便又较少，秦家泰教授治以清热利湿之法，用四苓散合三妙散，以后再用六味地黄汤加味治其本。全案自始至终，治法用药丝丝入扣，故获全效。

病例 2：莫某，女，48 岁，1991 年 5 月 23 日初诊。
主诉：面目及下肢浮肿半年，近来又复发加重 10 天。

秦家泰

患者于 1990 年 12 月因眼睑及下肢浮肿而到医院检查，诊为慢性肾小球肾炎，于 1991 年 1 月入院治疗 1 个多月，用激素及其他药物治疗，病虽有好转，但尿蛋白仍维持在（+）~（+++）。10 多天前，感冒后旧疾又复发。刻诊：面目及下肢浮肿，尤以踝关节处肿甚，按之凹陷，面色淡白，腰痛，脘腹胀满，睡眠欠佳，口苦，大便烂，小便短少。舌淡红，苔微黄，脉沉细。尿常规：尿蛋白（+++），上皮细胞（+），白细胞（+），红细胞少许，透明管型少许，颗粒管型（−）。

诊断：水肿。

辨证：水湿浸渍，本虚标实。

治法：健脾利水消肿。

方药：五苓散合五皮饮加减。

猪苓 15g，茯苓 15g，泽泻 15g，白术 10g，桑白皮 10g，大腹皮 10g，陈皮 5g，桂枝 10g，甘草 5g。每日 1 剂，水煎服。

二诊：5 月 27 日。服上方 3 剂后，足肿大减，面目浮肿亦明显减轻，小便较多，但仍见腰胀。苔腻，脉细弱。尿蛋白（++）。药已对症，其势已挫，守上方，加牛膝 12g，薏苡仁 30g，以加强利湿之功，进 5 剂。

三诊：6 月 3 日。肢体浮肿已全部消退，腹胀减，但纳食不振，晨起尚见眼睑浮肿，下午消退，小便微黄。尿蛋白（++）。标证已去，当从本图治，治以补肾益气利湿，重点消除尿蛋白。以六味地黄丸合三妙散加味治之。

处方：生地黄 12g，牡丹皮 10g，泽泻 12g，茯苓 15g，

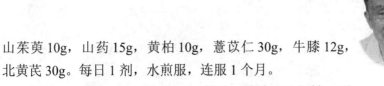

山茱萸 10g，山药 15g，黄柏 10g，薏苡仁 30g，牛膝 12g，北黄芪 30g。每日 1 剂，水煎服，连服 1 个月。

四诊：7 月 10 日。服上方 30 剂后，精神明显好转，面色红润，眼及下肢未见浮肿。尿蛋白（−）~（+），余无异常。改用金匮肾气丸加黄芪调治。

前后服药半年而病愈。

按语：本案为慢性肾炎复发，以浮肿及蛋白尿为主要表现，尤其是浮肿消退后，尿蛋白长期不消失，是治疗中要解决的主要问题。本案为慢性迁延，脾肾阳虚，水湿失摄，精微失固，故下泄则为长期蛋白尿。因本案初诊时水肿较甚，标急先治标，故以五苓散合五皮饮加减以利其水。水去后湿热尚留，故以六味地黄丸合三妙散加味治之，以滋肾阴而利湿。最后从温补肾阳入手，以治其脾肾阳虚之本。秦家泰教授谓蛋白尿乃下元不固而使精微下泄，而精微之物属阴，欲固其阴，必先补其阳，此亦"善补阴者，必于阳中求阴"之意，故治以金匮肾气丸加黄芪，温补脾肾，益气助阳，实为治病求本之举，故获效。

病例 3：韦某，男，8 岁，1984 年 3 月 25 日初诊，病历号：3605。

主诉：其母诉患儿全身浮肿反复发作 4 年余，今再发 7 天。

患儿于 1979 年感冒、咳嗽、咽痛，随即见头面、四肢浮肿，渐及全身，即到某医院住院治疗，肿消出院，仍有尿蛋白（+）。以后每因感冒而发。

诊断：水肿。

辨证：肾阴素虚，风湿犯肺，失其通调。

治法：先予解表利湿，再补肾利尿，后固肾气。

处方：麻黄6g，石膏15g，白术6g，茯苓皮9g，大腹皮9g，桑白皮9g，生姜皮6g，大枣6g，甘草3g，连翘6g。3剂，每日1剂，水煎服。

二诊：3月29日。服上方3剂后，肿消，小便增多，腹部微肿，能食，大便正常。舌淡红，舌有腻苔，脉偏数。尿常规：尿蛋白（+），白细胞少许。拟补肾利尿，以济生肾气丸，然后再专司补肾。

处方：熟地黄9g，山药9g，山茱萸6g，牡丹皮6g，茯苓9g，泽泻9g，牛膝9g，车前子9g，熟附片5g，肉桂3g（焗服）。3剂，每日1剂，水煎服。

三诊：4月14日。服上方12剂后，肿消，食欲正常，大小便正常，舌淡苔薄，脉弱。尿常规：尿蛋白（－），白细胞少许。效不更方，守二诊方继服，每日1剂。

四诊：5月19日。每天服上方1剂，未见肿，食欲、大便正常，小便清。舌淡红，苔薄白，脉缓。尿常规：尿蛋白少许。拟肾气丸加味以固护肾气。

处方：熟地黄9g，山药9g，山茱萸6g，牡丹皮6g，泽泻9g，茯苓9g，黄芪12g，枸杞子9g，肉桂3g（焗服），熟附片6g。每日1剂，水煎服。

上方连服6个月，随诊1年余，未再因感冒而水肿复发。

按语：本案为小儿素体肾阴亏虚，屡因六淫犯肺，直中于肾，水湿弥漫而发为水肿，宜先治标后治本。秦家泰教授治疗水肿，大凡兼有阳虚者，多宗《金匮要略》肾气丸为

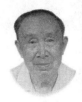

底方，并加黄芪，但告诫曰："凡阴虚阳亢，五心烦热，慎用黄芪。以其升阳故也，阳愈亢则阴愈伤，肾气亦弱，水气不化，小便内停，可致湿大便溏，小便不利，而肿增矣！"

心　悸

　　心悸一证，早在《黄帝内经》就有类似的记载，是指患者自觉心跳异常，心动不安的一种病证。《素问·平人气象论》谓："胃之大络，名曰虚里，贯膈络肺，出于左乳下，其动应衣……宗气泄也。"《伤寒论》有"脉结代""心动悸"等记述，炙甘草汤证为其典型病证。秦家泰教授认为，心悸的病机有虚有实，有阴虚亦有阳虚。心脾不足，血气衰少，属虚证；痰火内扰，气血瘀阻，为实证；阳虚致心阳不振可发心悸；阴虚火旺亦可致心悸不安。秦家泰教授对心悸的治疗多以补虚为主，祛邪为辅。他认为，不可轻视以桂枝、甘草二药组成的方剂的效果，以其温通心阳这一作用，就可以应用于很多与心悸有关的病证之中，如能于方中加味，其作用则更为广泛，收效更为确切。他自创的四合一汤一方，专于治疗以心律失常为主要表现的心悸、脉结代等病证，疗效甚佳。方中的桂枝甘草汤温通心阳，当归补血汤重补气血，生脉饮补气养阴，参附汤温阳益气。诸方合用，使心阳通，心血通，血脉得复。

　　病例1：刘某，男，40岁，1986年6月30日初诊，病历号：3905。

　　主诉：胸闷、心慌、气短反复发作3月余。

1976 年以前，患者经常因扁桃体炎发烧至 40℃，注射青霉素等药后热退。1976 年发现期前收缩，未引起注意，仍经常打球。至今年 3 月，患者突觉胸闷，胸痛，冷汗，到某部队医院住院治疗，诊为冠心病，症状好转后到上海第二军医大学检查，怀疑心肌炎。经治疗，病情时常反复，遂来门诊求治。刻诊：胸闷，气短，心烦，心悸，时刺痛，压之较舒，左手麻木，纳食正常。舌苔白腻，脉涩。查血压偏低。

诊断：心悸。

辨证：阳不化阴，痰阻气滞。

治法：补益心阳，豁痰祛瘀。

方药：桂枝甘草龙骨牡蛎汤合瓜蒌薤白半夏汤加减。

桂枝 12g，炙甘草 6g，附子 9g，薤白 12g，瓜蒌仁 9g，半夏 9g，丹参 12g，龙骨 15g（打），牡蛎 15g（打）。3 剂，每日 1 剂，水煎服。

二诊：7 月 20 日。服上方 10 剂后，诸症消失。停药 3 天后，仍见胸闷，时刺痛，仍左手麻木，但较前为轻。苔微黄腻，脉涩。上方加红花 5g，龙骨、牡蛎加量至各 30g。

10 剂后痊愈，观察 3 个月，未见反复。

按语：此为外感风寒邪气后，虽汗出热退，但心阳受损。由于阳不化阴，津液不布，化生痰浊，痰阻气滞，进而血瘀。此虽为痰瘀互结之证，但以心阳受损为主要矛盾，故见心悸，气短，时刺痛，而压之较舒。本案治用桂枝甘草龙骨牡蛎汤合瓜蒌薤白半夏汤加减，桂枝甘草龙骨牡蛎汤温通心阳，镇惊安神；而瓜蒌薤白半夏汤则为通阳散结、祛痰降逆之用。方中用桂枝、炙甘草、附子、薤白补益心阳，合瓜蒌仁、半夏化痰开结，龙骨、牡蛎安神定悸。二诊时，效不更方，少加红花5g，丹参以活血通络，从而达到补中有化、标本兼顾之目的。

病例2：陈某，男，65岁，1993年3月6日初诊，病历号：4176。

主诉：胸中憋闷不适反复发作7年余。

患者因长期在煤矿第一线工作，积劳成疾。7年前于当地医院诊查为冠心病，曾在市内多家医院就诊，以中西成药（药物不详）勉强维持病情，长期感到胸闷心悸，困软无力。近来因家务稍重致症状加重，心悸发作频繁，遂来诊。刻诊：胸中有憋闷感，语言低微，气短乏力，四肢欠温，口干而不欲多饮，头晕神倦，饮食尚属一般，大便正常，小便微黄。唇舌淡白，舌边有瘀点，脉细而结代。心率68次/分，律不齐，并可闻及期前收缩每分钟3~4次。心电图示房性期前收缩。

诊断：心悸。

辨证：心阳不足，气血瘀滞。

治法：温通心阳，益气活血复脉。

方药：四合一汤。

黄芪30g，党参、麦冬、熟附子（先煎）各15g，当归、桂枝各10g，五味子6g，炙甘草6g。每日1剂，水煎分3次服。

二诊：6月12日。服上方5剂后，症状明显改善，胸闷、气短、心悸等症状有所好转，效不更方。查其舌暗红，

秦家泰

仍有瘀点，考虑瘀滞较甚，故于上方加丹参 15g。7 剂，每日 1 剂，水煎分 3 次服。

三诊：7 月 10 日。继服上方 20 余剂后，各种症状均大为减轻。复查心电图为窦性心律，S-T 段改变；房性期前收缩明显好转，只示偶发性。

后以本方加减调治两个月，病告愈。

按语：心悸的病机虽然有虚有实，但总以阳气虚衰为主要矛盾。因阳虚导致津液不运，痰浊内生，进而形成阴阳两虚、虚实夹杂等复杂证候，最终病势缠绵。因此，心悸的治疗多以补益心阳为主。在辨证的基础上，配以益阴、祛痰、通络等法。秦家泰教授以自拟方四合一汤治疗。四合一汤由 4 首方剂合成，即《伤寒论》桂枝甘草汤、《内外伤辨惑论》当归补血汤、《内外伤辨惑论》生脉饮、《正体类要》参附汤。四方合用，各建奇功。桂枝甘草汤专于温通心阳；生脉饮益气生津，以养心肺之阴；当归补血汤专于补气生血，使气旺血生而心阴、心阳得复；参附汤益气复阳，助桂枝甘草汤通阳而复脉。四方合用，故有温通心阳、益气生津、活血复脉之功。若痰热痹阻，心痛彻背，背痛彻心，则合用瓜蒌薤白半夏汤；若瘀重者，加丹参；若阴虚甚者，可加生地黄；若阳虚肢冷、四肢不仁、腰膝无力者，可加淫羊藿；若肢体拘急者，可用桑枝易桂枝；若有胸满、胁痛、短气者，可加桔梗。

病例 3：陈某，女，23 岁，1983 年 5 月 5 日初诊，病历号：3016。

主诉：关节反复疼痛 4 年，近 2 个月心悸加重。

患者1979年夏在中学读书，经常到农校劳动，晚上睡地板上，地面很潮湿，不久即见两膝关节及两踝关节痛，以重痛为主，每遇阴雨即痛，至1980年见心悸、胸闷痛、多汗，在体检时发现心脏杂音。曾在某医学院附属医院治疗，诊为风湿性心脏病，Ⅲ级杂音。诊见面色欠泽，口唇眼圈暗黑。舌淡，苔微黄腻，脉涩。

诊断：心悸。

辨证：此外感风寒湿邪，以湿为主，邪留关节，经络受阻，发为痹痛，久病入心，湿郁化痰，气滞血瘀。

治法：祛风除湿，通阳散寒，祛痰化瘀。

方药：桂枝附子汤合瓜蒌薤白半夏汤加减。

桂枝12g，熟附子12g，炙甘草6g，生姜9g，大枣9g，瓜蒌壳9g，薤白12g，半夏9g（打），丹参12g，郁金9g。每日1剂，水煎服。

二诊：5月22日。服上方15剂后，膝、踝关节未见疼痛，胸闷痛消失，仍有心悸、多汗。近日劳动累些，见腰痛，食欲正常，睡眠尚可，但多梦。舌淡红，苔薄黄腻，脉右缓、左涩。上方加黄芪15g。

三诊：6月9日。服上方10余剂后，心悸消失，汗少。前几天下雨，左膝、踝关节痛，一天即止，劳累后仍见腰痛。舌淡，苔腻，脉右缓、左涩。上方再加牛膝12g。

四诊：7月16日。服上方后，病情好转，仍时有心悸，余无变化。舌红，苔薄白，脉缓。上方去牛膝。

五诊：8月25日。病情继续好转，舌红，苔白，脉缓。经卫生院听诊，Ⅲ级杂音。照5月5日方加黄芪、赤芍各

12g。

六诊：9月11日。服上方后，未知是否与天热有关，见心区时有刺痛，雨天不见关节痛。舌淡红，苔薄白，脉缓。上方去黄芪。

按语：心悸之证，明代王肯堂谓："心悸之由，不越两种，一者虚也，二者饮也。"虚为气血、阴阳亏虚，心失所养；实为气滞、血瘀、痰浊、水饮扰动心神。本案患者病起于外感风寒湿邪，以湿为主，邪留关节，经络受阻，发为痹痛，久病入心，湿郁化痰，气滞血瘀。治当祛风除湿，通阳散寒，祛痰化瘀，故治以桂枝附子汤合瓜蒌薤白半夏汤加减。方中桂枝、附子通阳化气，宣痹散寒止痛；瓜蒌壳、半夏、丹参、郁金活血化瘀，行气化痰逐饮；大枣、生姜、炙甘草调和营卫，以补气血之不足，求气血调和，阴平阳秘，心神得养。全方行气化瘀，化痰逐饮，使邪去正安，心神得宁。秦家泰教授认为，对心悸的辨证应重视痰瘀同证、心脉阻滞之病机，故治疗上常行痰瘀同治之法，临证常用陈皮、半夏、竹茹、远志、石菖蒲等化痰药，与丹参、当归、赤芍等活血药为伍，痰化则气机调畅，有利于活血，痰去则脉道通畅，心神得宁。

眩 晕

眩晕是以头晕眼花为主要症状的一种病证。轻者闭目休息片刻可自行缓解，重者如坐舟车，站立不稳，望物旋转。本病常伴恶心呕吐或干呕，汗出，甚则可致晕倒。病因多为情志失调、饮食肥甘厚味、久病体虚或劳欲过度。病位在清窍，与肝、脾、肾三脏关系密切。病机主要是风、火、痰、虚几个方面。病性有虚实，虚证是气血亏虚，肾精不足，致脑髓空虚，清窍失养；实证是风、阳、火、痰扰动清窍。"风""火"可致肝阳上亢，化火生风，或肝肾阴虚火旺，虚风内动。痰之产生，因脾虚或脾湿所致者多为痰湿，因心肝火郁炼津为痰者多为痰热。

秦家泰教授认为，眩晕多缘于内伤，究其原因，有"无风不作眩""无痰不作眩""无虚不作眩"之论，临床多见虚实夹杂。治疗本病，首辨虚实，分清缓急，斟酌标本，急则治标，标解治本，亦可标本同治。一般急性发作期，多有"天旋地转"的临床特征，以治标为主，立足于化痰祛饮，佐以平肝息风、和胃降逆之法；缓解期则考虑以治本为主，辨清痰起之源及风动之由，分而治之。

实证属肝阳上扰者，宜平肝潜阳，方用天麻钩藤饮加减；属肝火上炎者，宜清肝泻火，清利湿热，方用龙胆泻肝汤加减；痰浊蒙窍者，宜燥湿化痰，健脾和胃，方用半夏白术天麻汤加减；对于痰饮阻滞而致眩者，秦家泰教授常用苓桂术甘汤、小半夏加茯苓汤、泽泻汤三方化裁而治之。

病例1：魏某，男，60岁，1983年2月21日初诊，病历号：2213。

主诉：头晕、眼花反复发作4年余。

患者自1979年以来无明显诱因下经常反复出现头晕、眼花。于各医院门诊求治，诊为高血压，血压常波动在

170～180/100～110mmHg。刻诊：头晕、眼花、耳鸣、腰酸、腿软，偶有头痛，心悸，纳食尚可，夜寐欠安，醒后口干而苦，小便黄，大便时结。舌暗红，苔黄腻，脉弦数。血压 165/95mmHg。

诊断：眩晕（高血压）。

辨证：肝阳偏亢，心神不宁。

治法：滋阴潜阳，平肝息风。

方药：镇肝熄风汤合建瓴汤加减。

生地黄 12g，玄参 12g，龟甲 15g（打），牛膝 15g，石决明 30g（打），钩藤 12g（后下），牡丹皮 9g，赤芍 9g，炒酸枣仁 12g。3 剂，每日 1 剂，水煎服。

二诊：2 月 25 日。服用上方后，头晕、眼花明显缓解，大便较通畅，唯醒后仍口干。舌红，苔微黄腻，脉细涩。血压 145/90mmHg。效不更方，上方加远志 6g。

继服 20 余剂，诸症消失。血压维持在 150/90mmHg 以下。

按语：秦家泰教授谓此乃肾阴先虚，水不涵木，肝阳偏亢，水不济火，心神不宁所致。治宜滋阴潜阳，以镇肝熄风汤、建瓴汤合方加减治之。秦家泰教授治疗本病，多以肾阴虚，水不涵木，水不济火，肝阳上亢，热伤血络，炼液为痰，痰瘀交阻为病理机转进行辨证论治，常以镇肝熄风汤、建瓴汤、天麻钩藤饮等化裁治之，配以降气化痰或活血化瘀之法。如痰瘀交阻较重，则以白附子 9g，僵蚕 9g，全蝎 3g，研末，加中药汤剂冲服。

病例 2：陈某，男，68 岁，2001 年 11 月 27 日初诊，病历号：4225。

主诉：眩晕反复发作 3 年多，近来眩晕加重。

大约 3 年半以前，患者因劳累过度突发眩晕，当时经输液治疗好转，但此后经常反复发作，平时头晕，两耳蝉鸣，发作时觉景物旋转，闭目不能睁，睁目或移动头位则眩晕更甚，步履时有飘忽感，站立不稳，恶心呕吐。外院诊为梅尼埃病。近日眩晕发作，惶惶然似酒醉之态，泛泛作呕，进食欲吐，面色苍白，精神疲惫，耳鸣，腰酸。诊查：舌胖，苔根稍腻，脉弦细。

诊断：眩晕（梅尼埃病）。

辨证：肝肾亏虚，肝风内动，夹痰上扰，蒙蔽清窍。

治法：标本兼顾，拟息风化痰，调补肝肾。

处方：明天麻 9g，嫩钩藤 15g（后下），炒白术 15g，泽泻 30g，生半夏 9g，石菖蒲 9g，姜竹茹 9g，枳实 9g，枸杞子 12g，桑寄生 15g。7 剂，每日 1 剂，水煎服。

二诊：服上方 7 剂后，眩晕基本消失，耳鸣也减，饮食正常，精神渐振，面色较华，夜寐梦多。苔薄腻，脉弦。缓则治其本，治拟益气健脾，补益肝肾，以清"痰""风"之源。

处方：炙黄芪 12g，潞党参 12g，云茯苓 15g，珍珠母 30g（先煎），石菖蒲 9g，紫丹参 15g，炒酸枣仁 9g，枸杞子 15g，桑寄生 15g，白术 15g。14 剂，每日 1 剂，水煎服。

三诊：服上方 10 余剂，眩晕、耳鸣、恶心等症状均除，寝食亦佳。苔薄白，脉弦细。再投原方 14 剂，以巩固

秦家泰

疗效。

按语：本案初诊正值患者眩晕急性发作，故投天麻、钩藤以平肝息风，生半夏、石菖蒲、姜竹茹、枳实以化痰祛饮、和胃降逆。泽泻汤以渗湿利水之泽泻为主药，配以健脾利水之白术，旨在祛除水湿，使痰饮无由以生，再用枸杞子、桑寄生以调补肝肾，清风动之由。诸药合用，标本兼治，则眩晕无由作矣。然重点在治标，方中要点：一为泽泻之量必须大；二为半夏宜生用，生用化痰之力更强。二诊时眩晕已缓解，故以治本为主，着重于益气健脾，以消痰源；补益肝肾，以除风动之由，"风""痰"得除，则眩晕自消。

病例3：陈某，男，53岁，某干校教师，1991年1月22日初诊，病历号：2142。

主诉：眩晕半年多，近2个月频繁发作。

患者病起于1990年6月初，时因教务繁忙，熬夜备课，劳累过度，遂于6月8日突然发作眩晕，经学校医务所用一般西药治疗，症状未减轻。于同年8~11月到某医学院附属医院住院治疗，诊为梅尼埃病，用右旋糖酐、谷维素、维生素B_1、地芬尼多等药物治疗，病略好转。11月初出院后，又常睡眠不好，稍事劳累则眩晕又作，每2~3日发作1次。刻诊：眩晕，发作时如坐舟车，胸腹满闷，频频欲呕，左耳鸣如蝉声，睡眠欠佳，记忆力下降，食纳不振，面色黧黑，眼有褐色圈。舌淡红，苔白滑，脉弦。

诊断：眩晕。

辨证：思虑过度，脾气受伤，失于健运，湿不得化，湿郁成痰，痰湿阻滞，浊阴不降，清阳不升。

治法：健脾而温化痰湿。

方药：苓桂术甘汤、泽泻汤、小半夏加茯苓汤合方加减。

桂枝 10g，白术 10g，茯苓 12g，半夏 10g，生姜 10g，泽泻 15g，藁本 10g，蔓荆子 10g，甘草 6g。每日 1 剂，水煎服。

二诊：1月29日。服上方6剂后，1周来眩晕只发作1次，时间也只有1小时左右，头部自觉轻松，但尚不能摆头，摆头则晕甚，亦不能久看书或电视，泛吐清水。苔白滑，脉如前。药已中鹄，但痰浊未尽，有化热之势，上方加竹茹 10g。

服上方 20 剂后，病大有好转，以后再隔日服 1 剂，调治两个月，病告愈。随访两年，未复发。

按语：本案患者思虑过度，脾气受伤，失于健运，湿不得化，湿郁成痰，痰湿阻滞，浊阴不降，清阳不升，而致眩晕，证属痰阻型眩晕。痰湿之邪，非温药而不治，《金匮要略》谓："病痰饮者，当以温药和之。"秦家泰教授用苓桂术甘汤加减治疗，即据此意而立，符合仲景之法。本案用方中有苓桂术甘汤、泽泻汤和小半夏加茯苓汤，三方均为仲景治痰饮之方，秦家泰教授习用合方，意在加强祛病之力。方中茯苓淡渗利湿，桂枝通阳而温化痰饮，白术、甘草健脾，四药共行健脾利水之功；泽泻、半夏消水燥痰；藁本、蔓荆子专治头晕；痰郁化热用竹茹清热化痰。诸药合用，脾胃得健而痰浊可去，清阳升而浊阴降，则眩晕自止。

秦家泰

病例 4：覃某，男，35 岁，合山市某小学教师，1991 年 5 月 10 日初诊。

主诉：眩晕、顽固性失眠 3 个月。

患者近年来患慢性前列腺炎，始则腰痛腰累，乏力，口苦，小便余沥不尽，继而见会阴部胀痛，遗精。在某医学院检查，前列腺液常规：卵磷脂（+），白细胞（+++），有少许脓球。1991 年 3 月 25 日住院治疗，住院 1 个多月，症状稍有改善，但常见眩晕、顽固性失眠而要求出院请中医诊治。刻诊：形体消瘦，精神疲倦，腰酸足软，常彻夜不眠，心烦，起则头昏眼花，天旋地转，走路头稍摆动则眩晕加甚，心悸。舌红，苔少乏津，脉细数。

诊断：眩晕；不寐。

辨证：肾阴亏损，水不济火，心火亢旺，扰于清窍而致眩晕。

治法：滋养肾阴，安神定志，交通心肾。

方药：天王补心丹加减。

生地黄 15g，麦冬 10g，玄参 12g，远志 6g，柏子仁 9g，炒酸枣仁 10g，五味子 5g，丹参 15g，茯苓 15g，朱砂 1g（分两次冲服）。每日 1 剂，水煎服。

二诊：5 月 17 日。服上方 6 剂后，眩晕减轻，行走摆头已不头晕，睡眠亦有所好转，每晚能睡 3 个小时左右，但入睡仍较困难，咽喉干燥，舌尖红。上方加知母 12g，继进 15 剂。

三诊：6 月 3 日。眩晕已不发作，精神转佳，睡眠正常，且有嗜睡感，食欲增加。舌淡红，苔薄，脉细。秦家泰教授谓病已转愈，但仍需服药以巩固疗效，嘱患者继续守上方服半个月，然后再以知柏地黄丸常服以滋阴清热。

1992年5月来诊，告眩晕、失眠已近1年未发。

按语：本案患者病发于慢性前列腺炎（属膏淋）之后，由于病久迁延，肾阴亏耗，肾水不足，不能上奉于心，心火亢旺而致眩晕、失眠。张景岳指出肾虚致眩晕是由"伐下者必枯其上"，治疗上提出"滋苗者必灌其根"。本案之根在肾阴亏耗，故治以滋阴安神定志。方中生地黄、麦冬、玄参、知母滋补肾阴，以壮水之主；远志、柏子仁、朱砂、茯苓宁心安神；五味子、酸枣仁养心安神补脑；丹参活血兼清血中郁热。诸药合用，共成滋阴安神定眩之剂，肾水得复，能上济于心，心神得宁，髓海得充，则眩晕可止，睡眠亦安矣。

病例5：朱某，女，52岁，某中专学校财会干部，1991年4月6日初诊。

主诉：眩晕、头痛6年。

患者素嗜食辛辣，长期财务繁忙，劳心过度，1985年起即发现有高血压，经常眩晕、头痛、心悸。1989年3月29日因头晕在某医院排队就诊时突然昏倒，不省人事，当时经医院抢救，住院治疗两个月后出院，诊为高血压、脑出血。出院后按医嘱继续服用愈风宁心片、脑络通等中成药调治至今。刻诊：眩晕，头痛，以头顶及后脑痛为主，心烦寐艰，每因睡不好则眩晕加重，咽干口苦，胸闷欲呕，右上肢麻木，两膝软累。舌暗红，苔微黄，脉细弦。血压135/97mmHg。

诊断：眩晕；头痛。

辨证：肾水不足，无以涵养肝木，肝阳上亢，上扰清空。

治法：滋养肝肾，平肝潜阳。

方药：天麻钩藤饮合镇肝熄风汤加减。

生地黄 15g，玄参 15g，石决明 30g（先煎），龟甲 10g（先煎），牡丹皮 10g，赤芍 12g，丹参 12g，牛膝 12g，钩藤 12g（后下）。每日 1 剂，水煎服。

二诊：4 月 15 日。服上方 9 剂后，头痛减轻，眩晕唯在劳累时才发作，睡眠欠安，药已中的，为收全功，加强疗效，上方加天麻 10g，酸枣仁 10g，继进 20 剂。

三诊：5 月 8 日。服上方 20 剂后，眩晕已少发作，睡眠亦转佳，血压降至 127/90mmHg，唯尚见咽干，腰背累，手足麻木。此肝用未复之故，宜原法续进，治以滋水涵木。嘱患者每周按上方服药 3 剂。

连续调治两个月，1992 年 6 月来诊，告诸恙屏退，病愈。

按语：本案患者原有高血压，嗜食辛辣，肝阳偏盛，加之劳心于财务，暗耗肾精，致肾水不足，无以涵养肝木，肝阳上亢，上扰清空，发为眩晕，其特点是以眩晕、头痛、失眠、肢体麻木、腰软为主要表现。因年岁较大，病证见本虚标实，虚实夹杂。秦家泰教授用两方合方治疗，意在标本兼治。方中以玄参、生地黄、龟甲滋阴增液，以充髓海；钩藤、石决明、天麻平肝潜阳以止眩晕；丹参、赤芍、牛膝、牡丹皮活血化瘀而清肝火。诸药合用，既滋养在下之肾阴，又清上亢之肝阳，是谓治上求下，标本同治，故收全效。

中风后遗症

中风是以口眼㖞斜，语言謇涩，半身不遂，甚至突然昏仆，不省人事为主症的一类疾病。因其多因内风而起，发病急骤，病情严重，犹如"暴风之疾速，矢石之中的"，故名中风。中风后遗症是指中风（即脑血管意外）经治疗后遗留下来的口眼㖞斜、语言不利、半身不遂等症状的总称。根据其临床表现常可分为气虚血瘀、肝肾亏虚、脾虚痰湿等证型。痰瘀为本病的主要病理因素，痰瘀阻滞脉络而致肢体不能随意运动，久则患肢枯瘦，麻木不仁。秦家泰教授治疗本病，常不离其"津气痰火郁"的学术观点，认为中风之发生可归纳为虚、风、痰、瘀4个方面，常从肝、肾及风、痰、火上论治。

病例1：戚某，男，56岁，1984年4月23日初诊。

主诉：左脚麻木不仁反复发作3年，复发半年。

1981年7月6日晚，患者因天气热而在门口乘凉，至20点左右突然左手不能举动，能走，左脚有麻痹感，口唇㖞斜，遂至玉林市中医医院求治，诊为中风。经3个月的治疗，基本恢复正常。1983年10月17日又复发，到某医院门诊检查，诊为脑血栓后遗症，服药不效。发病前经常有头昏、腰痛，未经任何治疗。刻诊：左手不能举，左脚麻木不仁，走路困难，经常头昏。舌淡红不暗，苔黄腻，唇暗，脉细而涩。

诊断：中风后遗症。

辨证：气虚血瘀，痰瘀交阻。

治法：活血化瘀，兼益气化痰。

方药：桃红四物汤合补阳还五汤加减。

方1：石菖蒲9g，郁金9g，桃仁9g，红花6g，赤芍12g，川芎6g，胆南星9g，当归10g，生姜9g，大枣9g，葱白9茎。3剂，隔日1剂，水煎分3次温服。

方2：黄芪25g，党参15g，炒地龙9g，川芎6g，当归尾10g，赤芍12g，石菖蒲9g，胆南星9g。3剂，隔日1剂，水煎分3次温服。

以上两方一则重在化痰活血，二则重在益气通络祛痰。

二诊：5月10日。两方交替服用半个月，手足麻木减轻，精神转佳，唇暗转淡红。于第1方中加天麻、远志以加强化痰开窍之功。因为患者来诊路途远，嘱其长期服用。

1985年劳动节时来人报信说病情已好转大半。

按语：秦家泰教授认为，中风的病机看似繁杂，但其核心总归于肝肾阴虚。由于肝肾阴虚，阴不能制阳，而致生火、生风，并炼液为痰，痰、火之邪内郁不得宣通，蓄积于内无从宣散。在一定的情况下，或由于劳倦内伤、饮食不洁，痰、火之邪相互交结，随风而上，阻滞血络；或由于气候骤变、情志过极，从而导致肝阳暴亢，风火相煽；或气血逆乱，上冲于头，从而引发本病。到疾病的后期，痰火交结往往与津气不足并存，形成痰瘀交结，虚实、寒热夹杂的复杂病机特点。本案因肾阴先虚，水不涵木，肝

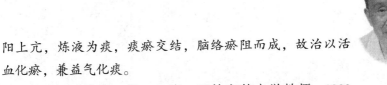

阳上亢，炼液为痰，痰瘀交结，脑络瘀阻而成，故治以活血化瘀，兼益气化痰。

病例2：熊某，男，37岁，玉林市某中学教师，1983年5月12日初诊。

主诉：半身不遂半年余。

患者于半年前不慎跌倒致头部外伤，因伤势不重而未予治疗。于某日醉酒，呕吐后尚未恢复，又熬夜伏案工作，第2天即感觉头昏，于清晨搭公共汽车途中，觉左上肢、左下肢不灵活，步行不得，即送当地人民医院治疗，4小时后见口眼㖞斜，舌謇难言，入院后诊为脑血栓，住院1个多月，仍半身不遂而出院。至今年4月，又到当地中医院留医月余，曾用益气活血通络等药，配合针灸，病略有好转。今来诊，仍见左上肢、左下肢活动不灵，口向右㖞。诊查：舌稍暗，无瘀点，苔黄腻，脉右缓、左涩。

诊断：中风后遗症。

辨证：瘀阻经络，火气上炎，痰瘀交阻。

治法：通窍活血，化痰通络。

石菖蒲9g，郁金9g，赤芍12g，桃仁9g（打），红花6g，川芎9g，葱头5个，生姜9g，大枣9g，胆南星9g，麝香0.3g（冲服）。7剂，每日1剂，水煎兑酒服。

二诊：5月20日。服上方1周后，上下肢活动稍有改善，尚感气力不足，食欲不振，舌脉如前。上方加黄芪30g，当归10g，白术10g，茯苓15g，每日1剂。

以后按本方加减，在本地调治近半年，病情好转。

按语：此先因外伤，瘀阻经络，复因酒醉，睡眠不好，

秦家泰

火气上炎，阳络受伤，瘀血内阻，火热炼液为痰，痰瘀交结所致。治以通窍活血，化痰通络。方中石菖蒲、郁金、麝香、胆南星、葱头芳香豁痰开窍，当归、川芎、赤芍、桃仁、红花活血化瘀，黄芪、大枣、生姜、白术、茯苓理脾而补气和营。

秦家泰教授治疗中风时，常配以参苓白术散、神曲、山楂等益气健脾、消食导滞之药。秦家泰教授指出，中风的核心虽总归于素体的肝肾阴虚，但在治疗过程中也要重视调理脾胃。脾胃不仅为津气化生之源，亦为人体气机升降的枢纽，且脾胃常易为饮食劳倦、思虑过度等内因、外因所伤而致津气失调，加重中风的病情或引起中风的复发。中阳损伤，脾失健运，湿气凝聚，久则变证不一：湿邪阻滞中焦气机可以化痰，痰湿中阻，产生以气滞为主的证候；痰湿久郁，亦可化热化火；痰火互结亦可进一步损伤津气。因此，脾胃之气的盛衰往往关系到中风的转归与预后。

不　寐

不寐是以经常不得入睡为特征的一种疾病。《伤寒论》中就有"不得卧""不得眠"等记载。其临床表现不一，有难以入睡，有睡而易醒，有时睡时醒，甚至彻夜不能入眠等。顽固者，伴有头晕、眼花、咽干口燥、健忘、怔忡等症状。秦家泰教授认为，《伤寒论》中黄连阿胶汤对心肾不交的论治对临床具有十分重要的指导意义。他认为，发生不寐的病因很多，但以心脾亏虚，阴虚火旺，致心肾不交；

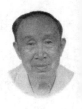

或肝阳偏亢致心神不宁；或蕴热痰浊，上扰心神而不寐为多见。治疗上除了仲景之方外，后世的天王补心丹等均为常用之方。

病例 1：刘某，女，65 岁，1984 年 8 月 15 日初诊。

主诉：失眠多梦反复 10 余年，加重半年。

患者长期从事教育工作，思虑劳心，10 余年前开始睡后易醒。近半年来加重，常彻夜不眠。刻诊：心烦不寐，眠则多梦，醒后口干口苦、烦躁、心悸不安、头昏、眼花、耳鸣，形体消瘦，精神疲倦，腰酸腿软，近半年来食欲欠佳，便时溏。舌暗红，苔少津，根部微腻，脉细弱。

诊断：不寐。

辨证：肾阴久虚，心阳偏亢。

治法：滋阴降火，交通心肾。

方药：天王补心丹加减。

生地黄 12g，玄参 12g，麦冬 9g，炒酸枣仁 9g，柏子仁 9g，远志 6g，党参 12g，丹参 12g，茯苓 9g，五味子 6g，朱砂 1g（分两次冲服）。3 剂，每日 1 剂，水煎分两次温服。

二诊：8 月 20 日。服上方 5 剂后，烦躁、心悸不安、头昏、眼花、耳鸣减轻，每晚能睡约 4 小时，但入睡仍较困难，咽喉干燥。舌尖红，脉细。秦家泰教授谓病已向愈，守上方，加知母 12g，龟甲 15g，增强滋阴降火之力。

连服 1 个月而愈，后随访 1 年，失眠未再发作。

按语：本案诊为不寐，乃劳心太过，肾阴亏耗，肾水不济心火，不能上奉于心，心阴亏虚，心火亢盛，火不生土，脾气渐虚所致。秦家泰教授认为，本病证之根本在肾阴亏耗，盖肾为先天之本，主水而藏精，若肾阴亏虚，髓海不足，则脑失所养；若肾水不足，不能上滋于心，致心火亢旺，则清空被扰。其病机为肾阴亏虚，水不上滋，心火亢旺。

秦家泰教授强调，欲治其眩，必养其阴，欲治心火，必滋其肾。治以滋补肾阴，安神定志，交通心肾，使用天王补心丹化裁治之，使肾水得增，上济于心，心阴得养，心火得降，如此切中病机，故获全效。

秦家泰教授认为，肾阴虚，不仅能致水不济火，心火亢盛，从而引起失眠；因肾阴虚，水不涵木，肝木失养，从而导致肝阳偏亢，也可引起失眠。因此，在辨证的基础上，秦家泰教授也常于天王补心丹中加入石决明、钩藤、珍珠母等平肝潜阳之药，亦收良效。

病例 2：卢某，男，26 岁，1979 年 10 月 15 日初诊。

主诉：失眠多梦 2 年余。

患者因工作压力大，常思虑过度，于两年前开始夜寐欠佳。至 1978 年底，常难以入睡。刻诊：彻夜难眠，辗转反侧，口干，心悸，并渐见头昏、耳鸣、腰酸胀、腿软，小便黄，时有热感，食欲尚好，大便正常。舌红，苔黄腻，脉细弱。

诊断：不寐。

辨证：心肾阴虚，下焦湿热。

治法：滋阴清热，宁心安神。

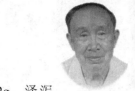

方药：六味地黄丸合三妙散加味。

生地黄 15g，山药 12g，山茱萸 9g，茯苓 12g，泽泻 12g，牡丹皮 9g，薏苡仁 30g，黄柏 9g，牛膝 15g，首乌藤 12g。3 剂，每日 1 剂，水煎分 3 分温服。

二诊：10 月 20 日。服上方 3 剂后，已能入睡，易醒，仍口干、心悸、头昏、耳鸣、腰酸胀，腿软诸症较前缓解，小便清。效不更方，继守原方。

连服 30 余剂而痊愈。

按语：此因思虑太过，损伤心肾，心阴虚，则心火动，心神不宁；肾阴虚，则耳鸣、腰痛；阴虚火动，肾不制水，湿热阻于下焦，则小便黄而觉热。法当滋阴清热，宁心安神，以六味地黄丸合三妙散治之。

病例 3：段某，女，45 岁，1979 年 12 月 10 日初诊。

主诉：失眠、健忘 10 余年。

患者 10 余年前精神受刺激而致经常夜寐易醒，头昏头痛，曾于各医院求治，病情时常反复。刻诊：夜寐欠安，健忘明显。头昏痛，时作时止，以前额为甚，有时突然发作不能动，闭目 10 多分钟而止。偶有头昏加剧时，或恶心欲吐，或吐出清涎。常感觉咽中有物阻，吐不出，吞不下，喉痒痰多。舌淡，苔白厚腻，脉细弱。

诊断：不寐。

辨证：心脾阳虚，痰浊阻滞。

治法：温运脾阳，升清降浊。

方药：苓桂术甘汤、泽泻汤、小半夏汤合方加减。

茯苓 15g，白术 9g，桂枝 9g，泽泻 12g，藁本 9g，半夏 9g（打），厚朴 9g，紫苏叶 6g（后下），甘草 3g，生姜 9g。3 剂，每日 1 剂，水煎分 3 次温服。

按语：此因思虑过度，损伤心脾，聚湿生痰，清阳不升，浊阴不降所致。方用苓桂术甘汤、泽泻汤、小半夏汤合方加减，温运脾阳，升清降浊，痰湿可去，阴平阳秘，气血安和，心神得养，夜寐则安。

病例 4：莫某，男，53 岁，1984 年 5 月 21 日初诊。

主诉：彻夜难眠，反复发作 5 年余。

患者于 5 年前无明显诱因下出现睡眠不好，反复发作。刻诊：辗转难眠，甚则超过夜间 12 点后即彻夜难眠，时常声嘶音哑，日渐加剧，甚则咽痛，咽喉红肿充血，无咳嗽，无恶寒发热，小便时黄，大便正常，饮食如故。舌红，苔微黄腻而干，脉左细弱、右弦。

诊断：不寐。

辨证：心火亢盛，痰火交结。

治法：滋阴养肺，化痰宁神。

方 1：玄参 12g，麦冬 9g，桔梗 9g，射干 9g，马勃 6g，贝母 9g（打），黄芩 6g，甘草 6g。

方 2：生地黄 12g，玄参 12g，麦冬 9g，酸枣仁 9g，柏子仁 9g，远志 6g，丹参 12g，茯苓 9g，五味子 6g，朱砂 1g（分两次冲服）。

以上两方交替服用。

按语：此乃心阴素虚，心火亢盛，火刑肺金，炼液生痰，痰火交结所致。痰火交结又可使脾失健运，气血不足，以致肾阴亦伤，进而气阴两伤，痰结不解。法当滋阴养肺，

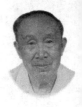

化痰宁神。秦家泰教授指出，在心阴虚、心火旺的基础上，如血分有热，风热相搏，在益气养阴的同时，可加紫草、赤芍、牡丹皮、金银花、连翘等清热凉血药。

遗 精

遗精是指不因性生活而精液遗泄的病证。有梦而遗精，名为梦遗；无梦而遗精，甚至精液自出，名为滑精。梦遗或滑精在证候上有轻重之别，但发病原因基本一致。秦家泰教授认为，本病的发生，多与心神妄动、劳神过度、房事不节、体质衰弱、湿热下注等因素有关，其结果则不外肾不藏精，阴精失守，精液外泄。

病例1：袁某，男，24岁，1984年5月25日初诊。

主诉：梦遗精液，反复3年余。

患者诉因1981年开长途车，每次出车15～16小时，工作劳累，渐见头昏眼花，耳鸣，腰酸膝软，阴茎不举，常有梦遗，每月4～7次，一直未行诊治。刻诊：精神困顿，头目昏沉，腰酸膝软，下午潮热，面热心烦，夜寐不佳，醒后口干苦，乏力，易惊悸，时有盗汗，阳痿，小便黄，时涩痛，经常大便秘结，但近日微溏。舌暗，胖大有齿印，苔白腻，脉缓。

既往史：有十二指肠溃疡病史，未治愈。

诊断：遗精。

辨证：气阴两虚，精关不固。

治法：先调理心脾，后考虑补肾。

方药：天王补心丹加减。

生地黄 12g，玄参 12g，麦冬 9g，炒酸枣仁 9g，柏子仁 9g，远志 6g，茯苓 9g，五味子 3g，黄芪 15g，朱砂 1g（分两次冲服）。7 剂，每日 1 剂，水煎分 3 次温服。

二诊：6 月 5 日。服上方后，遗精减少或消失，但仍盗汗、乏力、困倦，劳累后饮食无味。

处方：熟地黄 12g，山药 12g，山茱萸 9g，枸杞子 9g，党参 12g，黄芪 15g，茯苓 9g，陈皮 5g，炙甘草 6g。继进7 剂。

前后服药近 1 个月，病告愈。

按语：本案患者病起于劳累过度，肾阴先虚，水不济火，阴损及阳，气阴两虚而致遗精。虽有肾阴先虚，但近日以心脾亏虚之证候为标，故秦家泰教授先以调理心脾为法，治以天王补心丹为方，后加入熟地黄、山药、山茱萸等脾肾双补。

病例 2：龚某，男，26 岁，农业技术员，1982 年 7 月12 日初诊。

主诉：梦遗反复 9 年余。

患者自 1973 年起见梦多，梦遗。1977 年，患者进某农学院学习以后，由于学习紧张，常见失眠严重，伴有头昏目眩、耳鸣、腰痛、遗精频作等。1980 年后，又见经常腹泻，胃脘痞满，稍食生冷即泻，时见后重，便后有泡沫，醒后口苦。舌红，苔黄腻，脉右弦、左涩。

诊断：遗精。

辨证：心肾不交，寒热错杂。

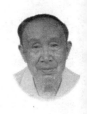

治法：调和中焦，交通心肾。

方药：方1：半夏泻心汤加味；方2：天王补心丹加减。

方1：党参12g，干姜9g，川黄连3g，黄芩9g，半夏9g（打），薏苡仁30g，神曲9g，大枣9g，炙甘草6g。

方2：生地黄12g，玄参12g，麦冬9g，酸枣仁9g，柏子仁9g，远志6g，茯苓9g，五味子6g，丹参9g，朱砂1g（分两次冲服）。

以上两方各7剂，每日1剂，交替使用，水煎分3次温服。如此服药两月余，病告愈。

按语：本案患者肾阴虚，心火亢，心肾不交，阴损及阳；命门火衰，火不生土，脾胃气虚，食滞不化，郁而生热，以致虚实互见，寒热错杂。急则治标，缓则治本。半夏泻心汤调和脾胃；天王补心丹调补心脾，交通心肾。两方合用，药病相切，故获良效。

病例3：潘某，男，21岁，1986年7月20日初诊。

主诉：梦遗3年，近来加重。

1983年，患者高中时学习紧张，成绩欠佳，情志不畅，郁郁寡欢。随后参加高考落榜，劳心太过，随即见头晕、耳鸣、腰酸腿软等症状，服左归丸，病稍愈。次年参军，在军营学习紧张时，又见上述症状，头昏痛，以后脑部为甚，每于下午加重，记忆力明显减退，常梦遗，醒后口干而苦，小便黄。苔微黄腻，脉弦滑。

诊断：遗精。

辨证：心肾不交，肝阳上亢。

治法：滋阴潜阳，交通心肾。

125

处方：生地黄 15g，山药 12g，山茱萸 9g，龟甲 15g（打，先煎），牛膝 12g，钩藤 12g（后下），枸杞子 9g，桑寄生 12g。每日 1 剂，水煎分 3 次内服。

用药 3 个月，病愈。

按语：本案患者肝郁气滞，精神抑郁，情志不畅，致肝气郁结，条达疏泄之能失常，肝郁化火，相火偏亢；又由于劳神过度，损伤肾阴，引起肾精不藏而遗精。此肾阴久虚，水不涵木，肝阳上亢所致，虽肝、肾、心皆病，根源在肾也。治疗时既滋阴潜阳以制肝火，又必交通心肾以使水火既济。

对遗精的治疗，要结合患者的身体状况，以及发病的新久、症状的轻重做出正确的诊治。前人有"有梦为心病，无梦为肾病"之说，多数而言，梦遗以阴虚火旺者多见，滑精以肾虚不固者居多。

消　渴

消渴是指以多饮、多食、多尿、消瘦，或小便混浊、有甜味为特征的一种疾病，与仅有口渴而消水之消渴证有区别。西医学的糖尿病可按消渴进行辨证。秦家泰教授认为，本病关键在于胃热肾虚。他主张，治消不分上、中、下，先治肾为急，常用六味地黄丸或八味地黄丸加减，或用大补元煎，随证而服，滋肾水而降心火。同时兼顾胃热津伤，清热生津也是其重要治法。因此，本病当侧重从胃、肾两方面辨证施治。

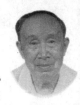

病例 1：李某，女，49 岁，职员，1987 年 3 月 29 日初诊。

主诉：糖尿病 4 年，眩晕时作。

患者 1979 年在会计班进修，学习紧张，以后即见腰酸，耳鸣，口渴欲饮，身体逐步虚弱，至 1983 年检查，诊为糖尿病。初则消渴易饥，小便频多，日见消瘦，经注射胰岛素，小便减少，病仍不愈。刻诊：头晕眼花，腰酸腿软，停胰岛素则小便频多，口干不渴，稍饿则头晕、自汗。舌体胖大，苔白滑，脉细弱。

诊断：消渴。

辨证：肾元亏虚，封藏失司。

治法：补肾涩精。

方药：大补元煎合缩泉丸加减。

熟地黄 15g，山药 30g，山茱萸 10g，当归 10g，党参 10g，黄芪 30g，白芍 10g，益智仁 12g(打)，乌药 5g。5 剂，每日 1 剂，水煎分 3 次内服。

二诊：4 月 6 日。服上方 5 剂后，小便次数减少，饥饿亦减，仍见头晕眼花，易怒。舌胖大，苔白，脉细弦。证属肝肾不足，有阳亢之虞。遂于上方加枸杞子 10g，菊花 9g，知母 12g。

以本方随证加减治疗 3 个月，后停用胰岛素，检查血糖接近正常值，病情好转。

按语：消渴之病多起于过劳，肾元伤耗，封摄失司，真阳上腾，烁津于上，则见上消；炼谷于中，则见中消；下焦气化无权则见下消。外源性胰岛素注入体内，属暂调元阳气化于一时，故取效于瞬间而病终不能得愈。秦家泰

秦家泰

教授径直扶本，以大补元煎合缩泉丸加减施治，以期肾元得固、真阳涵藏而病失。山药色白入肺，味甘入脾，性涩入肾，补中有利，润中有涩，补劳益虚；黄芪有大补肺气以益肾水之妙，故而重用二药。

病例 2：刘某，男，51 岁，职员，1979 年 5 月 22 日初诊。

主诉：腰酸腿软、多饮、多尿、多汗 3 月余。

患者睡眠不好已 10 余年，1973 年见头晕头痛，血压较高，达 250/145mmHg。1979 年春节后见口渴，每天喝水 5 磅以上，夜尿特多。检查：尿糖（++）。刻诊：腰酸腿软，多汗，饮食尚正常，大便偏结。舌淡，体瘦小，有裂纹，苔薄白，脉细弱。

诊断：消渴。

辨证：肾虚失藏，木亢火炎，病迁日久，气阴俱伤。

治法：补肾培元，固精潜阳。

方药：大补元煎加减。

熟地黄 18g，山药 15g，山茱萸 12g，枸杞子 12g，党参 15g，黄芪 30g，当归 9g，益智仁 12g，龙骨 30g，牡蛎30g。3 剂，每日 1 剂，水煎分 3 次内服。

按语：良好的睡眠是阴阳平秘、水火既济的征象，本案患者眠差 10 余年，心肾不交，肾失封藏可知久矣。血压高、消渴、腰酸继出，尽是肾元日益伤耗的表现。秦家泰教授以大补元煎化裁，加入益智仁益精固肾，添龙骨、牡蛎以潜摄浮亢之阳。热炎于上，多会伤津耗气，诚如《备急千金要方》所谓："夫内消之为病，当由热中所致，小便

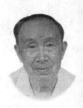

多于所饮，令人虚极短气。"因此，秦家泰教授治消渴多于方中加用黄芪，且量多重于他药。

病例3：张某，女，46岁，职员，1980年9月16日初诊。

主诉：糖尿病5个月，近来颈前见两枚瘤核。

患者1980年4月发现糖尿病，口渴易饥，但小便不多，有时见血压偏高，心动过缓，头昏眼花，睡眠不好，醒后口干口苦，心烦易怒，倦怠乏力，胸闷气短，嗳气频仍，大小便尚如常。刻诊：颈侧左右有淋巴结核各一枚，左侧较大。舌暗，苔白腻，脉细弦。

诊断：①消渴；②瘿瘤。

辨证：肾元不足，气阴两伤，络阻痰结。

治法：滋阴清热，化痰散结。

方1：生地黄15g，玄参12g，麦冬12g，贝母9g（打），牡蛎30g，海藻12g，昆布12g，黄芪15g，白芍8g，夏枯草12g。3剂。

方2：熟地黄18g，山药15g，山茱萸12g，党参15g，黄芪30g，当归9g，益智仁12g，龙骨30g，牡蛎30g。3剂。

以上两方交替用，每日1剂，水煎分3次内服。

按语：消渴、瘿瘤，病虽二歧，实则同出一源。因所苦瘤核为急，故在治疗中予增液软坚，化痰消瘿，同时亦予培补肾精，故两方同时服用。须知，临床所见，患消渴者，无论长幼，皆有肾元不足之象。本案患者虽以气阴两虚之象明显，但追溯本源，肾虚无疑。因此，日后复诊会侧重于补肾培元。

秦家泰

癌　病

癌病是多种恶性肿瘤的总称。秦家泰教授认为，其发病与痰、食、瘀、郁关系最大，治疗本病当着重从瘀与郁入手，同时以调先后天为本，兼顾肝、脾、肾，在扶正之余，不忘祛邪为要，常以自拟之六三汤，合以四君子汤、四逆散，以调补肝、脾、肾，而使正胜而邪却。

病例 1：邓某，男，40 岁，1984 年 6 月 29 日初诊，病历号：1073。

主诉：小便淋漓涩痛 8 年，加重 1 月余。

患者于 1976 年得尿路感染，经常小便热涩而痛，服雷公根等药后缓解，以后每年热天都有发作，至去年 5～6 月病情加剧，小便尿血，腰胀，到医院检查，发现膀胱结石，曾排石，排出绿豆大小砂石 100 多粒。后到广西某医学院附属医院诊治，发现仍有结石，且膀胱口有肿块，见一大小 4.1cm×3.9cm×4.3cm 的肿物，诊为膀胱癌。刻诊：头昏眼花，少气，小便淋漓涩痛，遗滴不止，少腹有压痛，面色苍白，微肿，下午足肿。舌红，苔黄腻，脉细弱。

诊断：膀胱癌。

辨证：此外感湿邪，郁而化热，湿热郁于膀胱，肾阴已伤，脾肺气弱，而湿热不解，且热伤血络，瘀阻经脉，癌病已成。

治法：养阴清热利湿。

方 1：生地黄 12g，山药 12g，山茱萸 9g，泽泻 12g，

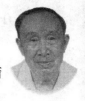

茯苓 12g，牡丹皮 9g，牛膝 12g，黄柏 9g，薏苡仁 30g，蒲黄 9g。

方 2：猪苓 9g，泽泻 12g，茯苓 12g，滑石粉 15g，阿胶 9g（烊化），蒲黄 9g，五灵脂 9g，牛膝 12g，薏苡仁 30g，黄柏 9g。

两方交替服用，先服第 1 方 6 剂，再服第 2 方 3 剂，等身体逐步康复以后，每方各服 6 剂。

二诊：7 月 19 日。患者来信说，已服上方 20 剂，服第 1 剂后即排大量脓汁，间有血块，仍尿痛，有少量脓，肿消。嘱其两方交替服用，每方服 3 剂后交换。

三诊：7 月 27 日。患者来信说，尿痛大减，少腹肿块消失，有时无压痛，但食少，小便呈黄白色脓尿。

处方：红参 3g，山药 12g，薏苡仁 30g，山楂 9g，神曲 9g，麦芽 9g，莪术 9g，蒲黄 9g，牛膝 12g。

嘱其初诊第 1 方与三诊方交替服用，每服 3 剂后交换。另外，内服蟾蜍粉，每日 5g。

四诊：9 月 27 日。患者来信说，诸症消失，身体状况很好。

后又来信说，身体状况一直良好。

按语：秦家泰教授在癌病治疗中既重视辨证论治，又会考虑到癌病的特点。此外感湿邪，郁而化热，湿热郁于膀胱，久之肾阴已伤，成劳淋，脾肺气弱，而湿热不解，且热伤血络，瘀阻经脉，癌病已成。治宜养阴清热利湿化瘀，先用六三汤与猪苓汤加味交替使用，标本兼治。六三汤为秦家泰教授自拟方，是由六味地黄丸和三妙散合方组成。其药物组成有生地黄、牡丹皮、泽泻、山茱萸、茯苓、山药、薏苡仁、牛膝、黄柏。值得指出的是，此方常用生地黄而非熟地黄，虚火不显时用熟地黄，常用于肝肾阴液亏损，水不足而心火亢旺之证，或阴虚而湿阻下焦之证。第2方为猪苓汤、失笑散、四妙散合方去苍术。第1方与第2方共奏养阴清热利水之功。三诊时水肿已消，拟方重在扶正与消癥，内服蟾蜍粉旨在驱除毒邪。

病例2：龙某，男，67岁，1980年1月7日初诊，病历号：3163。

主诉：咳嗽、少气半年余。

患者近年来经常感冒，咳嗽气喘。去年3月感冒发热、咳喘，去医院经透视发现左肺有一鸡蛋大阴影。后到上海市胸科医院检查，诊为肺癌，做手术切除，以后经常低烧。5月份回广西后，进行化疗。刻诊：少气，咳嗽痰白，左臂麻木，举动不灵，饮食乏味，大便正常，睡眠好，醒后口干，前段时间易汗。舌暗，色如猪肝，无苔，脉细数。

诊断：肺癌。

辨证：毒热之邪侵袭人体，气郁痰凝，结聚成病，而化疗后又耗气伤阴。诊为痰湿积聚于肺，气阴两伤。

治法：益气养阴化痰。

方药：生脉饮合玄麦甘桔汤加减。

北沙参15g，麦冬12g，五味子3g，山药15g，贝母9g（打），桔梗9g，黄芪12g，甘草5g，阿胶珠9g。3剂，每日1剂，水煎服。

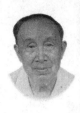

二诊：1 月 28 日。服上方约 20 剂，症状好转，食欲稍好，醒后仍口微干，仍咳、痰白，左臂上举不高，不麻。舌暗，苔薄白，脉细弱。守上方，山药增至 20g，黄芪增至 15g，加茯苓 12g。

三诊：服上方 20 剂后，精神较好，仍少咳，痰不多，饮食尚好，醒后口微干。舌暗，苔薄白，脉细弱。

上方继服 10 剂，诸症除。

按语：化疗在中晚期癌病患者的治疗中占有重要的地位，但化学药物的不良反应如口干舌燥、食欲减退、恶心呕吐、便秘、腹泻等会影响营养物质的吸收，进一步使体重下降，白细胞降低，降低患者对化疗的耐受性，致使不能全程规律化疗，直接影响患者的生存质量和治疗效果。秦家泰教授认为，化疗药物是一种热毒之药，可伤阴耗气，使人体正气受损，脾胃运化功能失常，以致气阴两伤，气血亏损。因而治疗宜益气养阴化痰，用生脉饮合玄麦甘桔汤加减，北沙参易人参，增强其养阴之力，去玄参之寒凉。

病例 3：赵某，男，58 岁，1983 年 12 月 14 日初诊，病历号：3001。

主诉：胁痛 6 月余。

患者于 1975 年患无黄疸型肝炎，经常倦怠乏力，经治疗基本治愈，但仍有疲乏感，至今年初体检，发现肝大 3cm，常有口苦，胁痛，呈刺痛状，每日痛几次，心烦易怒，经患者所在地医院用中药治疗，病情或有缓解。近来右胁疼痛加重，到某医学院附属医院检查，肝大 5cm，肝表面凹凸不平，中等硬度，经扫描发现占位病变，诊为肝癌。刻诊：身体倦怠无力，食纳欠佳，肤色不荣，呈慢性病容，唇色黑暗。舌暗而胖大，苔黄腻，脉弦滑。

诊断：肝癌。

辨证：此湿阻中焦，土壅木郁，化火伤络，气滞血瘀所致，属肝之癥积。

治法：疏肝解郁，活血化瘀，消散癥积。

方1：柴胡12g，赤芍12g，枳壳6g，甘草5g，炒鳖甲15g（打），蒲黄9g，五灵脂9g，犀黄丸3粒。犀黄丸每服1丸，日3次，药水送服。

方2：水蛭30g，虻虫30g，金土鳖30g，共研细末，每服3g，日3次，糖水送服。

二诊：12月25日。服第1方12剂，第2方前天才配齐，只服过1次，服药粉后大便见黑色如食猪肝，量增多，每日三四次。肝区胀痛，每日有三四次刺痛，食欲尚好。舌暗色渐退，舌尖部见红色，两侧稍暗，有瘀点，黄腻苔渐退，根部稍厚，脉右弦、左缓。效不更方，第2方药粉改为每服1g，日3次，服后若见恶心欲吐，可配白糖送服。

三诊：1984年1月8日。照服上方，近两日第2方药粉量稍增，每天约5g，病情好转，右胁仍觉微胀，但比以前轻，刺痛很少见，有时一两天偶见1次。星期五（6日）晚突见腹泻，每日7~8次，呈水样便，呃逆有食臭，肠鸣。舌尖部转红，两侧暗而有瘀斑，苔微黄腻，脉右弦、左缓。

处方：党参10g，白术10g，茯苓12g，猪苓10g，泽泻 10g，炒神曲 10g，陈皮 5g，炙甘草 5g，炒麦芽 10g。3 剂。

四诊：1 月 22 日。服三诊方后当天大便即止，服第 2 剂后基本成形，每日 1 次，服 7 剂后停服。现食欲增加，右胁已无刺痛，照服第 1 方、第 2 方，第 2 方药粉改为每次 2g，日 3 次。

患者坚持服药，情况一直良好。

按语：临床上有许多肿瘤没有现成的辨证规范，但可以根据其具体的临床表现，以中医理论为指导，根据临床的四诊资料推类演绎，审证求因，加以辨治。在治疗肝癌的医疗实践中，既要考虑肝癌的特殊规律，同时又要抓住发病个体在疾病发生、发展过程中的某一阶段的病理本质。以此来立法则更具针对性，用药更具合理性，且能提高对肝癌的治疗效果。本案为湿阻中焦，土壅木郁，化火伤络，气滞血瘀所致。《医林改错》曰："肝腹有块，必有形之血。"治宜疏肝解郁，活血化瘀，散结消癥。第 1 方为四逆散合失笑散加鳖甲；犀黄丸清热解毒，散结消肿，活血化瘀；第 2 方旨在活血化瘀。

病例 4：梁某，男，51 岁，1984 年 7 月 4 日初诊，病历号：1071。

主诉：胃脘痛 3 年，加重 1 个月。

患者一向身体好，很少生病，也没有胃病史，于 1981 年坐拖拉机翻车受伤，两腿及胃部伤势较重，以后每见胃脘部刺痛，坚硬有块，经揉按即止，有时吃辣椒也痛，至 1984 年 6 月 2 日，病情加剧，胃部坚硬如石，食不下，大

秦家泰

便色黑，身体消瘦，晚上痛甚。某医学院诊为胃癌。诊查：舌暗黑，苔白厚腻，脉弦细，久按沉涩。

诊断：胃癌。

辨证：胃部受伤，聚湿生痰，痰瘀交结，久而成病。

治法：和胃健脾，化痰消瘀。

方1：党参15g，白术9g，茯苓12g，半夏9g，陈皮5g，莪术12g，蒲黄9g，炙甘草6g。每日1剂，水煎服。

方2：海螵蛸60g，煅瓦楞子60g，花蕊石30g，川楝子30g，田七粉30g。共研细末，每服3g，每日3～4次，开水送下。

二诊：7月14日。服上方10剂后，痛减，食增，大便通畅不黑，能自行散步。效不更方，加生晒参（或红参）3g，水煎服。另外，蟾蜍焙干，磨成粉，每日5g，口服。

患者坚持服药，情况一直良好。

按语：胃癌实属疑难杂症范畴，以病程迁延、病因多端、虚实夹杂、证情复杂为特点，所以临证应审因析证，证确守法，实为必要。脾胃为后天之本，气血生化之源，又是气机升降之枢纽，正气恢复有赖于营养吸收，一切药物的吸收有赖于脾胃的功能。晚期胃癌患者胃气大虚，胃的纳降功能极度虚弱，对药物的承受能力极小，切忌重剂攻伐。即使癌痛加剧时，虽虚也不宜重补。"通则不痛，痛则不通"，此时当以调气、畅中、微补、缓补、轻攻为原则，否则胃气虚弱，药势不行，其痛必甚。肿瘤为有形之邪，多系痰瘀夹杂、相互搏结而成，自古以来，历代医家多倡痰瘀致瘤论，如《丹溪心法》云："人上中下有结块者，多属痰。"《临证指南医案》曰："胃病久而屡发，必有凝痰聚瘀。"癌肿一旦形成，更阻滞气血，致痰瘀毒结，故治疗多应用解毒散结、化痰消瘀之品，注重攻逐祛邪。本案为胃部受伤，聚湿生痰，痰瘀交结，脾胃损伤，久而成病。治疗时标本兼施，第1方为六君子汤合失笑散加减；第2方为止痛散，为秦家泰教授自拟方。

血　证

凡血液不循常道，或上溢于口鼻诸窍，或下泄于前后二阴，或渗出于肌肤所形成的疾患，统称为血证。血为水谷之精气，生化于脾，藏受于肝，总统于心，运行于经脉之中，环周不息，营养全身，如阴阳偏胜，劳力偏伤，则血液得从偏衰、偏伤之处而渗漏于外。

秦家泰教授辨治疾病一贯重视气血津液，治疗血证常以脾肾为本，滋化源而养气血，临证多以四君子汤、六味地黄丸为主，以顾先后天，兼养血止血以治标。

1. 益气统血、养血濡肝疗血证

病例：阮某，男，35岁，1982年6月17日初诊，病历号：2053。

主诉：四肢散在瘀斑数枚。

患者出生后不久得过溶血性黄疸。1981年4月见皮下有出血点，到医院检查，发现血小板减少，化验单显示3万～8万/立方毫米。经治疗，时缓时剧。刻诊：四肢有大如钱币之出血斑块，平时烦躁易怒，多汗，饮食如常，小便黄，大便正常，睡眠也好，余无不适，只是皮肤破损后出血难止。舌淡红，苔薄白，脉细弱。

诊断：血证。

辨证：气血两虚，肝体失濡，血失涵藏。

治法：益气摄血，凉血散瘀。

方药：六味地黄丸合黄芪汤加减。

黄芪15g，当归5g，阿胶9g（烊化），水牛角30g，生地黄9g，赤芍6g，牡丹皮6g。每日1剂，水煎服。

二诊：6月30日。服上方10剂后，皮下仍有出血点，碰伤后有血块，但似乎有所减少，一向好动，余无变化。上方加龟甲胶6g（烊化）。

三诊：8月12日。服上方40余剂，皮下已不见出血，碰伤后也不见瘀点，小便由黄转清。7月底检查，血小板8.6万/立方毫米，近日病情又有好转。再于前方加紫草茸5g。每日1剂，水煎服。

四诊：9月22日。近日碰伤后仍有瘀斑，尤以感冒时更明显，汗少，下午见手心、面部热，舌边尖有瘀点。

处方：生地黄9g，山药9g，山茱萸5g，牡丹皮6g，黄芪15g，阿胶9g（烊化），水牛角30g，紫草茸5g，龟甲胶6g（烊化）。每日1剂，水煎服。

五诊：10月2日。服上方约10剂，诸症得平，瘀斑渐消。嘱其勿贪凉饮冷，注意顾护脾胃，服理中丸1个月以善后。

按语：本案所患系属西医学所谓"血小板减少性紫癜"。血小板凝血的作用在中医学中颇似脾统血、肝藏血的功能（当然，二者不能等同）。因此，在整个辨治过程中，秦家泰教授始终将益气统血、补血养肝（以复肝藏血之用）之法贯穿其中，对已散之血予以凉散之品。龟甲胶滋阴补血；用阿胶意在取其黏涩之性，补中有敛；紫草茸入心、肝经，兼具补中益气、凉血活血之功，用其茸者，恰合肝木之性，遂于后续诊治中先后加用二药。四诊中诉及午后手心、面部发热，故于方中增入"三补"以壮水制热。

2. 健脾益胃、益气养血治尿血

病例：冯某，女，18岁，1980年1月1日初诊，病历号：3160。

主诉：外感即见浓茶样小便近4年。

患者自1972年起经常鼻塞，容易感冒。1976年因鼻炎用过两支氯霉素，第2天即头痛，发高烧。第2次在门诊看病，诊为单纯性阑尾炎，用过青霉素、链霉素等，即见面色苍白。1976年10月30日到解放军某部医院住院治疗，诊为自身免疫性溶血性贫血，经常用激素治疗。1977年10月患阑尾炎，行手术治疗。1979年6月做脾切除。每次发作均因感冒诱发，发则见小便如浓茶（尿血），小便不痛，不热，伴见头昏眼花，心悸，多汗，睡眠不好，面色苍白，少气倦怠，四肢无力，食欲减退，稍多食即胃胀、呃逆，大便常溏；月经延后、量少、色淡，最近曾隔5个月才来潮。尿常规：红细胞（+++）。舌淡，苔薄白，脉细弱而数。

诊断：尿血。

辨证：卫阳失固，累伤中气，纳运失司，统摄失常。

治法：健脾益胃，益气养血。

方药：归脾汤加减。

红参 3g，白术 9g，茯苓 12g，陈皮 6g，当归 9g，黄芪 15g，生地黄 20g，阿胶 9g（烊化），酸枣仁 9g，远志 6g，甘草 3g。3 剂，每日 1 剂，水煎服。

二诊：1 月 5 日。服上方 3 剂后，自觉较前有力，饮食稍好转，大便仍溏烂，未见尿血。虑其脾阳虚衰，寒湿困阻，上方加干姜以合理中之意，继服 7 剂。

三诊：1 月 12 日。服上方 7 剂后，饮食、睡眠转可，大便成形，面色好转。舌淡，苔薄白，边有齿痕，脉沉细稍紧。上方去滋腻之生地黄、阿胶，加砂仁、白豆蔻以加强理中之效。

处方：红参 3g，白术 10g，茯神 12g，陈皮 6g，当归 9g，黄芪 20g，酸枣仁 9g，远志 6g，炙甘草 3g，干姜 10g，砂仁 10g，白豆蔻 9g。10 剂，每日 1 剂，水煎服。

按语：自身免疫性疾病，用激素治疗确可取效，但其"威力"却是建立在调用本源的基础上，实属"透支"体内精气。本案患者感冒屡作，尿血频发，结合所伴诸症，明示气血俱已损耗。对血证的治疗，唐容川的《血证论》曾提出，第一止血、第二消瘀、第三宁血、第四补虚 4 个步骤。今治从补虚宁血、培固后天入手，以期土旺而四傍得灌，气足而血有所归，以归脾汤加减施治，故收效。

3. 补肾扶元、建中益气治血证

病例：黎某，男，15 岁，1985 年 8 月 17 日初诊，病历号：1022。

主诉：贫血 9 年。

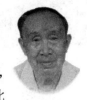

患者自 1976 年（6 岁时）起见鼻衄、齿衄，面色苍白，爪甲无华，到县医院检查，诊为地中海贫血，但家族无此病史。饮食、睡眠及大小便如常。舌淡，苔白滑，脉右弦、左涩。

既往史：1983 年患过肾炎，反复发作，两个月后病愈。

诊断：地中海贫血。

辨证：禀赋不足，脾虚气弱。

治法：补肾扶元，建中益气。

方药：六味地黄丸合归芪建中汤加减。

熟地黄 12g，山药 9g，山茱萸 6g，黄芪 30g，当归 9g，白芍 12g，桂枝 6g，炙甘草 5g，生姜 6g，大枣 6g，饴糖 30g。7 剂，每日 1 剂，水煎服。

二诊：8 月 24 日。服上方 7 剂后，鼻衄、齿衄较前缓解，纳寐尚可，二便调。舌淡，苔白滑，脉弦滞。上方加白术 12g，茯苓 12g，以固中焦脾土。14 剂，每日 1 剂，水煎服。

三诊：9 月 10 日。服上方后，诸症缓解，要求服散剂，予上方剂量加 5 倍，烘干打粉，炼蜜为丸，每服 10g，每日 3 次，以巩固疗效。

观察其服此药丸半年，病情平稳，无衄血。

按语：少儿生机旺盛，源于精气充足。本案患儿先贫血、后肾炎，精耗气伤，生机被摧。治之以六味地黄丸中"三补"合归芪建中汤，滋水沃土，以还复其春升之机。

4. 健脾益气、补肾益精治血虚

病例：林某，女，10 岁，1980 年 11 月 29 日初诊，病历号：3111。

主诉：纳少、体倦、头目昏眩 4 年余。

患者 1976 年曾发高热，经治疗后，病愈，以后即见贫血，到医院检查，诊为地中海贫血。患者从小饮食较少，病后饮食更少，头昏眼花，易汗，易倦，易感冒，面色苍白。舌淡苔白，脉细弱。

诊断：地中海贫血。

辨证：脾胃素虚，化源不足，病后失养，气血乃虚。

治法：先予健脾益气，继以补肾益精。

方药：四君子汤合黄芪汤加减。

党参 12g，白术 9g，茯苓 9g，陈皮 3g，黄芪 15g，当归 6g，白芍 6g，桂枝 6g，炙甘草 5g。3 剂，每日 1 剂，水煎服。

二诊：12 月 2 日。服上方后，纳食较前增，虑其脾胃得复，守上方，加干姜 10g，砂仁 10g，法半夏 10g，以合理中之意。10 剂，每日 1 剂，水煎服。

三诊：12 月 12 日。服上方后，诸症渐平。嘱其服理中丸缓图之以善后。

按语：患儿病高热是正气充足、力争抗邪之象，但热势久延，则气耗津伤，所谓"壮火食气"。本案患儿表现为一派气血俱虚之象，也即西医学之贫血见症。因血之生化全由乎气，《灵枢·决气》曰："中焦受气取汁，变化而赤，是谓血。"后天脾胃的调治尤为重要，故以四君子汤与黄芪汤加减而治之。因虑及生机的培护，后续治疗中将重以补肾益精。

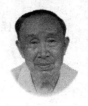

痹 病

痹病是指正气不足，风、寒、湿、热等外邪侵袭人体，痹阻经络，气血运行不畅所导致的，以肌肉、筋骨、关节疼痛、麻木、重着、屈伸不利，甚至关节肿大灼热为主要临床表现的病证。肌肉、筋骨、关节疼痛为本病的主要特征。秦家泰教授治疗本病多以《金匮要略》的"中风历节病脉证并治"篇及"血痹虚劳病脉证并治"篇为依据，尤长于运用黄芪桂枝五物汤治之，疗效甚佳。

1. 益气补血、温阳通络疗痹病

病例：谭某，女，46 岁，1991 年 8 月 14 日初诊。

主诉：全身关节疼痛并麻木 1 月余。

患者从事地质工作 20 余年，1976 年 5 月，全身关节红肿疼痛，经某市人民医院检查，诊为风湿性关节炎，以后反复发作。1983 年 3 月，因关节疼痛伴心悸等，于某市医院诊为风湿性心脏病而住院治疗。近年来常用激素、布洛芬、吲哚美辛等药物治疗，症状时有缓解。近 1 个月来，病又复作，因同时患有胃病，服西药后胃肠反应较重而转请我室诊治。刻诊：全身关节疼痛呈游走性，尤以肘、膝、腕、踝等关节为甚，肢端麻木，屈伸不利，行走及下蹲困难，心悸，动则汗出，大便烂，小便清。舌淡红，脉细涩。体温 36.5℃，抗"O"＞500U，血沉 45mm/h，心电图提示风湿性心肌炎。

诊断：痹病。

辨证：气血亏虚，寒湿阻滞。

治法：益气补血，温阳通络。

方药：黄芪桂枝五物汤加味。

黄芪 25g，桂枝 10g，白芍 12g，大枣 10g，羌活 10g，秦艽 10g，炮附片 10g（先煎），生姜 10g，甘草 5g。每日 1 剂，水煎服。

二诊：9 月 2 日。服上方 15 剂后，诸症大减，关节疼痛消失，行走自如，唯仍手足麻木，肢端冷，汗出多。守上方，黄芪加至 30g，加入当归 10g，继进 20 剂。

三诊：9 月 25 日。诸症悉除，复查抗"O"及血沉均属正常。嘱其按方每周服药 3 剂，以图巩固根除。

半年后随访，病无复发。

按语：痹病一般以祛风散寒除湿为治。秦家泰教授辨治则不拘成法，他认为，《金匮要略》之黄芪桂枝五物汤更适合本病证。寒湿之邪非温而不去，气血不足，又当以益气补血，故以本方治之最为合拍。方中黄芪补气助阳，桂枝通阳温经，附子温经散寒止痛，白芍、生姜、大枣、当归调和营卫而补血脉，甘草调诸药而助黄芪补气，加羌活、秦艽除湿活络。诸药合用，益气补血调营，温散寒湿而通痹，药中肯綮，寒湿得去，气血得复，经络通畅，则病能愈。

2.祛风通络、清利湿热治痹病

病例：庞某，男，35 岁，1991 年 6 月 17 日初诊。

主诉：四肢关节及腰痛，不能下床活动并发热 8 天。

患者素有风湿性关节炎，近几年来反复，全身骨节走窜而痛，逢天气变化则加重。1个星期前因遇雨全身被淋湿，发热恶寒，全身关节游走性疼痛，大关节处肿胀难以屈伸，尤以下肢关节较甚，来诊时由家人扶持，下地活动困难。刻诊：口干不欲饮，大便结，小便黄。舌红，苔薄黄，脉弦数。体温38℃，抗"O" > 600U，血沉50mm/h，白细胞 $11.2×10^9$/L。分类：中性0.8，淋巴0.19，单核0.1。据证诊为西医学的风湿性关节炎。

诊断：痹病（湿热痹）。

辨证：风寒阻痹，湿热凝滞。

治法：祛风通络，清利湿热。

方药：桂枝芍药知母汤加味。

桂枝10g，白芍10g，知母10g，麻黄5g，苍术10g，防风10g，生姜10g，制川乌10g（先煎），甘草5g。每日1剂，水煎服。

二诊：6月20日。服上方3剂后，关节疼痛减轻，发热消退，来诊时已不用家人扶持，关节肿痛亦大有消退之势，但仍觉口干。舌苔仍微黄，脉细数。药已中的，继宗上方，桂枝减量用6g，知母增至12g，再进3剂。

三诊：6月25日。关节红肿痛已基本消失，口干减，活动灵活，饮食、二便正常，唯时见手足麻木。舌红苔薄，脉细。改用黄芪桂枝五物汤加味调理以善后。

前后服药1个月，病告愈。

按语：痹病多见风湿热痹，以关节红肿热痛伴有发热为特点。《素问·痹论》云："风寒湿三气杂至，合而为痹也。"本案患者素有痹之病根，因感寒湿而引发，邪气蕴化为热，故主要见发热及关节红肿疼痛，不能屈伸。以桂枝芍药知母汤加味治疗，旨在祛风除湿，清热宣痹。方中以桂枝、麻黄祛风寒以通阳，制川乌温经止痛，苍术、防风祛风除湿，知母、白芍清热滋阴，生姜、甘草和胃调中。诸药合用，共奏清热祛风除湿的作用。本方在《金匮要略》中用附子，秦家泰教授在临证时喜用川乌，谓川乌镇痛宣痹力峻，祛风止痛之力胜于附子。本案后期改用黄芪桂枝五物汤，秦家泰教授则用附子温阳以固本。

梅核气

梅核气是指以咽部异物梗阻感，如梅核絮样，咳之不出，咽之不下为主要症状的咽部疾病。《金匮要略·妇人杂病脉证并治》最早描述了"妇人咽中如有炙脔"的症状，用半夏厚朴汤治疗此病并沿用至今。《仁斋直指方》称之为梅核气，曰："梅核气者，窒碍于咽喉之间，咯之不出，咽之不下。如梅核之状是也……"本病多发于中年女性，多与七情郁结、情志不畅有关。秦家泰教授治认为，治疗本病应多从痰气交结、肝脾不和入手，注重后天脾胃的调理，治疗时常以《金匮要略·妇人杂病脉证并治》为依据，多以半夏厚朴汤化裁。

1. 和胃健脾、行气化痰治梅核

病例：彭某，男，49 岁，1984 年 10 月 13 日初诊，病历号：2023。

主诉：咽喉部如有物阻塞 20 天。

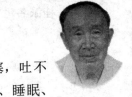

患者诉9月25日突然咽喉梗阻，如有物阻塞，吐不出，吞不下，伴胸闷，短气，无恶寒发热。饮食、睡眠、大小便皆正常。曾到某县医院就诊，怀疑食道癌，为求中医诊治，经人介绍来院就诊。诊查：咽部微红，舌淡，苔白腻，脉缓弱。

既往史：有老年慢性支气管炎病史。

诊断：梅核气。

辨证：肺气不宣，痰湿阻滞，伤神损脾，导致气机郁结，痰气交阻而内停，阻于咽喉。

治法：健脾行气，和胃化痰。

方药：半夏厚朴汤加味。

半夏9g（打），厚朴9g，茯苓12g，紫苏叶5g（后下），生姜9g，桔梗9g，贝母9g（打）。3剂，每日1剂，水煎分3次服。

二诊：10月18日。药后咽喉梗阻感减轻，咽喉润畅。药已中的，嘱其继续服用原方7剂后病愈。

按语：本案患者因患支气管炎多年，肺气不宣，痰湿阻滞，脾胃气机升降失常，则中上焦气滞痰阻而成梅核气。半夏厚朴汤出自《金匮要略》，主治"咽中如有炙脔"者，该方治疗的主症是患者自觉咽中如有物阻，吐不出，吞不下。方中以半夏辛温化痰开结、和胃降逆为主药；厚朴下气宽胸散满，协助半夏化痰，半夏降逆配合厚朴行气；生姜辛散温行，助半夏降逆和中；茯苓健脾渗湿，助半夏化痰。半夏、茯苓、生姜专为痰涎凝聚，阻于咽喉而设。紫苏叶入肺，质轻辛温，芳香疏散，开郁以畅情志，助半夏、厚朴以宽胸畅中，宣通气机；桔梗能宣肺利气，载药上行，是治疗咽喉疾患之要药；贝母清热化痰，散结消肿。诸药合用，辛开苦降，健脾行气，化痰降逆，梅核气结可消。

2. 助阳健脾、行气化痰疗梅核

病例：钱某，男，55岁，1981年4月18日初诊，病历号：3086。

主诉：反复咽部如有物阻塞7年。

患者诉7年前感咽部如有物阻塞，吐不出，咽不下，平日开车，常饥饱失常，伴胃脘胀而腹满不适，呃逆，胸满，饮食尚可，大便正常。舌淡，苔微黄腻，脉缓弱。

既往史：素嗜烟酒、辛辣，有慢性胃炎史。

诊断：梅核气。

辨证：饮食不节，损伤脾胃，运化失健，痰凝气阻于咽喉。

治法：健脾化痰，行气降逆。

方药：六君子汤合半夏厚朴汤加减。

党参12g，白术9g，茯苓12g，半夏9g（打），陈皮6g，厚朴9g，紫苏叶6g（后下），生姜9g，炙甘草6g。3剂。

二诊：4月23日。服上方3剂后，呃逆减少，胸满亦减，咽部仍不适。苔根黄腻，脉缓弱。上方茯苓增至15g，加竹茹9g。3剂。

三诊：4月26日。服上方3剂后，咽部物阻感已去，呃逆减少，余无变化。苔黄腻，脉缓。守上方。

四诊：5月5日。服上方9剂后，仍觉咽中时有物阻，呃逆再增，胸闷。苔黄腻，脉右缓、左弦滑。

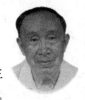

处方：党参 12g，旋覆花 9g，赭石 30g，半夏 9g，生姜 9g，大枣 9g，甘草 6g，陈皮 6g，竹茹 6g，枳壳 6g。3 剂。

按语：本案因饮食不节，辛辣过多，脾胃受伤，运化失健，痰气互结，痰凝气阻于咽喉而成。方用六君子汤健脾化痰，行气和胃；其中四君子汤健脾益气；陈皮理气化痰；合半夏厚朴汤健脾行气，化痰降逆；半夏辛温化痰开结、和胃降逆，为主药；厚朴下气宽胸散满；生姜辛散温行，助半夏降逆，和中；茯苓健脾渗湿，助半夏化痰；紫苏叶入肺，质轻辛温，芳香疏散，开郁以畅情志，助半夏、厚朴以宽胸畅中，宣通气机。二诊见痰饮郁热甚，故加重茯苓健脾利湿；竹茹强于清热化痰，《神农本草经疏》云："竹茹甘寒解阳明之热，则邪气退而呕哕止。"四诊仍觉咽中时有物阻，胸闷，为中气已虚，痰凝气逆，故改用旋覆代赭汤合温胆汤降逆祛痰，清热除烦。旋覆花降逆止嗳气，消痰行水止呕吐；赭石苦寒质重，平肝镇逆；再以党参、大枣、甘草益气和中，使中焦健运，痰饮涤除；竹茹、枳壳能清泄胆胃之热，化痰降逆。诸药合用，分消走泄，清热化痰，行气降逆，则痰阻咽喉可愈。

3. 行气开郁、降逆化痰平梅核

病例：黄某，女，47 岁，1979 年 2 月 8 日初诊，病历号：4162。

主诉：咽部不适，如有物阻，吐不出，吞不下 2 年。

患者自 1977 年起见咽部不适，如有物阻，吐不出，吞不下，时欲呕，呃逆，伴胸闷，善太息，心悸，易怒，头晕，睡眠欠佳，饮食减少（每餐 2 两）。大小便尚正常，月经或提前或推后 10 天至半个月，色淡黑，常因月经不正常而郁郁寡欢。刻诊：舌淡，苔薄白多痰沫，脉弦细稍数，两寸弱。

诊断：梅核气。

辨证：情志不遂，郁怒伤肝，忧思伤脾，肝气横逆乘脾，致脾虚生痰，随气上逆，痰气互结于咽喉。

治法：行气解郁，降逆化痰。

方药：半夏厚朴汤加味。

半夏 9g，厚朴 9g，茯苓 15g，紫苏叶 6g（后下），香附 9g，钩藤 12g，珍珠母 30g，柴胡 5g，生姜 3 片。3 剂，每日 1 剂，水煎服。

二诊：2 月 14 日。服上方 3 剂后，咽中如有物阻感已愈，仍头晕，胸闷，心悸，心下逆满，气上冲胸，时欲呕，身眴动，手颤动，食少。舌淡红，苔薄黄腻，脉弦。予苓桂术甘汤合半夏厚朴汤温阳化气，燥湿化痰。

处方：茯苓 12g，桂枝 9g，白术 9g，泽泻 12g，半夏 9g，紫苏叶 9g，厚朴 9g，甘草 6g，生姜 3 片。

服上方 12 剂后，症状大减，后以本方加减调治 1 个多月而病愈。

按语：本案患者因值更年期，情志抑郁，忧思伤脾，致气滞痰阻于咽喉，秦家泰教授据证诊断为梅核气之肝脾不和型，治宜行气解郁，降逆化痰。方用半夏厚朴汤，以半夏辛温化痰开结、和胃降逆为主药；厚朴下气宽胸散满；生姜辛散温行，助半夏降逆和中；茯苓健脾渗湿，助半夏

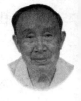

化痰；紫苏叶入肺，质轻辛温，芳香疏散，开郁以畅情志，助半夏、厚朴以宽胸畅中，宣通气机；钩藤入心包、肝经，清热平肝，息风止痉；珍珠母平肝潜阳以安心神；柴胡疏泄肝热；香附理气解郁，止痛调经。诸药合用，可降逆化痰，平肝安神。二诊见心下逆满，气上冲胸，时欲呕，身𰚚动，手颤动，此乃脾阳虚弱，水饮内停，故去前方治肝之药，加用苓桂术甘汤温中阳，化痰饮。茯苓健脾化痰；桂枝通阳而温化痰饮；白术健脾运化水湿；甘草培中益气，助脾健运。诸药合用，脾胃得健而痰浊可去，梅核气亦自消。

淋证（结石）

淋证是指以小便频急，滴沥不尽，尿道涩痛，小腹拘急，痛引腰腹为基本特征的一类病证。热积膀胱和肾气亏虚为发病的主要因素。《诸病源候论》云："诸淋者，由肾虚膀胱热故也。"肾主前后二阴；膀胱为州都之官，气化则能出。秦家泰教授治疗本病多从下焦肾与膀胱辨治，喜用三妙散清利下焦，兼以六味地黄丸化裁以顾肾气，疗效甚佳。

病例1：梁某，女，66岁，1985年6月6日初诊，病历号：1024。

主诉：反复腰痛5年。

患者1976年曾得过尿路感染，以后每年夏天即复发；至1980年出现右侧腰部疼痛；于1983年到某医院拍片示右肾结石，如花生米大，予手术治疗，取出结石后腰痛消失；1984年右侧腰痛复发，再行透视示双肾结石，以右侧为甚，约黄豆大小，左肾结石较小。刻诊：右侧腰部痛甚，伴有头晕，耳鸣，口苦，小便清稀。舌红，苔黄腻，脉弦。

诊断：石淋。

辨证：此先由下焦感湿邪，郁久化热，以致肾虚而湿热不解，由劳淋转变为石淋。

治法：滋肾清热利湿，利尿通淋。

方药：猪苓散合三妙散加味。

生地黄12g，阿胶9g，滑石15g，猪苓9g，泽泻12g，茯苓9g，黄柏9g，薏苡仁30g，牛膝12g。3剂，每日1剂，水煎服。

二诊：6月9日。服上方后，诸症减轻，腰痛缓解，小便较前通利，仍有口苦，纳寐可，大便尚调。舌红，苔稍腻，脉弦滑。虑其少阳经气不利，故见口苦，肾精亏虚，故见腰痛，此诊可予六三汤以顾肾治本，兼以炒麦芽、小茴香以舒调少阳经气。处以六味地黄丸合三妙散化裁。

处方：生地黄12g，山药12g，山茱萸9g，牡丹皮9g，茯苓12g，泽泻12g，黄柏9g，薏苡仁30g，牛膝12g，炒麦芽12g，小茴香12g。7剂，每日1剂，水煎服。

三诊：6月15日。服上方后，腰痛明显缓解，口已不苦，纳寐可，二便转调。舌红苔薄，脉缓。拟先补肾，后排石。

方1：熟地黄12g，山药12g，山茱萸9g，枸杞子9g，牛膝9g，炒麦芽12g，小茴香15g。

方2：金钱草60g，海金沙15g，滑石粉15g，冬葵子

15g，木通 12g，车前子 12g，甘草 6g。

两方交替服用，每日 1 方。第 2 方服后 30 分钟即尽量喝开水，然后跑步或跳跃，以各 10 剂为 1 个疗程。

四诊：6 月 30 日。服上方后，前日小便急痛，自觉有硬物从小便排出，后感小便通利，痛感消失。嘱上方继续交替服用各 10 剂以巩固疗效。

按语：石淋主要是由于肾虚而膀胱气化不利，水湿停聚而化热，湿热下注，煎熬尿液而结为砂石。本案患者病程较久，下焦阴虚甚，故见头晕、耳鸣、口苦等症状。猪苓散方出《伤寒论》，主治阴虚内热，水气不利。方中猪苓甘平，有淡渗之性，故能利水道。《医宗金鉴》云："方中阿胶质膏，养阴而滋燥；滑石性滑，去热而利水；佐二苓之渗泻，既疏浊热而不留其壅瘀，亦润真阴而不苦其枯燥，是利水而不伤阴之善剂也。"三妙散主治湿热下注引起的诸证。方中黄柏苦寒，苦以燥湿，寒以清热，故善清下焦湿热；薏苡仁健脾化湿；牛膝疏利泄降，引热下行。两方合用，既可滋阴清热利湿，又可利尿通淋排石。众药同用，诸症皆除。

病例 2：周某，男，37 岁，1981 年 10 月 18 日初诊，病历号：3055。

主诉：反复腰痛 20 天。

患者 1981 年 9 月 11 日无明显诱因下出现腰部剧痛，持续约两小时后疼痛缓解，第 2 天见小便带血，小便后阴茎痛，小便次数不多。在某医院住院治疗，透视发现右肾结石，如花生米大，第 2 天即出院，至今没有腰痛，打击腰部也不痛，只是走路快时有微痛，余皆正常。近年来常见头昏眼花，耳鸣，腰酸痛，时小便涩痛，余沥不尽。曾在某医院诊为慢性前列腺炎。舌根有微黄腻苔，脉缓。

诊断：石淋。

辨证：湿热郁结下焦，化火伤阴，煎熬尿液，结为砂石。

治法：清热利湿，通淋排石。

方药：八正散加减。

金钱草60g，滑石20g，瞿麦15g，萹蓄15g，木通15g，车前草60g，硼砂3g。

每服5剂后停约1周，再服5～6剂，服后半小时多喝开水，跑步。服两个疗程后，加黄芪20g，当归9g。

二诊：9月25日。服上方后，自觉二便通利，纳寐可，无不适。舌淡红，苔薄白，脉细稍缓。嘱与以下两方交替服用以巩固疗效。

方1：熟地黄12g，山药12g，山茱萸9g，枸杞子9g，牛膝9g，党参12g，黄芪15g。

方2：金钱草60g，海金沙15g，滑石粉15g，冬葵子15g，木通12g，车前草12g，甘草6g。

服方2时，服后30分钟即尽量喝开水，然后跑步或跳跃，以10剂为1个疗程。

按语：秦家泰教授认为，石淋多因饮食不节，脾失健运，湿热内生，流注下焦，致膀胱湿热，湿热蕴结，肾与膀胱气化不利，尿液受煎熬，杂质互结为石而成。本案治当清利湿热，通淋排石。八正散方出《太平惠民和剂局

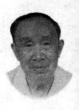

方》，主治诸淋，皆属湿热下注所致。方中瞿麦、萹蓄为苦寒之品，利水通淋，清热凉血；车前草、滑石清热利湿，通淋利窍；木通，《本草正义》云："木通质轻而细孔通达，其味大苦，故善泄降祛湿，而专治湿热之蕴结不通。"加入大剂金钱草旨在清利湿热，通淋排石；硼砂，《神农本草经疏》云："其性柔五金，去垢腻，克削为用，消散为能。"考虑患者清利药用久，邪去正亦虚，故以黄芪、当归复其气血，促进排石。六味地黄丸主治肾阴不足，虚火上炎。诸药合用，既清热利湿，又通淋排石。

妇科疾病

妇科疾病以经、带、胎、产四者与男子所异，证情繁杂，门诊、临床以经、带二者最多。秦家泰教授治疗妇科疾病，注重调理气血，重视心、脾、肾三脏，其治法有宗，师古而不泥。

1. 痛经重在畅通气血　秦家泰教授认为，痛经有虚有实，病机与气滞血瘀关系最大，临床以气滞血瘀型最为多见。其病因有七情致病，亦有外感六淫致病。

因于七情，则以情志怫郁，肝失条达最为常见。肝主藏血，女子以肝为先天，以血为本，若情志忧郁，气机不能畅达，气郁则血瘀不行，冲任失调而发痛经。此类痛经临床表现为胀多于痛，并且随情志的改变而改变，其痛亦时痛时止。

秦家泰

因于六淫，则以寒湿为常见，经期或经前嗜食生冷、淋浴冷水、冒雨涉水等使得血为寒邪所凝，寒主收引，寒凝则血行不畅，停滞胞宫而为瘀滞，瘀阻不通则痛。临床表现为经前两三天或经期第 1 天痛剧，甚则拒按，经色暗红，夹有血块，每于经后两三天疼痛减轻，舌暗红，苔薄黄，脉弦细而涩。

以上两种情况，虽病因可有不同，但其病机总属气滞血瘀，治当以活血化瘀、调经止痛为主。根据这一原则，秦家泰教授常用桃红四物汤加味治疗，随证加减，药用桃仁、红花、生地黄、赤芍、当归、川芎等。若血热较甚，加地榆、牡丹皮以凉血泄热；若寒甚瘀结，加桂枝以温通血脉；若疼痛甚，经血中有黑色血块，可加蒲黄、五灵脂，加强其活血止痛的功用。

此外，秦家泰教授在治疗本病时还强调掌握服药时间，要求患者经前 3～5 天服药，经血干净后再继续服药 3 剂，如此连续调治 3 个月经周期以上，并常嘱患者在月经前后避免寒凉刺激。以上方药不仅用于痛经，秦家泰教授还常用以治疗子宫肌瘤、卵巢囊肿等，效果甚佳。

2. 治崩漏重在清热滋阴凉血　临床上，崩漏有轻重缓急的不同。崩为崩中，漏为漏下，两者常可互相转化。

秦家泰教授认为，崩漏虽有气虚、血虚、阴虚、阳虚、血热等不同，但临床上血热居多。这里着重介绍秦家泰教授治血热崩漏的经验。他认为，本证型多因患者素体阴虚内热，或妇女更年期心肾阴虚，肝木独旺，木火燔炽，热生于内，迫血妄行而致。症见经行日久，淋漓不断，或每

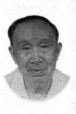

月来潮几次，量多如崩，经色鲜红，或有血块，渐而淋漓不尽，头晕，耳鸣，心烦，口苦，舌红少津，脉象细数。本证病机主要是阴虚血热妄行，治以滋阴清热凉血。

方用自拟两地调经汤治疗，本方仿傅青主清经散和两地汤而立，药用生地黄、地骨皮、牡丹皮、白芍、黄柏、玄参、麦冬、阿胶（烊化）、墨旱莲。若血热兼见瘀而经色暗红，经血夹块，小腹疼痛，舌边瘀暗，加蒲黄、丹参；血热不甚，则墨旱莲易以益母草；心火偏亢而寐艰、心烦，加酸枣仁。秦家泰教授用本方治肾阴虚而里热迫血妄行之漏证为最多，一般用药 6 剂即可收效，病情好转后需要继续调治 3~4 个月，并于月经开始时服药，直至干净后仍服药 3 剂。

3.更年期综合征，重治心肾不交　女子七七，阴血亏虚，地道不通，月事不以时下，是为绝经前后诸证。秦家泰教授认为，妇女这一特殊的疾病，皆因肾气渐衰，肾精不足，天癸将竭，冲任脉虚，阴阳失之平衡所致。在这一病变过程中，尤以肾阴虚，肾水不能上滋于心，致心火亢盛，心肾不交为主。因此，治疗应着重在平调阴阳，滋阴养心安神。

本病证主要表现为头晕，心悸，耳鸣，五心烦热，失眠多梦，腰酸腿软，烘热多汗，记忆力减退，精神不集中，甚则神志失常，纳食欠佳，舌红，苔微黄，脉细数。治以滋阴补肾，养心安神定志。秦家泰教授用补心丹加减，药用生地黄、麦冬、玄参、远志、柏子仁、酸枣仁、五味子、丹参、茯苓、朱砂。方中生地黄、玄参滋阴清热，补肾养心；麦冬助其滋阴清火；柏子仁、酸枣仁、五味子、远志均养心安神；丹参活血补血；朱砂、茯苓安神定志。诸药共用，滋阴安神，滋中寓清，心肾两顾，标本兼治。若阴虚较甚，火扰而彻夜难眠，秦家泰教授常加知母，酸枣仁用量增大，即与《金匮要略》酸枣仁汤合方之意。

4. 治带下病，以健脾利湿为大法　带下病的产生与肝、脾、肾三脏有关，但主要是脾。秦家泰教授认为，脾虚不运可产生内湿，湿郁化热，累及任带二脉，任带固摄无权即可生带下病。临床上以湿热内蕴型较为多见，其症见带下量多，色黄秽臭，质稠黏滞，或外阴瘙痒，头晕，腰酸，胸闷，纳少，口干不欲饮，舌红，苔黄腻，脉弦数。其病机为脾虚湿盛，郁久化热，湿热内蕴，流注于下。证属本虚标实，治法为健脾而清热利湿，用易黄汤加味，药用芡实、山药、黄柏、车前子、白果、薏苡仁、牛膝、苍术、茯苓。本证因脾虚为本，故用山药、芡实、茯苓健脾以固本，以四妙散清热燥湿，车前子利水使湿有去路，白果固任止带。若伴有阴痒，或带下色黑红黏稠、臭秽难闻等，属湿热毒盛，秦家泰教授还常用外洗方配合，药用蛇床子、苍术、苦参、黄柏、地肤子，等量煎取浓汁，熏洗外阴，然后于临睡前以干净纱布浸药汁后纳入阴道，次日早晨取出，以取内外兼治之效果。

此外，在治疗妇科疾病中，秦家泰教授还十分注意治肾这个根本。调治奇经八脉，须识滋养肝肾，为其指导思想之一。例如，对于闭经的治疗，秦家泰教授常用大补元

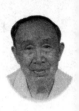

煎加味以滋补先天；对经少或不孕等病证，常用肝肾同治、气血同补之法。

子 淋

子淋是指妊娠期间出现尿频、尿急、小便淋沥涩痛等症状的病证。秦家泰教授认为，本病多因阴虚火旺，或摄生不慎，湿热蕴结，湿热下移膀胱，灼伤津液；或过食辛温，心火偏亢，移热小肠，转入膀胱，则小便淋沥涩痛。治疗当以清润为主，不宜过于苦寒通利，以免损伤胎元。

病例：韦某，女，28岁，1985年3月23日初诊，病历号：1038。

主诉：妊娠4个月，小便浑浊，面足浮肿。

患者1978年曾患尿路感染，经常腰痛，小便黄，口苦，心烦，睡眠不好，头昏眼花，耳鸣。1983年怀孕后，刚4个月即见两脚浮肿，小便浑浊，小便化验有红细胞、脓球，留医（某医学院附属医院）不久即小产，小产后化验正常。现又怀孕4个月，面部浮肿，上述症状复见，小便淋沥涩痛。小便化验：脓球（++）。3月21日又在某医院化验小便：白细胞（+），脓球（+）。舌红，尖有瘀点，苔根黄腻，脉细数。

诊断：子淋。

辨证：肾水不足，下焦湿热。

治法：补肾安胎，滋阴清热。

方药：六味地黄丸加减。

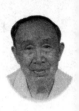

生地黄 12g，山药 12g，山茱萸 9g，茯苓 12g，泽泻 12g，黄柏 9g，菟丝子 9g，黄芩 9g，甘草 6g。5 剂，每日 1 剂，水煎分 3 次服。

二诊：3 月 29 日。小便涩痛已大为减轻，舌苔转白，小便化验脓球消失。守上方再服 5 剂告愈。

按语：久淋伤肾。妇人妊娠，全由肾元固系，肾本既伤，封摄失司，气化无权，终致精血流为浓浊，面浮足肿。秦家泰教授予以六味地黄丸化裁，此方常用生地黄而非熟地黄，多用于肝肾阴液亏损，水不足而心火亢旺，或阴虚而湿阻下焦之证。山茱萸，味厚者也，味厚为阴中之阴，故能滋少阴，补肾水；泽泻味甘性寒，甘从湿化，寒从阴化，故能入水脏而泻水中之火；山药、茯苓，味甘者也，甘从土化，土能防水，故用之以制水脏之邪，且益脾胃而培万物之母。去动血之牡丹皮，以免伤耗胎气；加黄柏入肾，坚阴清热；菟丝子固肾安胎；黄芩降泻肺经之热而安胎，以利"金生水"而固胎元。

经间期淋证

经间期淋证，多见于中年妇女，每于月经前或月经干净后几天出现尿频、尿急、尿痛等症状，但膀胱尿道检查及尿液检验无明显异常。西医学的尿道综合征可按本病证辨治。秦家泰教授常以自拟六三汤治之，疗效甚佳。

病例：姚某，女，45 岁，1979 年 5 月 15 日初诊，病历号：4097。

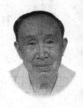

主诉：近半年来月经先后不定，伴尿频、尿急、尿痛。

1978年11月以来，患者的月经超前而至，月经周期18～20天。1979年2月月经推后10多天，量多、色红、无块，无白带，经前腹痛，经至痛缓，伴有头昏眼花、两脚挛痛等症状。近几个月经间期常见小便淋漓，频数而涩痛，反复不愈，去年患两次，较严重，今年也患两次。诊查：舌暗，左侧有瘀点，苔黄腻，脉细涩。

诊断：经间期淋证。

辨证：肾水不足，湿热蕴下。

治法：补肾益水，清利湿热。

方药：自拟六三汤加减。

生地黄18g，山药12g，女贞子12g，牡丹皮9g，茯苓12g，泽泻12g，牛膝15g，黄柏9g，薏苡仁30g，地榆15g。5剂，每日1剂，水煎服。

后来告知，服药5剂，其病已愈，故未再来复诊。

按语：本案患者月经先后不定，且经期间小便淋沥涩痛，参合脉症，知此系肾水不足。一方面，虚火扰动血室，则致经水先后不定期；另一方面，虚热蒸津化湿，蕴滞州都而致淋证。秦家泰教授施以自拟六三汤，其药物组成有生地黄、牡丹皮、泽泻、山茱萸、茯苓、山药、薏苡仁、牛膝、黄柏，值得指出的是，此方常用生地黄而非熟地黄，多用于肝肾阴液亏损，水不足而心火亢旺，或阴虚而湿阻下焦之证。本案更山茱萸为女贞子，取其育精以补肾之意；加地榆理血病、治下焦。

秦家泰

月经后期

月经周期错后 7 日以上，甚至 3～5 个月一行，称为月经后期。本病或因血寒、血虚，或因阳虚、阴盛，或因脏腑失养，或因气滞血瘀等。秦家泰教授治疗本病，依照虚者补之、实者泻之的原则，常用养血调经之法；或用补肾温经、活血行滞等治法，重在调治肝、脾、肾三脏，根据不同病情灵活选用适当方药。

病例：文某，女，29 岁，1981 年 7 月 14 日初诊，病历号：3067。

主诉：月经延期而至多年，近 2 个月量少。

患者近七八年来经期推迟，一般 45 天 1 次，右少腹时痛，月经一向较多，唯近两个月特少而淡，两天即止，可能与前两个月经期遇雨受寒有关，伴有头昏、眼花、耳鸣、四肢乏力、小腹冷感等症状。近半个月来，落发较多，性欲大减。诊查：口淡，舌淡苔白，脉细弱。

诊断：月经后期。

辨证：肾元不足，寒阻胞脉，凝血经延。

治法：先温经化瘀，再补肾培元。

方药：温经汤加味。

川芎 6g，白芍 9g，当归 9g，党参 12g，阿胶 9g，桂枝 6g，牡丹皮 9g，半夏 9g，麦冬 9g，吴茱萸 6g，生姜 9g，炙甘草 6g。6 剂，每日 1 剂，水煎服。

嘱患者勿食生冷之品。

二诊：7 月 20 日。服上方 6 剂后，诸症大减，当前主

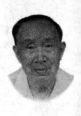

要是胸闷，恶心，右少腹隐痛，白带多。舌淡苔白，脉细弱。守上方继服。

三诊：8 月 12 日。病情好转。

处方：当归 9g，川芎 6g，桂枝 6g，茯苓 9g，桃仁 9g，牡丹皮 9g，赤芍 9g，薏苡仁 30g，地榆 15g，丹参 12g。

四诊：月经前后各两剂，服后右侧少腹不痛，白带也少。当前主要是头昏眼花，耳鸣，腰酸腿软，多汗，劳累后两腿作痛，易感冒。舌淡，苔薄白，脉细弱。

处方：熟地黄 9g，山药 12g，山茱萸 9g，枸杞子 9g，杜仲 9g，党参 12g，黄芪 15g，当归 9g，牛膝 12g。5 剂。

五诊：9 月 4 日。病情好转，仍头晕，腰酸，胸闷，心悸。舌红，苔薄白，脉动缓。上方黄芪加量用至 30g。

按语：月经后期可虚可实，本案患者期延而经量往多近少，有外受寒湿史，参诸伴症，是属肾元不足、寒凝经脉并俱。秦家泰教授以温经汤起手，温经散寒，养血化瘀，在血得养的基础上，继诊侧重于通经活血，施以桂枝茯苓丸加味方，药后经、带症显减，主要矛盾为肾元虚衰，故以大补元煎与圣愈汤化裁治之。末诊在守前方的基础上，黄芪倍量用之，以增斡旋中气之功，意在扶固两本。

月经过多

凡月经量较以往明显增多，但月经周期基本正常者，

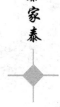

秦家泰

均属月经过多。本病多因素体虚弱，气虚而统摄无权；或血热而热邪迫血妄行；或瘀血不去，新血不得归经等。秦家泰教授辨治本病着重按《素问·上古天真论》中有关女子二七到七七的生长发育规律，按年龄及病情的不同进行辨证，治多以摄血止血、安宫固冲为主。

病例1：玉某，女，15岁，1985年4月10日初诊，病历号：1034。

主诉：月经量多，10余天不止。

患者平时食欲不振，去年考高中时，由于功课紧张，心情激动，不久即见月经过多，10余天不止。曾昏倒不省人事，即到市内某妇幼保健院留院，经治疗血止，以后3个月月经不来潮。今年几个月以来，月经过多，每次10余天不止。上次来诊，给予胶艾四物汤加味，服4～5剂而止。刻诊：头昏，眼花，倦怠，乏力，心悸，多梦，食欲不振（每餐2两），睡眠不好，面色苍白。舌淡苔白，脉虚数。

诊断：月经过多。

辨证：怵惕、思虑动伤心脾，神伤气耗，血失统摄。

治法：健脾益气，养血安神。

方药：归脾汤加减。

白术9g，黄芪15g，茯苓9g，党参12g，远志6g，酸枣仁9g，木香3g（后下），当归9g，炙甘草5g。

服药3剂而经血止，精神恢复。

按语：患者虽年逾二七，毕竟脏腑未坚、神气欠定，遂临考紧张、激动后出现经量过多不止，乃至昏不知人。

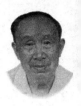

前次经行量多不止时，为使补不妨滞、涩不碍通，故予胶艾四物汤加味治之。方中熟地黄甘，微温，味厚质润，入肝、肾经，长于滋养阴血，补肾填精，为补血要药，故为君药；当归甘、辛，温，归肝、心、脾经，为补血良药，兼具活血作用，且为养血调经要药，用为臣药；佐以白芍养血益阴；川芎活血行气；加阿胶、艾叶，以止血养血。全方行血而不伤血，温而不燥，滋而不腻，为补血调血之良方。由此次就诊可知，患者神气伤耗，急需健脾宁心，遂以归脾汤化裁施之。

病例2：秦某，女，47岁，1984年5月17日初诊，病历号：1080。

主诉：近4年多来月经量多。

患者自1980年起月经过多，每次延期10天以上。1984年3月份以来，每月两次，其中一次量少，2～3日即止，腹不痛，色红量多，伴头昏眼花、耳鸣、腰酸膝软、夜尿多等症状，饮食尚可，大便正常。今经行第4天，量多而色淡红。诊查：面色苍白少华，舌淡，苔薄白，脉细弱。

诊断：月经过多。

辨证：肾元虚衰，冲任失固。

治法：补肾固本。

方药：右归丸加减。

熟地黄12g，山药12g，山茱萸9g，菟丝子9g，党参12g，黄芪12g，阿胶9g（烊化），枸杞子9g，墨旱莲9g。3剂，每日1剂，水煎服。

二诊：5月21日。服药3剂即经血止，身体亦较

秦家泰

轻爽。

以后经前、经后以六味地黄丸合四物汤加减治疗近半年，病告愈。

按语：本案患者年近七七，已进更年之时，肾元渐衰，冲任渐虚。经延量多已4年余，即肾虚失藏之象早已显露，近两个月经行两次及伴见诸症，皆系肾元亏虚，故治以右归丸化裁。熟地黄、枸杞子、山茱萸、山药滋阴益肾，养肝补脾；佐以菟丝子补阳益阴，固精缩尿；阿胶补养精血；墨旱莲滋养肝肾。诸药合用，以期固元调经。

经行头痛

经行头痛，每遇经期，或经行前后发作。多因素体血虚而外感邪气，冲任不足，脑失所养；或肝郁化火，火气上亢，成血瘀而脉络不畅，不通则痛。秦家泰教授调治本病以营卫气血为中心，以通经而调和气血为首务。

病例1：农某，女，40岁，1985年4月5日初诊，病历号：1036。

主诉：经行前后头痛两年余，近来加重。

患者自1983年起经常右侧太阳穴痛，项背不舒，时有发热，恶寒汗出，四肢麻木，身体肌肉疼痛，鼻鸣鼻塞，每于月经前后发作，一般1周自愈。此次经前始痛，经后也痛，一连20多天不止，隐隐作痛。诊查：舌淡，苔白滑，脉浮弱。

诊断：经行头痛。

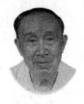

辨证：病缘于外感，失治邪羁，患者体属卫气不固而营血弱，故每于月经前后病作头痛。

治法：调和营卫，疏风通络。

方药：桂枝汤加味。

桂枝 9g，白芍 9g，川芎 9g，藁本 9g，白芷 9g，甘草 6g，生姜 9g，大枣 9g。3 剂，每日 1 剂，水煎服。

服上方 3 剂后，头痛减少，效不更方，以后治疗 3 个周期，不再头痛。随访两年，无复发。

按语：经期前后，血脉虚疏，阴血下趋，阳气易浮，成阳浮而阴弱之局，故秦家泰教授施以桂枝汤。桂枝为君，助卫阳，通经络，解肌发表而祛在表之风邪；白芍为臣，益阴敛营，敛固外泄之营阴；生姜辛温，既助桂枝辛散表邪，又兼和胃止呕；大枣既能益气补中，又可滋脾生津。姜枣相配，是为补脾和胃、调和营卫，共为佐药。炙甘草调和药性，合桂枝辛甘化阳以实卫，合芍药酸甘化阴以和营，功兼佐使之用。念及患者持久而痛，盖因浴冷凝滞清阳所致，遂加川芎、藁本、白芷清宣风寒，疏利头目，入血而不伤血。

病例 2：梁某，女，37 岁，1984 年 8 月 24 日初诊，病历号：1058。

主诉：经行前后头痛 6 年。

1968 年，患者怀孕，怀孕期间去打柴，不慎损伤腰部，不久即见腰痛，痛引右足，经治疗病愈。1978 年又见右侧头痛，痛连目眶，有时左侧也见痛，但以右侧为甚，多于月经前后发作，但月经正常，痛时呈刺痛、跳痛，长期不

秦家泰

愈，伴有耳鸣、恶心等症状，饮食、睡眠尚正常。诊查：舌暗，苔薄白，脉涩。

诊断：经行头痛。

辨证：身妊伤腰，宿瘀阻络，清窍受阻而头痛。

治法：活血化瘀，通窍止痛。

方药：通窍活血汤加减。

石菖蒲 9g，郁金 9g，川芎 9g，桃仁 9g，红花 6g，赤芍 12g，葱 5 茎，生姜 9g，大枣 9g，白芷 9g。煎水后兑酒服，每次服药时于药液内加入白酒几滴。3 剂，每日 1 剂，水煎服。

二诊：10 月 17 日。服上方 8 剂后，头痛虽有减，但减不足言，效果不明显，病情如故，伴有头昏眼花、耳鸣、腰酸腿软等肾虚症状。舌红不暗，苔白滑，脉右缓、左涩。

处方：麝香 0.3g（另包冲服），川芎 15g，桃仁 9g，红花 6g，赤芍 12g，葱 9 茎，生姜 9g，大枣 9g，全蝎 9g，蜈蚣 2 条。煎水后兑酒服，方法同前。

服上方 3 剂后，头痛大减，后不再头痛，病愈神爽。1986 年 5 月再见头痛，仍以本方加减调治。后随访 1 年，未再发作。

按语：身妊闪挫，伤及胞脉，气血伤阻，虽治未彻，宿瘀久留窍络，头痛、耳鸣、恶心等症悉作，经期血行于下而虚于上，既虚且瘀，故痛作而剧，秦家泰教授予以《医林改错》中的通窍活血汤化裁，初诊以白芷、石菖蒲、郁金之芳化开窍代麝香，以期行化久瘀、通窍止痛。二诊效不显，足见瘀踞深久，遂径用原方，且较前加重川芎、葱用量，以增上行头目而通窍之功；全蝎、蜈蚣功擅入络，化瘀而止痛，故加用之；酒性行散，助药行事。诸药合用，方证合拍，故取良效。

痛　经

痛经是指妇女在月经来潮前后或行经期间出现小腹疼痛或其他不适症状，且每随月经周期发作。临床上有原发性痛经和继发性痛经之分。秦家泰教授认为，本病多由气滞血瘀、寒湿凝滞、气血虚弱等因素造成，故治痛经必须抓住寒凝、气滞、血瘀 3 方面，以此入手治疗。

病例 1：徐某，女，17 岁，1981 年 7 月 30 日初诊，病历号：3065。

主诉：经前少腹痛 1 年余，白带量多近半年。

患者 1979 年由桂林到南宁读书，由于环境改变，月经停止约半年，以后月经前后不定，一般以提前为多，至 1980 年夏天由于经常经前洗冷水澡，月经前左侧少腹痛，有黑色小血块，1 周始净。1981 年白带增多，经前便溏，伴有头昏眼花、腰酸、耳鸣、心悸、少气、食少、倦怠等症状。诊查：舌尖红暗，苔薄黄腻，脉弱迟涩。

诊断：痛经。

辨证：脾肾气虚，寒湿凝滞经脉。

治法：健脾除湿止带，温经通脉止痛。

方药：方 1：完带汤加减；方 2：桂枝茯苓丸加味。

方 1：党参 12g，白术 9g，山药 12g，苍术 9g，薏苡仁

30g，陈皮 5g，柴胡 6g，炒荆芥 5g，白芍 9g，甘草 5g。

方 2：当归 9g，川芎 6g，桂枝 6g，茯苓 9g，赤芍 9g，桃仁 9g，牡丹皮 9g，薏苡仁 30g，地榆 15g。

每月月经前后各服两剂。

二诊：8 月 21 日。上次月经是 7 月 19 日来潮，本月是 16 日来潮，经前约 10 天有白带，比上个月少，仍有经期少腹痛，以第 1 天和第 2 天为甚，有小血块，伴头昏眼花、疲倦。舌红，苔薄黄，脉关滑迟涩。守上方。

三诊：8 月 24 日。月经于 20 日停止，但左侧少腹仍隐痛，食少倦怠，头昏眼花，心烦，醒后口干苦，少气。舌深红，苔薄黄，脉细弱。

处方：生地黄 12g，当归 9g，川芎 6g，赤芍 9g，黄芩 6g，栀子 9g，薏苡仁 30g，地榆 12g，丹参 12g。4 剂，每日 1 剂，水煎服。

四诊：9 月 13 日。本月月经在 9 月 4 日来潮，提前 12 天，经色黑，有小血块，量反少，左侧腹痛，口苦，心烦，牙龈出血，大便正常，经停后有白带。舌红，苔薄白，脉滑近数。

方 1：生地黄 12g，牡丹皮 9g，白芍 9g，青蒿 6g，黄柏 9g，车前子 9g，薏苡仁 30g，地榆 15g，地骨皮 9g，丹参 12g。

方 2：当归 9g，川芎 6g，桂枝 6g，茯苓 9g，赤芍 9g，桃仁 9g，牡丹皮 9g，丹参 12g，地榆 12g。

以上两方于月经前后各服两剂，加减调治半年多，1982 年 5 月随访，患者谓近已无经痛，仍嘱其今后避免冷水浴及生冷饮食。

按语：本案患者二七有余，肾气尚不平均，体质脆薄，故有随环境变迁而月事紊乱的表现。复因经前行冷水浴，寒湿内侵，胞脉凝阻，故见少腹痛、经色黑而有块。寒湿久踞，脾肾被伤之象显现。秦家泰教授随证遣施两方，第1方为完带汤加减，该方源于《傅青主女科》，主治脾虚肝郁，湿浊带下。此处用方能健运脾胃，温燥寒湿而止带。方中白术、山药为君，意在补脾祛湿，使脾气健运，湿浊得消；山药并有固肾止带之功；臣以党参补中益气，以助君药补脾之力；苍术燥湿运脾，以增祛湿化浊之力；白芍柔肝理脾，使肝木条达而脾土自强；佐以陈皮，理气燥湿，既可使补药补而不滞，又可行气以化湿；柴胡、荆芥之辛散，得白术则升发脾胃清阳，配白芍则疏肝解郁；使以甘草调药和中。诸药相配，使脾气健旺，肝气条达，清阳得升，湿浊得化，则带下自止。《傅青主女科》曰："夫带下俱是湿证，而以带下名者，因带脉不能约束，而有此病，故以名之。盖带脉通于任督，任督病而带脉始病……加以脾气之虚，肝气之郁，湿气之侵，热气之逼，安得不成带下之病哉？故妇人有终年累月下流白物，如涕如唾，不能禁止，甚则臭秽者，所谓白带也。夫白带乃湿盛而火衰，肝郁而气弱，则脾气受伤，湿土之气下陷，是以脾精不守，不能化荣血以为经水，反变为白滑之物，由阴门直下欲自禁而不可得也。治法宜大补脾胃之气，稍佐以舒肝之品，使风木不闭塞于地中，则地气自升腾于天上，脾气健而湿气消，自无白带之患矣。"

秦家泰

第 2 方是桂枝茯苓丸加味，该方源于《金匮要略》，主治瘀阻胞宫，此处用方取其化瘀利湿、温经止痛之力。其中，桂枝辛甘而温，温通血脉，以行瘀滞，为君药；桃仁味苦、甘，性平，助君药以化瘀，用之为臣；牡丹皮、赤芍味苦而微寒，既可活血以散瘀，又能凉血以清退瘀久所化之热，赤芍并能止痛；茯苓味甘、淡，性平，渗湿祛痰，以助消癥之功，健脾益胃，扶助正气，为佐药。诸药合用，共奏温经止痛之功。

三诊时，针对经后血虚失荣而痛，主以四物汤养血止痛，余药对症或降浮热，或化残瘀。四诊时，为血虚而瘀，虚热上炎，故施清经散化裁方，滋水清火，化瘀调经。

病例 2：冯某，女，34 岁，1981 年 4 月 4 日初诊，病历号：3093。

主诉：腹痛 4 年余，经期尤剧。

患者 1977 年淋巴结结核手术治疗后，因劳累过度，以后渐见头昏眼花，疲倦，腹痛，食欲不振，多汗，大便少，微溏，两天 1 次，月经稍提前（一般 28 日），色淡有黑块，有白带，经期腹痛加剧。刻诊：面色㿠白，喜热饮。舌淡苔白，胖大有齿印，脉细涩。

既往史：1971 年左足关节痛，经治疗而愈。1977 年患淋巴结结核，经手术治疗。1979 年体检发现风湿性心脏病。

诊断：痛经。

辨证：脾胃阳虚，化源不足，气血两虚。

治法：补益气血，建中止痛。

方药：归芪建中汤。

当归 9g，黄芪 15g，桂枝 9g，白芍 12g，生姜 9g，大枣 12g，炙甘草 6g，饴糖 30g。

二诊：4 月 13 日。服上方 6 剂后，腹痛减少，食欲稍增（每天 6 两），胃胀，呃逆，自觉气逆，自少腹上冲咽喉，咽喉不适，30～60 分钟方缓解。舌淡苔白，舌胖大，脉涩。仍照前方服，之后再服下方。

处方：党参 15g，白术 9g，茯苓 12g，半夏 9g，陈皮 6g，枳壳 6g，神曲 9g，炙甘草 6g，竹茹 9g。3 剂，每日 1 剂，水煎服。

三诊：7 月 7 日。头昏眼花，耳鸣，腰痛，小便短黄、涩痛，小腹痛，食欲尚好，大便结。舌暗，胖大，苔黄腻。

处方：生地黄 12g，山药 12g，山茱萸 9g，茯苓 12g，泽泻 12g，牡丹皮 9g，薏苡仁 30g，牛膝 15g，黄柏 9g。

四诊：7 月 22 日。服上方 8 剂后，小便不涩痛，大便不结，余无变化。苔微黄腻，脉细涩。经检查，两侧附件发炎，白带多，小腹痛。仍服 7 月 7 日方。以后每次月经前后服下方。

处方：当归 9g，川芎 6g，桂枝 6g，茯苓 9g，牡丹皮 9g，桃仁 9g，赤芍 9g，薏苡仁 30g，地榆 15g。月经前两剂，月经后两剂。

调治半年愈，随访未复作。

按语：劳则气耗，患者初诊可见一派中气虚损之象，中虚气血化源不足，腹为脾主，失却荣煦，故而作痛，经期气血下走，痛尤显剧。"劳者温之"，而温之必以扶中气为务，故秦家泰教授予以归芪建中汤温建中气。二诊症减，但自觉气自少腹上冲咽喉，此三焦失和之象，治仍调中，在继服前方的基础上，复施以温胆汤加味，以建固中州。近3个月后三诊时，证显肾虚而湿热羁踞，故予六三汤补肾虚而清利湿热。末诊症减，因思病久多瘀，参诸脉症，遣以桂枝茯苓丸加味方，温经止痛，祛瘀利湿，以推陈致新。

病例3：胡某，女，20岁，1979年4月1日初诊，病历号：4127。

主诉：经期腹痛3年余。

患者自1976年开始见月经不调，或前或后，经期腹痛，血色尚正常，量中等，白带少，伴有腰痛，头昏眼花。1978年3月到学校后，睡眠欠佳，时有心动悸。诊查：舌淡，苔薄白，脉缓弱。

诊断：痛经。

辨证：肾气不均，精血不足。

治法：养血活血止痛，健脾宁心安神。

方药：方1：桃红四物汤加味；方2：归脾汤加减。

方1：熟地黄15g，白芍9g，当归9g，川芎6g，桃仁9g，红花6g，丹参12g，牛膝12g，菟丝子9g。每日服两剂。

方2：党参15g，白术9g，茯苓12g，当归9g，黄芪15g，远志6g，炒酸枣仁9g（打），木香3g，炙甘草5g。本方作经期后平时服。

按语：本案患者年近"三七"，肾气不均，禀赋不足，血海空虚，胞宫失于濡养而致小腹疼痛，并常见经水先后无定期、白带少、腰痛、昏眩等症状。其经期腹痛当属血虚之证，故以桃红四物汤养血活血，加之丹参、牛膝，使血药动而不滞；针对睡眠差而心动悸，施予归脾汤化裁方，以补气血，养心脾。

妊娠恶阻

妊娠早期出现严重的恶心呕吐，头晕，厌食，恶闻食气，甚则食入口即吐，称为妊娠恶阻，多由脾胃虚弱、肝胃不和等原因引起。秦家泰教授多从温补脾胃、化瘀降逆等法入手，收效甚佳。

病例：王某，女，24岁，1986年7月27日初诊，病历号：1005。

主诉：怀孕近2个月，伴胸闷、恶心、吐痰涎、厌食。

患者平素脾胃虚弱，食欲不振，现妊娠即将两个月，见胸闷，恶心，欲吐，呕吐清涎，以晚间为甚，伴有头昏眼花，倦怠嗜卧，厌食，心烦易怒，口淡不苦。诊查：舌淡，苔白滑腻，脉细滑。

诊断：妊娠恶阻。

辨证：脾胃素弱，身妊之后，气血养胎，冲气上逆，胃失和降。

治法：健脾和胃，化痰降逆。

方药：六君子汤加味。

党参12g，白术9g，茯苓12g，制半夏9g，陈皮5g，紫苏叶3g（后下），生姜9g，炙甘草5g。3剂，水煎服。

按语：妇人有妊，气血下聚养胎，冲脉之气较盛，其

秦家泰

充盛逆上，累及阳明之气亦逆而不降，出现恶心、厌食等反应，本其常也。然本案患者脾胃素虚，故恶阻之症明显。治以六君子汤健脾和胃，扶持中焦之本。方中党参为君，益气健脾养胃；臣以苦温之白术，健脾燥湿，加强益气助运之力；佐以甘淡之茯苓，健脾渗湿，苓、术相配，则健脾祛湿之功益著；半夏、陈皮行气健脾化湿；使以炙甘草，益气和中，调和诸药；加紫苏叶行气补中，醒脾止呕而无伤胎之弊，故合之于方内。

经行腰痛

经行前后或正值经期出现身体疼痛或腰痛，均属经行腰痛的范围。本病多因素体血虚或寒凝湿滞、气血经络不通而成。秦家泰教授治疗本病以调气血、和营卫、通经络为主。若为阴虚而湿热阻滞，治当滋阴清热化湿。

病例1：周某，女，35岁，1984年12月31日初诊，病历号：1040。

主诉：腰痛近10年，经行前后尤甚。

患者从事基建工作，挑抬事务多，损伤腰部，自1975年起第4腰椎疼痛，按之有压痛，弯腰作业稍久更痛，月经前后疼痛明显，经色黑，有块，每于经前2~3天腰痛，经后又痛几天，反复不愈，近月来右手肘关节痛而麻木。诊查：舌红，苔薄白，有时舌起疱，脉沉涩。

诊断：经行腰痛。

辨证：体劳负重，腰络因伤，经脉因阻，经行气血用事，故腰痛尤甚。

治法：化瘀通络，温经活血。

方药：方1：身痛逐瘀汤加减；方2：桂枝茯苓丸加味。

方1：秦艽9g，羌活9g，桃仁9g，红花6g，赤芍12g，炮山甲9g，牛膝12g，制乳香6g，制没药6g。每日1剂，水煎兑酒服。

方2：当归9g，川芎9g，赤芍12g，桂枝9g，红花6g，茯苓12g，丹参12g，地榆12g，桃仁9g，牡丹皮9g。每日1剂，水煎服。

月经前后各服两剂，连服3个月。随访1年，病愈。

按语：挑抬负重，伤腰损络，多虚且瘀，诚如《素问·刺腰痛》所谓："得之举重伤腰，衡络绝，恶血归之。"本案患者脉沉涩、手肘痛麻，即为明证。因此，秦家泰教授疏两方，方1以身痛逐瘀汤化裁，化瘀通络止痛。此方源于《医林改错》，方中秦艽、羌活祛风除湿；桃仁、红花活血祛瘀；没药、乳香行气血，止疼痛；牛膝疏通经络以利关节；炮山甲活血散结；兑酒服用，温通行散以助药力。方2以桂枝茯苓丸加味，该方源于《金匮要略》，主治瘀阻胞宫，此处用方取其化瘀利湿、温经止痛之力。方中桂枝辛甘而温，温通血脉，以行瘀滞，为君药；桃仁味苦、甘，性平，助君药以化瘀，用之为臣；牡丹皮、赤芍味苦而微寒，既可活血以散瘀，又能凉血以清退瘀久所化之热，赤芍并能止痛；茯苓味甘、淡，性平，渗湿祛痰，以助消癥之功，健脾益胃，扶助正气，以上均为佐药。诸药合用，可通散久瘀。

病例 2：卜某，女，39 岁，1979 年 4 月 23 日初诊，病历号：4113。

主诉：腰痛时作，经期尤甚。

患者经常腰痛，耳鸣，睡眠不好，口干苦，牙龈常肿，牙松，时有牙痛，便结，胃部胀满，月经尚可，唯经期腰痛更甚。诊查：舌红，苔薄白，脉细弱。

诊断：经行腰痛。

辨证：肾水虚于下，胃热炎于上。

治法：滋肾清热。

方药：玉女煎加减。

生地黄 20g，玄参 15g，知母 9g，生石膏 15g（打），牛膝 15g，山药 12g，黄柏 3g，甘草 5g。3 剂，水煎服。

按语：本案显系"少阴不足，阳明有余"之证，肾水不足之症尤显，腰为肾府，故而作痛。胞脉系肾，经血下走时，肾虚益显，腰痛益甚。秦家泰教授据证施以玉女煎化裁，玉女煎出自《景岳全书》，具有清胃泻火、滋阴增液之功。本案中用方更熟地黄为生地黄，重用之，因其甘寒沉降，补水除热；去麦冬加玄参，取其色黑入肾，滋真水而降浮火；知母、石膏清降阳明之热；牛膝益肾，且可引热下行；山药益肾气，健脾胃，合甘草可防凉药伤中；取少量黄柏，轻清水中之火，可谓药证契合。

经前泄泻

经前泄泻责于脾肾两脏，或由素体脾虚，月经将行时，气机下注冲任血海，脾气益虚，脾虚失运，化湿无力；或由肾虚，禀赋不足，命门火衰，火不暖土，脾失健运，致成泄泻。

秦家泰教授主张，本病按脾虚、肾虚分，辨证时应着重观察大便的性状及泄泻的时间，以确定性质，辨证用药。他还强调，妇女经行，血室空虚，治当顾及营血。

病例：卢某，女，34岁，1982年4月23日初诊，病历号：3035。

主诉：经行前腹泻3年。

1970年，患者怀孕将足月时跌倒1次，次日早产，出血过多，产后贫血，经调理而愈。近3年来，头昏眼花，耳鸣，腰痛，多汗，饮食减少，每次月经前见腹泻，一般3～7天始愈。近半月来，胃脘部胀满，呃逆。诊查：舌淡苔白，脉细弱。

诊断：经前泄泻。

辨证：脾虚，经血下趋时，中气失摄难固，故而作泻。

治法：健脾补中，益气止泻。

方药：六君子汤合当归补血汤加味。

党参12g，白术9g，茯苓12g，半夏9g，陈皮6g，当归9g，黄芪20g，炙甘草6g，菟丝子9g。3剂。

二诊：患者诉服完3剂后，病愈矣。

按语：大凡腹泻，必关乎脾土。从患者的伴随症状来看，头昏眼花、耳鸣系清阳不升所致，气虚失固致多汗，纳减、脘胀、呃逆亦为中虚表现，舌脉也支持中虚。月经将行时，气血行注于下，中虚凸显，失却对水谷的转运及

秦家泰

化布，因而泻作。秦家泰教授认为，调治之法，重在健固中土，故处方以六君子汤益气健脾而固中，合之当归补血汤益气补血，妙在黄芪一味，甘温补中，寓升于固，最切本证，故重量用之。《本草正义》谓黄芪"补益中土，温养脾胃，凡中气不振，脾土虚弱，清气下陷者最宜"。《素问·至真要大论》曰："诸厥固泄，皆属于下。"加菟丝子补肾益精，健脾止泻，《神农本草经》曰其可"补不足，益气力"，可兼去腰痛。

经前鼻衄

经前鼻衄在辨证时按"经行吐衄"辨证。每因肝经郁火，冲气夹肝火上逆损伤阳络，或因素体肺肾阴虚，虚火上炎，灼伤肺络而成鼻衄。秦家泰教授辨治本病更重于滋阴降火。

病例：陈某，女，29岁，1980年1月9日初诊，病历号：3161。

主诉：月经将行时鼻出血3年余，经期延后。

1976年5月后，因单位频繁开展学习活动，患者每晚加班加点整理文件，工作劳累，渐见腰腿酸痛，月经延后10多天，每于月经前则鼻出血，月经量少，色黑有块，有时心烦易怒，经前乳房胀痛，午后面色潮红，五心烦热，睡眠欠佳，醒后有口干，饮食及大小便正常。今天上午鼻出血1次，量不多，色鲜红，经人介绍来就诊。诊查：舌红，苔薄黄，脉细弱。

诊断：经前鼻衄。

辨证：过劳伤肾，水不涵木，肝阳偏亢，木火刑金，以致鼻衄。

治法：滋阴补肾，泄肝止衄。

方药：六味地黄丸加减。

生地黄 15g，山药 12g，山茱萸 9g，牡丹皮 9g，炒栀子 9g，白茅根 9g，玄参 12g，牛膝 15g，麦冬 12g。3 剂，水煎服。

二诊：1 月 15 日。服上方两剂后，出血即止；3 剂服完后，月经即来潮，经量不多，色淡。睡眠较差，身体困倦。舌淡苔白，脉细。遂疏归脾汤加减 3 剂。

以后 8 个月内连续经前来诊调理，以上方加减为治。随访 1 年，未见鼻衄。

按语：女子过劳，精伤血耗，直接影响月事，肾本被伤，水不涵木，肝阳易亢，月经将行时，血聚于下，肝体失养，阳郁化火，刑侮肺金，而致鼻衄。秦家泰教授治以六味地黄丸中的"三补"为底，合清润肺体之麦冬、玄参，以期水增木涵；牡丹皮、栀子入血分，清降冲逆之木火；白茅根、牛膝降气泄火，有入血而不伤血之妙。

经期眩晕

经期出现头晕目眩、视物昏花，而月经干净后眩晕自行消失。此类病证多见于素体气血虚弱，或久病未复，或痰湿素盛之人。秦家泰教授治晕，以治饮为见长，多以

《伤寒论》和《金匮要略》之方治疗。

病例：陈某，女，40岁，1981年10月8日初诊，病历号：2013。

主诉：经期眩晕多年，近来加剧。

患者于1974年8月行人工流产，术后营养不足，即见头昏眼花，食少倦怠，月经后见眼胞肿，到1977年后眩晕加剧，每于经期发作，发则不能起床，颈项痛，前额也痛，恶心呕吐，心悸，胸闷，三四天后缓解，但倦怠乏力，多梦。约10天左右身体始得恢复，每月1次，近年来发作频繁，10天至半个月1次。诊查：舌淡苔白，脉缓弱。

诊断：经前眩晕。

辨证：气血伤损，无以奉上，乃作眩晕；中虚失运，难免饮停，清阳不升，眩晕频作。

治法：扶中健脾，温阳化饮。

方药：方1：苓桂术甘汤、泽泻汤、小半夏汤合方加减；方2：归脾汤合二陈汤加减。

方1：茯苓15g，桂枝9g，白术12g，泽泻12g，藁本9g，半夏9g，蔓荆子9g，炙甘草6g，生姜9g。

方2：党参12g，白术9g，茯苓12g，半夏9g，陈皮5g，当归9g，黄芪15g，炒酸枣仁9g，远志6g，炙甘草6g。

发作时服第1方3~6剂，平时服第2方调理。

二诊：12月23日。患者来信说，服第1方6剂后，眩晕大减，改服第2方（已上班工作），已服50剂左右，病情逐步好转，除有轻度头昏外，别无所苦。

三诊：1982年5月20日。服上方约90剂，诸症大

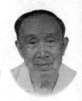

减，唯月经后头昏，常吐清涎，余无所苦。第2方黄芪增至 20g，去酸枣仁、远志，加吴茱萸 10g，生姜 3 片。

按语：人工流产重伤气血，加之营养不足，延久脾胃之气大伤，运转无能，气血化源虚乏，津液停蓄为饮，经期气血下注，中虚益甚，前贤有谓"无虚不作眩"，故本患眩晕以经期为重。秦家泰教授据证依情并施两方，第1方融用苓桂术甘汤、泽泻汤、小半夏汤，以温化寒饮为主；为防土虚木乘，加藁本、蔓荆子平肝降气。第2方以归脾汤与二陈汤合化，意在健运脾胃，生化气血，以固复后天为重。二诊时，服方 50 余剂，"久而增气"，正气渐复。守方至三诊，诸症大减，考虑经后头昏系中气不升，故黄芪增量；时吐清涎，盖有寒饮恋碍胃土所致，于是去敛守之酸枣仁、远志，加吴茱萸、生姜以温胃祛痰饮。

热入血室

血室即胞宫也。妇女在月经前后或月经期间，由于血海空虚致外邪乘虚而入，发作时以发热恶寒等外感症状为主要表现，此为热入血室。秦家泰教授辨治本病每以外清邪气为标，顾及血室为本，标本兼治，每获良效。（在本书"诊余漫话"中有专门论述）

病例：郭某，女，36 岁，1979 年 5 月 12 日初诊，病历号：4100。

主诉：外感 1 月余，月经先期而至。

患者 1 个月前感冒，咳嗽，喉痒，痰黄白相兼，鼻涕

秦家泰

多，呈绿色。近日右胁痛，发热恶寒，适月经来潮第 2 天，平时周期正常，此次提前 7 天，有小血块，腹不痛，但白带多，时黄而臭，咳嗽痰黄。诊查：左少腹有压痛，口干苦。苔薄黄，脉细近数。

诊断：热入血室。

辨证：肺热乘肝，血室被扰。

治法：解表清热，化痰肃肺。

方药：麻杏甘石汤加味。

麻黄 5g，杏仁 9g（打），石膏 15g，黄芩 9g，瓜蒌壳 9g，前胡 9g，半夏 9g，桔梗 9g，甘草 5g。3 剂，每日 1 剂，水煎服。

二诊：5 月 16 日。服上方 3 剂后，咳嗽已减，痰少转白，经血趋净，唯寒热阵作，头目昏花，口苦略干，脉见弦细。

疏小柴胡汤加当归、连翘，3 剂病去。

按语：病起于外感，迁延失治，邪热熏肺，金盛乘木，肝之疏泄太过，藏蓄失司，终致月经提前而至。胁痛、白带多、色黄而臭，显系木旺生热。虑及肺热不解，则肝木难平，血室难宁。若能解尽邪热，则肝之冲和指日可复，遂以麻杏甘石汤宣表降热。方中麻黄辛温，开宣肺气以平喘，开腠解表以散邪；石膏辛甘大寒，清泄肺热以生津透邪；杏仁味苦，降利肺气而平喘咳。取"半个"加味清气化痰汤，半夏燥湿化痰；黄芩清胸膈之热；瓜蒌壳行气除烦；前胡疏散风热，降气化痰；桔梗开宣肺气。共助麻杏甘石汤顺降肺气，化痰宁嗽。然已入血室之热，恐非本方

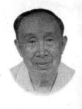

能及，故二诊时则改用小柴胡汤加味，疏解表里之邪，终获良效。

产后恶露不尽

病例：秦某，女，28岁，1980年11月17日初诊，病历号：4001。

主诉：刮宫术后恶露不尽，近伴腰痛、少腹痛。

患者于10月20日行刮宫术，11月2日恶露未止，因挑草负重，两三日后，见腰痛，两侧少腹疼痛，以左侧为甚，小便时黄，昨天小便后仍见有点血丝，小便不热不痛，饮食如故，余无所苦。诊查：舌淡，苔薄白，脉右缓，左涩、尺脉尤甚。

诊断：产后恶露不尽。

辨证：冲任受损，调摄不慎，瘀阻胞络。

治法：益冲任，调气血。

方药：桃红四物汤加减。

当归9g，川芎6g，赤芍9g，桃仁9g，红花6g，茯苓12g，牡丹皮9g，丹参12g，炒益母草9g。3剂，水煎服。

二诊：11月19日。服上方两剂后，腰已不痛，两侧少腹胀痛，昨天走路活动多些，昨晚睡前较痛，又有少许恶露下泄，色红，下后今早腹不见痛。舌淡红，苔薄白，脉左涩。守上方两剂。

三诊：11月21日。服上方1剂后，腰腹不痛，前晚恶露多些，今早仍有少许，暂停药以观后效。

四诊：11月23日。停药已两天，恶露少而未止，除时有心悸、目不能久视外，别无所苦。舌淡，苔薄白，脉细弱。虽刮宫仅1个月，疑为月经已至，再停药观察。（后确诊为月经来潮）

按语：冲任皆起于胞中，二脉与女子的经血、妊胎密切相关。刮宫直接伤损冲任，气血因之损伤，遂致恶露不止，复因体劳负重，伤耗血气，经脉益加瘀阻，腰腹因痛。左尺脉尤涩，明示既虚且瘀。秦家泰教授以桃红四物汤去熟地黄之滋恋，以专意养血活血，加牡丹皮、丹参、益母草以增活血祛瘀、调经止痛之力。诸药合用，以期瘀祛经通、冲任和调。药证合拍，故患者先后服方3剂而收效近半。四诊时值经期，停药留观。时有心悸，目不能久视，提示血虚，若再诊会适加养血之品。

闭　经

病例：程某，女，37岁，1984年8月1日初诊，病历号：1065。

主诉：经停数月，近20天内月经两至。

患者于1973年见眼睑浮肿，头昏眼花，耳鸣，腰痛，小便黄而涩痛，长期不愈，经医院检查，发现肾下垂、右肾积水。1981年，月经出现不调，初时月经先期、量多，以后发为闭经。1984年1月，须打黄体酮针，月经始潮。以后停经7个月，7月10日月经来潮4天，至7月28日又见月经来潮，量少色淡。诊查：舌苔黄腻，脉细弱偏数。

诊断：闭经。

辨证：下焦湿热，蕴久伤肾，肾虚经闭，血耗失藏。

治法：滋补肾水，兼清湿热。

方药：自拟六三汤。

生地黄 12g，山药 12g，山茱萸 9g，牡丹皮 9g，茯苓 12g，泽泻 12g，黄柏 9g，薏苡仁 30g，牛膝 12g。3 剂，水煎服。

二诊：8 月 7 日。服上方 6 剂后，眼睑已不肿，小便仍黄、不涩痛，腰酸腿软，月经仍未停止。舌尖有瘀点，苔根黄腻，脉细弱。效不更方，加益母草 9g。

以后以本方加养血活血补气之药调治半年，月经已正常来潮。

按语：患者不满"四七"时，肾气已露不足，历久失治，正不足而邪有余，牵及冲任胞脉，遂致月水失调。秦家泰教授秉承朱丹溪"阴常不足"的思想，施以自拟六三汤（六味地黄丸合三妙丸），肾水得补，湿热得除，年久痼疾，服药 6 剂显效。二诊细查，见舌尖有瘀点，于是守方加益母草，行瘀血，生新血，调经利水，月经、小便两相兼顾。

崩　漏

病例：邓某，女，46 岁，1991 年 3 月 18 日初诊，病历号：1038。

主诉：月经紊乱 2 年，近半年来加重。

患者自 1989 年 1 月以后见月经不正常，经期前后不

定，经量时多时少。1990 年 12 月，诊刮病理报告示宫内膜囊性增生，西医诊为功能性子宫出血。住院期间经中药及妇康片等药治疗，效果不佳，于 1991 年 1 月底出院。末次月经 3 月 10 日，至今淋漓未净，经量少，色暗不泽，伴身倦无力，气短心慌，食欲不振。诊查：面色晦暗失荣，舌偏红，苔薄黄，脉细略数。

诊断：崩漏。

辨证：肾阴虚夹内热，血热妄行，冲任不固。

治法：滋阴清热，固经止漏。

方药：清经散合两地汤加减。

生地黄 15g，地骨皮 10g，牡丹皮 10g，白芍 10g，黄柏 10g，玄参 12g，麦冬 10g，阿胶 10g（烊化），益母草 12g。每日 1 剂，连服 6 日。

二诊：3 月 25 日。服上方 3 剂后，经量即减少；第 4 剂服完，经淋即净，食欲增加，但仍见咽干，心烦，睡眠欠佳，舌尖红。原方加炒酸枣仁 10g，并嘱停服妇康片，单纯以中药治疗。

三诊：4 月 8 日。继续服药 6 剂后，精神好转，睡眠亦有改善，但月经仍提前于 4 月 3 日来潮，经量较上月少，仍守原方，去益母草，加墨旱莲 12g。

连服 3 剂后，经血即止，以后再调治两月余，病即告愈。1992 年 8 月 18 日因肩周炎来诊时告知经漏未再复发。

按语：崩漏一证，病因多端，临证所见，有虚有实，虚者因冲任不固，脾不统血，或肾虚不固，封藏失职；实者则多因瘀血内阻或血热迫血妄行。本案因肾阴虚，里热

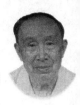

迫血妄行而成崩漏。本方仿傅青主清经散和两地汤合方化裁而成。方中之两地汤，傅氏为"只专补水，水既足而火自灭"而设，其中地骨皮、生地黄清肾经之热；生地黄配麦冬、玄参能滋肾阴；生地黄配黄柏、牡丹皮，加墨旱莲，可清热凉血而养阴；白芍与阿胶同用，柔肝阴而养血海。诸药合用，清热养阴，凉血止血，热去而阴不伤，血安而经调漏止。

癥 积

病例：翁某，女，50 岁，1991 年 5 月 27 日初诊。

主诉：月经不规则及小腹坠胀 2 年多。

患者两年前开始见月经不规则，时多时少，有时 1 个月有两次来潮，经期长短不一，常伴小腹痛胀，小便时尿道口急胀欲坠，尿量少。某医院妇产科检查：宫体后位，活动稍差，左侧附件可触及一囊性肿块，如鸭蛋大。B 超检查：左侧附件为陈旧炎症性增厚。刻诊：左下腹有轻微压痛，口干不欲饮，纳食一般，大便正常。神倦，面色不华，舌暗淡，苔微黄，脉细涩。

诊断：癥积。

辨证：气滞血瘀。

治法：活血化瘀。

方药：桃红四物汤加减。

桃仁 10g，红花 10g，当归 10g，川芎 6g，赤芍 12g，牡丹皮 10g，桂枝 10g，丹参 12g，益母草 12g。每日 1 剂，

秦家泰

水煎分两次服。

二诊：6月3日。服上方6剂后，小腹疼痛大减，小便顺利，尿道口急胀也有所改善。药已中鹄，效不更方，守上方继进6剂。

三诊：7月10日。月经来潮第3天，经量较多，色暗，有紫黑色血块，得血块出则腹痛减轻。舌暗淡，苔微黄。证仍为胞宫瘀热，气滞血瘀，守上方，去桂枝，加墨旱莲12g。

连服20余剂后，下腹疼痛消失，小便无急胀。B超复查示左侧附件囊肿明显减小，体积32mm×24mm，小腹无明显不适。后门诊随访1年，未见异常。

按语：附件囊肿属中医学"癥积"的范畴。《医学汇海》云："血瘕者，妇人经行及产后，或伤风冷，或伤饮食，以致内瘀血搏，凝滞不散，久则成块而作痛也。"本案患者年届"七七"，任脉虚，肾阳渐衰，气血失调，月事不以时来，以致气滞血瘀，血瘀相搏，凝结不散而成癥积。气血凝聚，非活血化瘀不能收功，故治以桃红四物汤为主。方中桃仁、红花攻破瘀血；赤芍、牡丹皮凉血清热；当归、川芎、益母草活血养血；以桂枝配赤芍通阳化气行血；丹参功同四物，既活血又能补血，使瘀去新生。诸药合用，清热而活血化瘀，血热既清，瘀血得去，故病愈。

绝经前后诸证

妇女在绝经前后，出现烘热面赤，进而汗出，精神倦

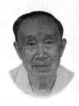

怠，烦躁易怒，头晕目眩，耳鸣，心悸，失眠健忘，腰背酸痛，手足心热，或伴有月经紊乱等与绝经有关的症状，称绝经前后诸证。临床常见的更年期综合征属本病范畴。

病例：张某，女，48岁，1992年7月3日初诊。

主诉：月经紊乱伴头晕、头痛、失眠1年。

患者自1991年1月以后月经或前或后，经量少，色暗红，常淋漓不断，并常有头晕、头痛、心烦、失眠等症状。半年前因家庭琐事而恼怒过多，头痛、失眠更甚，血压偏高，常因担心病情发展而到处求医，虽经治疗，但未获良效。近来常见肌肉不自主跳动，眼睛视物震动，口干咽燥，耳鸣，腰痛，心烦易怒，有时自哭，每于精神紧张则小便频数，失眠多梦，记忆力下降。诊查：舌尖红，苔微黄，脉细。

诊断：绝经前后诸证。

辨证：肾阴虚，心火亢，为心肾不交之证。

治法：滋阴补肾，养心安神。

方药：天王补心丹加减。

生地黄15g，麦冬10g，玄参15g，远志10g，柏子仁10g，酸枣仁10g，五味子5g，丹参15g，茯苓15g，朱砂1g（分两次冲服）。每日1剂，水煎服，并嘱安定情绪。

二诊：7月7日。服上方3剂后，精神好转，睡眠亦有改善，但仍见头晕，心烦时有，小便微黄，但已不频数，舌脉同前。药已对症，然患病日久，非数剂可愈，故将酸枣仁用量增至15g，加强养心安神之功。

三诊：7月15日。服药至第6剂时，因小孩生病住院，

秦家泰

心情不好，见心悸心烦，夜不能眠，情绪紧张则尿频数。苔黄，脉细数。秦家泰教授谓此乃七情耗伤心血，肾阴不足，血海亏虚，心火更旺，病机不变，主方毋须更张，仍守原方，加知母12g，继进6剂。

四诊：7月25日。月经来潮第4天，量不多，心情较爽，头晕、头痛大减，睡眠大有好转，每晚能睡4～5小时。

以后继续以上方加减，调治两个多月。门诊随访1年，未见复发。1993年10月来诊时，患者谓月经已绝4个月，身体无不适。

按语：本病中医称"绝经前后诸证"，秦家泰教授认为，妇女这一特殊的疾病，皆因肾气渐衰，肾精不足，天癸将竭，冲任脉虚，阴阳失之平衡所致。本病主要表现为头晕，心悸，耳鸣，五心烦热，失眠多梦，腰酸腿软，烘热多汗，记忆力减退，精神不集中，甚则神志失常，纳食欠佳，舌红，苔微黄，脉细数。治疗时着重"既济水火"。本案治以滋阴补肾，养心安神定志。天王补心丹源于《校注妇人良方》，主治阴虚血少，神志不安。秦家泰教授用此方化裁，以玄参、麦冬、生地黄滋阴补肾，远志、柏子仁、酸枣仁、朱砂、五味子、丹参、茯苓养心安神定志，知母清热除烦。诸药合用，滋阴安神，滋中寓清，心肾两顾，标本兼治。若阴虚较甚，火扰而彻夜难眠，秦家泰教授常加知母，酸枣仁用量增大，即与《金匮要略》酸枣仁汤合方之意。同时配以疏导患者紧张情绪，使其气血调和。脏腑安康，故病得愈。

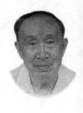

带　下

病例 1：赖某，女，38 岁，1991 年 8 月 19 日初诊。

主诉：月经量少、白带 10 多年。

患者婚后 12 年未孕，经做造影检查，诊为右侧输卵管积水、左侧输卵管不通、子宫发育不良。经多方医治无效而转来我室诊治。右下腹疼痛而胀，月经量少，而且多提前 4～5 天来潮，经前后白带量多，色黄而恶臭，混杂暗红色血性，质黏稠，夹有小片状物，心烦口苦，少眠多梦，小便黄，大便硬。诊查：舌红，苔黄，脉细数。

诊断：带下。

辨证：脾虚湿困，健运失常，湿邪流注下焦，伤及任带二脉而为带下。

治法：健脾祛湿，清热止带。

方药：易黄汤合四妙散加味。

芡实 15g，山药 12g，黄柏 10g，车前子 10g，白果 30g，薏苡仁 30g，牛膝 12g，苍术 10g，茯苓 15g。每日 1 剂，水煎服。服药期间，忌食辛辣之品。

二诊：8 月 23 日。服上方 3 剂后，带下减少，口苦亦微，其他症状亦有所改善，苔仍黄，大便硬。上方茯苓易为土茯苓 15g，连服 6 剂。

三诊：9 月 10 日。已无恶臭之黄带，尚有少许白带，但小腹疼痛，有将行经之兆。秦家泰教授谓带已转正常，唯月经未治，故仍见腹痛，投桃红四物汤加减以治月经。

秦家泰

经以上方药治疗，白带前后服药 20 剂，病已告愈，又以半年调理月经，亦转为较正常。门诊随访至 1992 年 12 月，带下未再发。

按语：带下古分青、白、赤、黄、黑五种，临证宜先辨寒热虚实。本案带下，秦家泰教授以湿热辨治，带不离湿，湿由脾虚。秦家泰教授谓带下的病因为湿，病变在脾，病位在带脉。患者来诊时正值经后 3 天，考虑到标本缓急，宜先治带，后治经。盖湿困脾则不能运，湿邪不去则郁而化热，湿热相交胞宫，下注而成带，故治疗必须健脾而清热利湿。本方由易黄汤合四妙散化裁而成。方中山药为健脾主药，配以茯苓、薏苡仁，则健脾利湿之功更著；黄柏、苍术、车前子、牛膝专以清热利湿；芡实、白果为涩敛之药，专于敛带固下。诸药相配，利涩并用，湿有去路，故带下病愈。

病例 2：韦某，女，28 岁，1986 年 7 月 21 日初诊。

主诉：带下量多有异味半年余。

患者半年前开始带下量多，带异味，伴头昏眼花，食少，倦怠，四肢麻木。刻诊：带下色黄而恶臭，不痒，口苦。苔黄腻，脉弦。

辨证：脾虚不运，湿浊内生，蕴久化热。

治法：健脾疏肝，清热止带。

方药：完带汤加减。

党参 12g，白术 9g，茯苓 12g，山药 12g，苍术 12g，柴胡 9g，白芍 9g，炒荆芥 5g，炙甘草 5g，白果 30g（打）。

二诊：7 月 24 日。上方缺白果，以龙胆 9g 代之，服 3

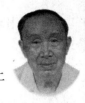

剂后，食大增，白带减，但仍黄、臭。苔黄腻，脉弦。上方加黄柏9g，3剂。

三诊：7月27日。服上方3剂后，白带减，仍臭。苔根微黄腻，脉弦。

处方：党参12g，苦参12g，龙胆9g，黄柏9g，土茯苓15g，槟榔9g，车前子9g，薏苡仁30g，甘草6g。4剂。

四诊：7月31日。服上方4剂后，白带已止，食欲增。苔根微黄腻，脉缓。再服药巩固。

处方：党参12g，白术9g，山药12g，茯苓12g，苦参12g，黄柏9g，薏苡仁30g，牛膝12g，炙甘草5g。3剂。

五诊：8月28日。白带止，近日头昏，倦怠，食少，四肢麻木，睡眠欠佳。苔微黄腻，脉弱。

处方：党参12g，白术9g，茯苓12g，陈皮5g，竹茹9g，神曲9g，山楂9g，炙甘草3g，山药12g。3剂。

六诊：9月3日。服上方后，食增，四肢麻木减，近4个月来月经提前，色暗有块。苔微黄腻，脉弱。

处方：生地黄12g，玄参12g，牡丹皮9g，地骨皮9g，白芍9g，青蒿6g，黄柏9g，茯苓12g，牛膝12g。3剂。

调治近3个月，病告愈。

按语：带之为病，与肝脾密切相关，女子多有怫郁，肝郁气弱，脾土受伤，湿气下陷，是以脾精不守，谷津流为滑浊之带；湿蕴日久，最易化热，两相蒸渍，终致带黄而臭；脾虚气血生化不足，故并见头昏眼花、食少、倦怠、四肢麻木等症状。秦家泰教授主以完带汤化裁，肝脾同治，正可谓傅青主所曰："寓补于散之中，寄消于升之内，开提

195

秦家泰

肝木之气……补益脾土之元。"辨证立法明晰，续诊或见清利湿热，或见健脾益气，进退损益之间皆未离扶脾顺肝。末以清经散与两地汤合化，以调摄经水。

原发性不孕

病例：黄某，女，28 岁，1978 年 12 月 13 日初诊，病历号：4209。

主诉：婚后 3 年未孕（未采取避孕措施）。

患者结婚 3 年不孕，月经 4～7 天 /35～60 天，量甚少，色暗黑如酱油，有瘀块。经前两日少腹、腰部胀痛，常气逆，食少。曾服大量胡椒，稍适。刻诊：耳鸣，倦怠，目眩，腰痛，夜尿频数（有时 1 小时 1 次），手足麻冷，白带少，眠少多梦。舌淡，苔薄白，脉细弱。妇科检查：外阴发育欠佳，宫颈光滑，宫体后位，手拇指头大，质中，两侧附件（－）。

诊断：原发性不孕（子宫发育不良）。

辨证：肾虚精少，宫寒不孕。

治法：补肾填精，暖宫祛瘀。

方药：方 1：温经汤加减；方 2：右归丸加减。

方 1：川芎 6g，当归 9g，阿胶 10g（烊化），牡丹皮 10g，白芍 12g，党参 12g，桂枝 9g，半夏 9g，吴茱萸 6g，炙甘草 5g，生姜 10g，小茴香 10g。

方 2：熟地黄 15g，山茱萸 10g，党参 12g，熟附子 10g，山药 12g，枸杞子 10g，当归 10g，肉桂 3g，菟丝

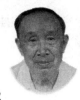

子 10g。

以上两方交替服用,经前服第 1 方 3 剂,经后服第 2 方 5 剂。嘱服半年。次年 5 月,来人告知已孕。

按语:本案患者月经不调,经量甚少,色暗黑如酱油,有瘀块,显系胞脉寒凉,命火虚衰,后所诉症状更为佐证。妇科检查结果提示肾本不足。不孕之因,犹如土壤不沃,复被寒冰冻结,两因相加,草木难生,故秦家泰教授并疏两方。第 1 方为温经汤加减,方中吴茱萸、桂枝温经散寒,通利血脉,其中吴茱萸功擅散寒止痛,桂枝长于温通血脉,共为君药。当归、川芎活血祛瘀,养血调经;牡丹皮既助诸药活血散瘀,又能清血分虚热,共为臣药。阿胶甘平,养血止血,滋阴润燥;白芍酸苦微寒,养血敛阴,柔肝止痛;党参、甘草益气健脾,以资生化之源,阳生阴长,气旺血充;半夏、生姜辛开散结,通降胃气,以助祛瘀调经;其中生姜又温胃气以助生化,且助吴茱萸、桂枝以温经散寒,以上均为佐药。甘草能调和诸药,兼为使药。诸药合用,共奏暖宫散寒、养血祛瘀之功。第 2 方为右归丸加减,其中,熟附子、肉桂为君药,温补肾阳,填精补髓;臣以熟地黄、枸杞子、山茱萸、山药滋阴益肾,养肝补脾;佐以菟丝子补阳益阴,固精缩尿;当归养血和血。诸药配合,共奏补肾扶元、育精种子之功。

秦家泰

197

小儿疾病

秦家泰教授认为，小儿疾病的治疗重在脾肺，临证用药独具匠心，这里主要介绍小儿感冒、小儿咳喘、小儿腹泻、小儿疳证、小儿虫证的治疗用药经验。

小儿感冒

小儿感冒是儿科最普通的一种疾病，临床可因病因的不同而有不同的证型，以风热或风寒转风热型较多。小儿稚阴稚阳，脏腑娇嫩，形气未充，腠理疏松，卫外不固，寒暖不知自调，最易感外邪，尤其是学龄前儿童更容易发病。因此，治疗时当针对小儿的生理特点用药，切不可庞杂堆砌，以免损伤脏腑之气。风热型或风寒转化而致风热，症见身热有汗，或汗少微恶寒，咽红，口干欲饮，鼻塞流黄涕，咳少，舌红，脉浮数。治以辛凉疏解，清热宣肺，常用银翘散加减：金银花、连翘、牛蒡子、桔梗、荆芥、薄荷、甘草等。

若兼见发热者，加用柴胡；若乳蛾红肿，咽红赤，加野菊花、白点称；若兼咳嗽，加前胡；若伴有肠胃症状，腹泻、不思饮食等，加神曲、山楂；若持续高烧不退，则本方与小柴胡汤合用，重用柴胡，一般用至 10 ~ 15g，其解

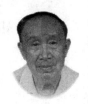

表退热作用尤良。

病例：陈某，男，6岁，1993年7月5日初诊。

主诉：反复发烧3天。

其母代诉，患儿前天开始发烧，体温37.5℃，并有头痛、汗出、流鼻涕、打喷嚏、咽痛等，家人自购小儿感冒冲剂给予内服，发烧暂时得退。今天上午又再发烧，遂来求诊。刻诊：患儿体温37.2℃，头身有小汗，头痛怕冷，触其皮肤灼热，流黄鼻涕，咳嗽阵作，痰出微黄，咽部潮红，唇干欲饮。舌红苔白，脉细浮数。

诊断：感冒。

辨证：外感风热，邪郁肌表，肺卫失宣。

治法：辛凉解表，清宣肺热。

方药：银翘散加减。

金银花6g，连翘6g，薄荷3g（后下），荆芥5g，芦根8g，竹叶5g，浙贝母5g，葛根9g，甘草4g。3剂，每日1剂，水煎分4次服用。

服完两剂后，烧已退，体温降至正常；服完3剂后，咽痛、咳嗽大减。遂守方再进两剂，前后用药5剂，病告愈。

按语：本案患儿发病于气候炎热之时，属感受风热之邪。风热犯肺，卫气失宣，故见发热、咳嗽、咽痛、鼻塞流涕等症状。秦家泰教授治疗外感风热初期，常用银翘散或桑菊饮等方剂治疗。若发热不退，病较重，则常配以小柴胡汤合用，每获良效。本案患儿年幼而形气未充，故用药剂量不大，3～9g，避免药量过重而伤及正气。方中金银花、连翘辛凉透表；薄荷、荆芥疏风解表，透热于外；浙贝母、甘草宣肺化痰而利咽；竹叶、芦根、葛根甘凉轻清，退热生津。诸药合用，共奏辛凉解表、清宣肺热之功。

小儿咳喘

秦家泰教授认为，治疗小儿咳喘，首先应分清咳与喘的先后次序，辨别咳与喘的孰轻孰重，有单咳而不喘者，有咳喘并作者，治法当异。他还认为，小儿咳喘绝大多数为外感引起，是由感冒救治不及时，迁延而发为支气管炎咳嗽。临证辨治的关键是要辨初咳与久咳。

气管炎初咳，症见咳嗽，喉中痰鸣，痰多白稀，汗多，一般不发烧，舌苔薄黄。3岁以下小儿常不会咳痰吐出，无法辨痰色，可辨其舌苔。初咳舌苔一般是淡黄或白，久咳则舌苔黄腻。初咳治以疏风清热，宣肺化痰止咳。方用麻杏甘石汤合银翘散加味（用药见前治咳嗽的经验）。秦家泰教授认为，应用本方不能受"冬不用石膏，夏不用麻黄"之说的束缚。他治小儿咳喘，四季均用，即使是汗多而咳，亦可用麻黄，关键是麻黄与石膏要相配应用，按一定比例配伍。

若久咳见痰黄稠者，用清气化痰汤加味治疗；若长期咳喘，子病及母，脾虚不运，痰湿较多，可用六君子汤加味治疗，以健脾祛痰。

病例：郭某，男，5岁，1992年11月21日初诊。

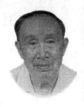

主诉：咳嗽半月余，近4天加重。

患儿半个月前因感冒流涕，发烧，经服板蓝根冲剂、抗病毒口服液以及西药（药物不详）后，虽烧已退，但咳嗽连作，夜甚日轻，咳剧如嘶，咳声不扬，痰稠色黄，不易咳出。刻诊：咳嗽不断，鼻塞流鼻涕，两肺下部闻及湿性啰音，唇干。舌红，苔黄微黏，脉细略数。

诊断：咳嗽。

辨证：外感风热，肺失清肃，痰热内蕴。

治法：清热宣肺化痰。

方药：麻杏甘石汤合银翘散加减。

麻黄3g，杏仁8g，石膏15g，金银花8g，连翘8g，浙贝母8g，前胡8g，桔梗8g，甘草4g。每日1剂，水煎分4次服。

二诊：服上方3剂后，咳嗽大减，其母诉唯晨起时尚咳嗽较多，痰色转白，易咳出。舌苔白，脉浮细。

守上方再进3剂，药后诸症悉除，病告愈。

按语：本案患儿病起于外感，风热袭肺，肺失宣降而咳嗽。虽有痰热阻肺，但尚有外候，秦家泰教授用麻杏甘石汤以清热宣肺而止咳。金银花、连翘疏风清热；加入浙贝母、前胡、桔梗，以加强清热止咳化痰之力。诸药合用，宣肺化痰止咳，疏风清热，药病相切，故获良效。

小儿腹泻

小儿脾常不足，胃气未全，最易为饮食及湿邪所伤，

秦家泰

临证以伤食而湿热阻滞致泄泻最为常见。秦家泰教授认为，治疗本证要针对"食湿夹杂"这一情况，采用消导而清利湿热的方法。《幼幼集成》说："夫泄泻之本，无不由于脾胃。"脾喜刚燥而恶湿，小儿脾脏娇嫩，形气未充，易为湿邪及饮食所伤，一旦饮食不节，寒湿失调，均能使脾胃受伤而致泄泻，每天大便 5～6 次，大便腐臭难闻，或带有不消化的食物，肛门灼热潮红，食欲减退，舌苔腻。治以消食而清热利湿止利之法，用黄芩汤合保和丸加减：半夏、茯苓、陈皮、神曲、山楂、黄芩、川黄连、红枣、白芍、甘草。方中半夏、茯苓祛湿健脾，神曲、山楂消食导滞，黄芩、黄连坚肠清热止利，红枣、甘草调和气血。在药物治疗的同时，秦家泰教授强调控制饮食，尤其是哺乳期的婴儿，不能一哭就喂，要多饮水分，淡食为宜，同时要适当护理，适其寒温，病则能愈。

小儿腹泻若属虚证者，每以发病时间较长为特点，症见大便稀薄或完谷不化、不思饮食、面黄、消瘦、腹胀、苔白、脉濡无力等，可按小儿疳证治疗，秦家泰教授常用四君子汤合理中汤或六君子汤合当归补血汤治疗。

病例：吴某，男，1.5 岁，1991 年 6 月 14 日初诊。

主诉：反复腹泻 1 年多，近 1 个月来加重。

其母代诉，患儿先天性肛门缺陷，经市某医院行造肛术始能排便，但术后经常大便溏烂。1991 年 5 月中旬以来，每食牛奶、水果等则腹泻加重，在市某医院做大便检验，排除痢疾。察其病历，诸医皆以理中、四君之类治之，然收效甚微。刻诊：患儿面色淡白，神气怯弱，形体消瘦，

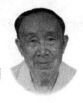

腹胀，大便烂而恶臭，有少许黏液，日5～8次，肛门潮红。舌苔黄腻，指纹浮紫。

诊断：腹泻。

辨证：食积化热，湿热壅阻肠间。

治法：消食导滞，清热利湿止泻。

方药：黄芩汤合保和丸加减。

黄芩6g，白芍6g，陈皮3g，半夏5g，茯苓6g，黄连3g，神曲6g，山楂6g，甘草3g。

服上方3剂后，腹泻即止，大便成形，每天解两次，但未思进食。舌苔白腻。此腹泻日久，脾虚未复之象。以四君子汤加黄芪、神曲、山楂、鸡内金继续调理月余而愈。随访1年，未复发。

按语：本案本于先天不足，肠胃虚弱，运化失职，又因后天调理失当，食积不运，产生内湿，湿郁化热，湿热阻滞而成，既有食滞，又有湿热。秦家泰教授认为，辨证论治当知标本先后，循法施治，若先后逆施，则不能取效。本案虽先天不足为本，但食滞后形成湿热阻于肠道之标证为急，故先以黄芩汤去大枣之壅滞，加黄连等药清热利湿，合保和丸以消食导滞，后以四君子汤加味健脾益气，以固其本。久泻治愈，此标本先后治法用之恰当也。

小儿疳证

本病为小儿临床常见病，主要表现为食欲不振，厌食偏食，面黄肌瘦，汗多，腹胀腹痛，毛发枯黄，甚则腹胀

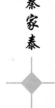

秦家泰

如鼓，青筋暴露，或夜卧不宁，龄齿啮指，大便干结或腹泻等。对本病的辨治，秦家泰教授谓，若按古人之分，即分为心、肝、脾、肺、肾五疳，分型过于繁杂，不太切合临床实际，实际上应以脾胃为中心，《小儿药证直诀》指出："疳皆脾胃病，亡津液之所作也。"脾疳得愈，五脏皆和，何疳之有？

从病因言，一为脾胃虚弱，二为伤食，三为虫积，而前两者居多，脾胃为后天之本，气血生化之源，脾胃虚弱，则食谷不化，运化失职，精微不能四布，肌肉失其濡养，则出现消瘦等疳证表现。若因饮食不节，喂养不当，或家长过于溺爱，让孩子恣食生冷，如冰棒、雪糕、冰水、瓜果等，必然损伤脾胃，胃阳不振而见消化不良的症状，久则发展为疳。因此，疳之根源在脾胃，不论何脏引起疳，必以脾胃虚为表现。秦家泰教授常用健脾和胃、化积消食之法。方用《医宗金鉴》肥儿丸加减，常用药为党参、白术、茯苓、神曲、山楂、黄芪、麦芽、鸡内金、煅牡蛎、甘草，作汤剂煎服。方中四君子汤为健脾和胃之用；神曲、山楂、麦芽、鸡内金用以消食和中，增进食欲；牡蛎一物可敛汗，配以黄芪意在补气敛汗。若汗出较多，加浮小麦；若大便偏硬，去白术，加山药。西医学认为，疳证与缺乏某些元素如锌、钙等有关，秦家泰教授常用牡蛎治疗疳证，亦取其有较多的钙成分，适合本病的治疗。治疗本病，应连续服药，一般 1 个月为 1 个疗程，并注意纠正患儿的偏食习惯，尤其要改掉其逢饥则食之习惯，切忌冷饮、冷食，使脾胃功能渐复，则疳积去而体健矣。

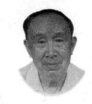

病例：唐某，女，4 岁，1990 年 12 月 20 日初诊。

主诉：患儿厌食、消瘦将近 1 年，近来加重。

其母代诉，患儿自小体虚瘦弱，时有腹泻，纳食呆滞，荤食、素食皆厌，喜甜食，连续两年在幼儿园体检未达标。虽经多处就诊，诸医谓为奶积，去年到市内某医院用割治法治疗，但食欲仍未有增。刻诊：精神尚佳，多动不止，面色虚白，头发稀疏而黄，汗多，唇干，矢气恶臭，夜卧不安，睡则齘齿，强食则欲呕，近来大便硬。苔微黄腻，脉细。

诊断：疳证。

辨证：饮食失调，久则损伤脾胃之阳，脾胃运化失常，形成积滞，日久则成疳积。

治法：消食导滞，健脾和胃，调补气血。

方药：肥儿丸加减。

党参 6g，白术 6g，茯苓 10g，神曲 6g，山楂 10g，鸡内金 6g，黄芪 10g，煅牡蛎 15g，浮小麦 10g，甘草 6g。

每周服药 3～4 剂，连服 4 周为 1 个疗程。并嘱忌食生冷。

二诊：1991 年 1 月 5 日。服药两周以来，食欲增加，已不见出虚汗，大便转软，唯尚有齘齿。守上方继进。

服药至 1 个月，其母来告，症状大有好转，1 月来体重增加 1.5kg，遂以前方调治两个月，病愈。

按语：本案患儿为疳证，因其喜甜食，饮食失调，久则损伤脾胃之阳，脾胃运化失常，形成积滞，日久则成疳积。秦家泰教授治以健脾和胃、消食导滞、调补气血之法，

秦家泰

实为治病求本的体现。本方在《医宗金鉴》肥儿丸的基础上加减而成，其组成原则是以四君子汤健脾和胃以治其病之本，神曲、山楂、鸡内金消食导滞以治其标，脾胃健运，食积得消，则生化有权。黄芪、牡蛎补气敛汗，牡蛎并可补充小儿常缺乏的某些元素。如此合方应用，重在调整脾胃，中气既旺，精微得以转输，形体渐丰而病愈。

小儿虫证

病例：张某，男，10 岁，1979 年 6 月 9 日初诊。

主诉：反复脐周痛 2 年。

近两年来，患儿反复出现脐周疼痛，每天数次，时发时止，得矢气则缓解。夜间痛少，夜尿多，经常遗尿。检查大便常规，有时见少许蛔虫卵，数服打虫药，无效。大便时结时溏，有时日两次，饮食正常。诊查：舌红，苔黄腻，有虫点，脉缓。

诊断：虫证。

辨证：误食沾有蛔虫卵的生冷蔬菜、瓜果或其他不洁食物引起。

治法：理气健脾，驱蛔杀虫。

处方：白芍 9g，大枣 6g，枳实 9g，槟榔 6g，木香 3g（后下），大黄 5g（后下），黄芩 6g，甘草 3g，神曲 6g。3 剂。

按语：虫证在古代医籍中早有记载，《素问·咳论》云："胃咳之状，咳而呕，呕甚则长虫出。"本案患者饮食不

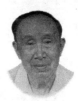

洁，损伤脾胃，湿热内生，脏腑气弱，功能紊乱，此为蛔虫得以寄生繁殖导致腹痛的有利条件。《太平圣惠方》曰："诸虫依肠胃之间，若脏腑气实则不为害，若虚则能侵蚀，随其虫之动，而成诸疾也。"根据蛔虫遇酸则静、闻苦则下的特点，方中以白芍酸敛安蛔止痛；黄芩、大黄苦寒泻下，荡涤肠胃，清热燥湿；枳实、木香理气止痛；槟榔破气散结以驱蛔；神曲开胃健脾，调中下气；甘草调和诸药。秦家泰教授强调，临证驱虫应中病即止，处处顾护中气，脾胃强健，则诸虫易除。

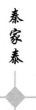

诊余漫话

中医辨证论治的体会

辨证论治是中医认识疾病和防治疾病的基本方法，也是中医学的特点。学习中医，主要是学习中医的辨证论治。秦伯未认为，辨，就是分析、鉴别；证，就是症状、现象；论，就是讨论、考虑；治，就是治疗方针。证和治是现实的，辨和论是灵活的。所谓辨证，就是辨别疾病所反映的证候，分析这些证候的病因、病机、病位和性质，从而做出诊断；所谓论治，就是根据辨证的结果来确定治疗方针和方法。辨证是从感性认识到理性认识的阶段，即认识世界的阶段；论治是由精神到物质的阶段，即改造世界的阶段。辨证论治是否正确，是否符合疾病的客观规律，就要通过实践的检验，看看治疗效果。一般说来，辨证论治正确，疗效就明显；辨证论治不正确，效果就不好，在复诊时就得进一步调查研究，认真分析病情，重新修改治疗方案。辨证论治是中医临床看病的主要过程，也是医生认识疾病的思维方法过程。这个过程贯穿着中医理、法、方、药整个体系。因此，它也是中医学术的中心内容。

中医辨证论治涉及的范围很广，这里仅就临床上怎样运用中医辨证论治的方法谈谈几点体会。

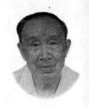

一、辨证的目的和要求（论治的内容）

辨证的目的是认识疾病和防治疾病。

中医看病的过程主要有 3 个步骤：一是四诊，二是辨证，三是论治。四诊是对疾病做调查的手段，是看病的第 1 个步骤。辨证是在四诊的基础上把收集的病情资料进行分析和研究，通过分析，明确疾病的发生、发展、变化规律，从而做出诊断。论治就是通过辨证分析，确定治疗方案。因此，四诊、辨证、论治是中医看病的 3 个基本环节，它们互相依存，缺一不可。辨证的前提是四诊，辨证的目的是认识疾病，论治的目的是防治疾病。怎样才能达到这个目的呢？根据中医的理论，必须做到以下几点要求。

辨证的要求是从病因、病位、病机、性质、诊断、治疗步骤（标本）、立法（治则）、处方（用药）几个方面进行分析。

病因，即研究发病的原因，包括外感六淫（风、寒、暑、湿、燥、火）、内伤七情（喜、怒、忧、思、悲、恐、惊）、饮食劳倦等因素，这就涉及到中医的病因学说问题。

病位，即研究病变的部位是在经络还是在脏腑，在哪一经、哪一脏、哪一腑，这就要求我们必须掌握中医的经络学说和脏腑学说（即脏腑功能），以及经络辨证和脏腑辨证等基本理论。

病机，即研究发病的机理，也就是我们通常讲的疾病的发生、发展、变化规律。对于这个问题，不仅要研究每一个具体疾病是如何发生的，而且要研究这个病发生以后是怎样发展、变化的，在发展过程的各个阶段有什么证候特点，为什么会产生这些证候。这些不仅牵涉到中医基础理论的病机（病理）问题，也牵涉到临床各科每一病的证候类型和病机问题。这个问题很重要，因为我们认识事物主要是认识事物的本质，即事物的内在联系，或者叫作规律性。在临床实践中，必须认真解决这个问题。

性质，是研究疾病所反映的证候属寒证还是热证，是虚证还是实证，这牵涉到中医的八纲辨证问题。

诊断，是通过以上几方面的分析做出对疾病的诊断，这个病属于中医的什么病，当前发展到什么阶段，属于哪一种证型。这些问题牵涉到临床各科每一个病的证候特点、每一个证型的特点和鉴别诊断。

治疗步骤是指对一个比较复杂的病不能单用一种治疗方法所能解决的治法问题。例如，一个气阴两虚的证候，既有食少、便溏、腹满、倦怠乏力等一系列脾胃气虚的表现，又有头昏、眼花耳鸣、腰酸膝软、脉细数等肾阴不足的表现，本来应当用益气养阴的方法治疗，但考虑到脾气过于虚弱，有食少、便溏、腹满等症状，这时用滋阴药会妨碍脾的健运，故采用先健脾后养阴的两个治疗步骤比较恰当。这个问题牵涉到中医基础理论的标本学说问题。所谓标本，就疾病本身来说，病因是本，症状是标；主证是本，兼证是标；旧病是本，新病是标；正气是本，邪气是标。本是指主要矛盾，标是指次要矛盾，抓住主要矛盾，次要矛盾也就迎刃而解了。因此，标本问题在辨证论治中

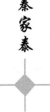

也是一个比较重要的问题，在病情复杂的情况下，必须认真考虑。

立法是指通过全面分析以后确立治法。中医的治法很多，《素问·至真要大论》曰："寒者热之，热者寒之，微者逆之，甚者从之，坚者削之，客者除之，劳者温之，结者散之，留者攻之，燥者濡之，急者缓之，散者收之，损者温之，逸者行之，惊者平之，上之下之，摩之浴之，薄之劫之，开之发之，适事为故。"在方剂学中有20多种治法，每种治法中还有更具体的治法。如解表法，除辛温解表和辛凉解表两大治法之外，还有助阳发汗、益气解表、滋阴解表、养血解表等。临证时，要根据这些理论，运用到每一个具体的患者身上。

确立治法之后，还要处方，在处方的过程中，得根据病情用药，即选定方剂之后，要进行加减变化，这些选方用药的知识，牵涉到方剂学、药物学的全部知识。

总之，要求把中医理、法、方、药的全部知识运用到一个患者身上去，才能够达到认识疾病和防治疾病的目的。要把这些知识运用到一个患者身上去，不是一件容易的事，因为我们在学习的时候，不管是自学或在校学习，学习的过程中总是一章一节，一个问题一个问题分开学习，现在要综合地运用到一个患者身上，往往不容易联系起来，必须通过反复实践，理论联系实际，才能逐步掌握。

二、辨证的方法

辨证的方法是根据辨证的目的和要求而提出来的，要认识每一种病的病因、病位、病机和性质，就要运用中医的辨证方法进行辨证分析。

中医的辨证方法概括起来主要有6种，即病因辨证、八纲辨证、脏腑辨证、六经辨证、卫气营血辨证和三焦辨证。病因辨证、八纲辨证、脏腑辨证这3种辨证方法是中医辨证的主要辨证方法，适用于临床各科所有疾病；六经辨证、卫气营血辨证和三焦辨证这3种辨证方法主要适用于外感病的辨证，但必须和前面3种辨证方法有机地结合，才能达到辨证的目的。

病因辨证是用以解决发病的原因，有属外感六淫的，有属七情内伤的，有属饮食劳倦的，临证时必须辨别清楚。

八纲辨证是解决病位的表里、性质的寒热、邪正的虚实等问题，其中主要是辨明疾病的性质是属寒还是属热，属虚还是属实。寒证有寒证的证候表现，热证有热证的证候表现，诊断学上说得比较清楚，我在这里就不多说了，只着重谈谈虚实问题。虚是指正气虚，包括气虚、血虚、阴虚、阳虚4个方面。实是指邪气实，包括气、血、痰、湿、食、火6个方面。气指气滞，血指血瘀，痰指痰阻，湿指湿滞（这里主要是指内湿），食指伤食，火指邪郁化火。气、血、痰、湿、食、火，在病机上可以互相转化。例如，湿郁可以化痰，痰湿阻滞气机，可以引起气滞，痰湿郁久又可化火，火热伤络可以形成血瘀，化火以后，还可以伤阴，转为阴虚证。伤食也是一样，食滞肠胃，可以引起气滞，脾胃受伤，不能运化水湿，可以产生内湿，湿聚可以生痰，也可以化火，还可以伤络形成血瘀。无论虚

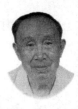

证或者实证，在明确虚实情况之后，都必须结合脏腑辨证，才能进一步明确病变的所在，虚是哪一个脏腑虚，是气虚还是血虚，阴虚还是阳虚。实是哪一个脏腑实，是气滞还是血瘀，是痰阻还是湿滞，或者是伤食，这些实邪化火了没有。

脏腑辨证，主要是解决病位问题，判断病是在脏还是在腑，在哪一脏、哪一腑。例如，出现心悸、心烦、心痛、失眠、健忘、多梦、癫狂、神昏、谵语、吐血、衄血、尿血、舌疮或舌强语謇等一系列心病的症状，可判断病位主要在心。但必须和八纲辨证结合起来，才能辨别属虚属实，比如说有心烦，又有失眠，多梦，脉数有力，多属心火亢盛，热扰心神所致；若心悸而失眠，健忘，多梦，脉虚无力，则多属心气虚或心血虚，心神失养所致。只有脏腑辨证与八纲辨证结合起来，进行病机分析，才能确定治法，属心火亢盛、热扰心神的用清心安神法，如朱砂安神丸之类；属心气虚或心血虚而致心神失养的，用益气安神或养血安神法，如归脾汤之类。当然，临床上往往有虚实夹杂的证候，又不可不知。每个脏腑受病，都有它的主证，中医诊断学上都讲得很清楚，用不着一一叙述。六经辨证、卫气营血辨证与三焦辨证也从略。

总之，要运用已知的辨证方法，来达到辨证的目的和要求。辨证方法属于理论的范畴，理论必须以实践为依据，并接受实践的检验。

三、辨证的根据

辨证的根据为四诊，即望、闻、问、切。

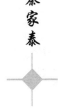

在明确了辨证的目的、要求和方法以后，要进一步明确辨证，其根据是什么？是根据望、闻、问、切四诊所得的材料进行辨证分析而得来的。四诊和辨证的关系，是感性认识和理性认识的关系。四诊对疾病做调查，是认识疾病的感性阶段，辨证对疾病进行分析和研究，是认识疾病的理性阶段。四诊是辨证的前提，是辨证的依据。四诊是否正确，是否能如实地反映病情、疾病的客观规律，直接影响到辨证是否正确，论治是否恰当。

医生就像打仗的指挥员一样，要知己知彼，了解病邪和正气两方面的情况，如此才能克敌制胜。因此，我们对四诊一定要严肃认真，要明确四诊的目的、要求，讲究四诊的方法，决不能随随便便、马马虎虎，以减少盲目性，提高自觉性。

四诊的目的、要求是什么呢？四诊的目的是对疾病做调查，为辨证打基础。四诊的要求是根据辨证的要求而决定的。辨证的要求我们在上面已经说过了，要求从病因、病位、病机、性质、诊断、治疗步骤（标本）、立法、处方（用药）几个方面进行分析。因此，对四诊的要求是能反映出病因、病位、病机、性质和鉴别诊断的证候。只有这样，才能为辨证提供可靠的证据，否则辨证就成了无源之水、无本之木，就会成为一句空话，会陷入唯心主义的歧途。

在明确了四诊的目的、要求以后，还必须讲究四诊的方法，方法不对头，目的、要求也达不到。要注意哪些方法呢？四诊不可偏废，但带有技巧性的还是问诊。望诊主要是望神色体态，神志如何，面色、肤色怎样，身体有什

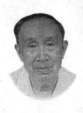

么反常的状态。只要学过中医诊断学知识，这些是比较容易掌握的。闻诊包括听声音、闻气味。切诊包括切脉搏、按虚实。这里主要谈谈问诊的方法。

四诊方法，重在问诊。问诊的方法，先问当前病证，再查病因，后查病机。

诊断学强调十问：一问寒热二问汗，三问头身四问便，五问饮食六问眠……这十问只是问诊的基本内容，不是方法，我们在临床上虽不是按照十问的次序逐一去问的，但基本上要具备这些内容。通常的问诊方法是先问当前病证，再问病因，后查病机。首先问明当前的病证，对这个病就有一个初步的认识，这是什么病，已发展到什么阶段。在这个基础上，再去查问病因，问患者这个病多久了，开始的时候怎样，找出开始时的证候，查明病因。然后再问病机，在开始时有哪些症状，之后又发生了什么变化，有些什么表现，直到和当前的病证联系起来为止。这样，我们就掌握了患者的发病时间、发病原因、发展变化过程和当前的病证，再结合其他三诊，对病情的掌握就比较全面了，也就是说把病因、病位、病机、性质和鉴别诊断的证候都反映出来了，完成了四诊的任务，为辨证打下可靠的基础，达到了四诊的目的。

为了说明问题，我在这里举一个胃脘痛作例。当我们查问当前病证的时候，患者说，主要是胃脘部作痛，痛有定处，固定不移，时如针刺，晚上较痛，伴有嗳气、反酸、心烦等症状，同时诊得面色晦暗，精神较差，舌红，苔黄腻，舌边有瘀点，脉弦而涩。这样，我们对这个病就有了

秦家泰

一个初步的印象，此为胃脘痛，而且发展到了血瘀型的阶段。掌握了当前症状以后，再去查病因，问患者这个病有多久了？患者说，有3年了，从1977年5月起胃部就感觉胀痛，有时呕吐清涎，还有嗳气，得矢气而痛减，饮食减少。这样，我们就知道这个病开始时是气滞型，因为痛的特点是胀痛，得矢气而痛减。在这个时候，就顺便查病因，问患者发病以前生活上有什么改变，精神上受过什么刺激，饮食方面有哪些失常。患者说那段时间由于工作关系，经常不能按时吃饭，有时又吃冷的，不久胃部就不舒服了，精神上倒没受什么刺激，心情是愉快的。从患者所说的情况来看，我们知道发病原因和饮食不节有关。接着再查一下病机，询问患者发病以后是否有过口苦口干、心烦易怒、呕吐酸水、由胀痛转为像吃大蒜一样热辣而痛的症状。患者从1979年6月起就有这些症状了，有时还有黑色大便，以后就发展到现在的情况。到此病史就算收集完成了。我们可以把病情资料进行分析，病因是饮食不节；病位在胃；病机是饮食伤脾胃，运化失常，产生内湿，湿郁生痰，痰阻气滞，因而胃脘胀痛，呕吐清涎，嗳气，食少，初期为气滞型。痰湿郁久化火，所以见口干口苦，心烦易怒，嗳气泛酸，热辣而痛，由气滞型发展为火郁型。进而火郁伤络，瘀血内阻，所以出现胃脘刺痛、痛有定处、舌上瘀点等一系列瘀滞症状，由火郁型发展为血瘀型。这个病的病机，是由气滞到火郁到血瘀，还没有虚证的表现，或者虚证不占主导地位。因此，疾病的性质为实证、热证。法当清热化痰，活血祛瘀，以化肝煎合失笑散加减治之。这样，四诊和辨证施治就紧密联系起来了。

总之，辨证的根据来源于四诊，四诊必须反映出病因、病位、病机、性质和鉴别的证候。其中，问诊是完成这一任务的主要手段。

四、辨证论治的具体运用

辨证方法的运用，也就是中医理、法、方、药等基础知识的应用。要把这些知识运用到患者身上，除了熟悉中医理、法、方、药等基本知识之外，还要熟悉临床各科的基本知识。要理论联系实际，在临床上反复运用，不断总结提高，才能运用自如。为了说明问题，先列举一个病例，然后再加以说明。

病例：覃某，男，40 岁，区建某公司干部，1975 年 6 月 12 日初诊。

主诉：水肿反复发作近 3 年。

患者于 1973 年 7 月 29 日酒后受凉，初觉头痛，发热、鼻塞、咳嗽，咽痛。两三天后，见眼睑浮肿，渐及全身，即到工地医院检查，尿蛋白（+++），打了青霉素等药。后到南宁，广西某医学院附属医院诊为急性肾炎，经治疗后水肿消失，尿蛋白（++），即返回工地，服中草药调理。1974 年 1 月和 6 月，先后两次因感冒而水肿复发。1975 年 5 月 23 日，因牙痛，三天三夜睡眠不好，并有咽喉痛，随后又见浮肿，先由眼睑部肿，渐及全身，此次肿势较严重，按之如泥，久而不起，食欲不振，腹部胀满，大便时溏，四肢无力，进而出现头昏眼花，腰酸膝软，四肢冷而畏寒。

6月5日，收入某公社卫生院，检查尿蛋白（++++），颗粒管型（++）。诊为慢性肾炎。

望诊：全身浮肿，面色黧黑，精神疲倦。舌暗，苔白微腻，舌体胖大，有齿印。

闻诊：声音低微，无臭味。

切诊：脉沉微而弱。

辨证施治：患者外感风热病毒，肺卫受病，肺气不宣，水道失调，水饮内停，发为水肿。久病脾虚（子病及母），运化失职，故腹满、食少、便溏、肿甚。脾肺气虚，化源衰微，肾阴不足，则头昏眼花、腰酸膝软；阴损及阳，则肢冷畏寒。其病由肺而脾而肾，证属脾肾阳虚。法当温补脾肾，化气行水，以济生肾气丸主之。

处方：熟地黄15g，山药15g，山茱萸10g，茯苓15g，牡丹皮10g，泽泻15g，肉桂3g（焗服），附子10g，牛膝15g，车前子10g。每日1剂，水煎服。

二诊：6月18日。服上方6剂后，肿消，食欲增加。肿消以后，出现口苦口干，小便微黄。舌苔根部黄腻，脉细数。此为阳气虽复，而肾阴仍虚，阴虚生内热，改服知柏八味丸（作汤剂）去知母，加薏苡仁1两。

三诊：7月15日。化验尿蛋白（+++），服知柏八味丸数剂后，口不干苦，黄苔亦退，脉仍细数，腰酸膝软，多汗，此气阴两虚也，改服六味地黄汤加枸杞子、黄芪、党参。

调理月余，至8月7日，化验尿蛋白（-），上皮细胞少许。两星期后再验小便1次，尿蛋白（-），体力渐复，脉舌如常，病愈。

本病的病因是外感风热，病变的部位首先在肺卫，卫受病，故头痛、发热；肺受邪，故咳嗽、咽痛；肺气不宣，肃降失职，不能通调水道，下输膀胱，水饮内停，因而发生水肿。由于水肿反复发作，病久伤脾，子病及母，脾虚则运化失职，故 1975 年 5 月 23 日水肿复发以后，见腹满、便溏、食少、肿甚等症状。脾主运化，为后天之本，是气血生化之源，肾主藏精，为先天之本，精乃气血所化，补充于后天。脾虚，化源衰微，故肾精亦衰，而见头昏、眼花、腰酸膝软等肾阴不足之症状；阴损及阳，则畏寒肢冷。这是本病的病机。概括来说，先是肺受伤，后影响到脾，再影响到肾，由肾阴虚发展到肾阳虚。从症状上分析，既有脾虚的症状，又有肾阴肾阳两虚的症状，所以性质属于脾肾阳虚。诊断应该是"水肿——阴水（脾肾阳虚型）"。脾肾两虚，一般要分两个步骤治疗，即先健脾，然后补肾。脾虚不运，忌食滋腻药，而肾阴虚又须滋补，要解决这个矛盾，一般是先健脾，后补肾。这个病例，我们没有这样做，是考虑大便有时溏，有时不溏，说明脾阳虽虚，但不严重，且济生肾气丸有山药健脾，又有附子、肉桂温肾，补命门之火，命门火旺，火能生土，可以间接补脾，故没有用两个步骤进行治疗，而立温补脾肾、化气行水的治法，以济生肾气丸主治。

五、辨证论治的优缺点

中医的辨证论治有优点，也有缺点。优点很多，主要

221

的优点是对疾病的具体情况做具体分析，给予具体的治疗。中医对每一种疾病的认识和治疗，都是要辨证论治，根据患者的体质和病情的发展变化情况，采取"同病异治，异病同治"的方法，既有原则性，又有灵活性。因为每一个病在发展变化过程中，在不同的发展阶段，可以反映不同的证候，又可以因年龄、体质、气候、环境诱发因素等不同而出现不同的证候。中医的辨证论治，就是根据不同的证候，给予不同的治疗。例如，同是感冒，可表现为许多不同的证候类型。从病因方面说，有风热感冒、风寒感冒。从体质方面说，有气虚感冒、血虚感冒、阴虚感冒、阳虚感冒。从气候环境说，有兼湿的，有兼暑的，有兼燥的，变化多端，表现不一。临床辨证要随机应变，采取同病异治的方法，以提高疗效。另一方面，在多种不同疾病的发展过程中，如果出现共同证候，也可以采取同一方法去解决。例如，流感、乙脑、钩端螺旋体病甚至外科的疔疮肿疡等病是截然不同的急性热病，如出现高烧、头痛、口渴、舌红苔黄、脉数有力等实热证候时，都可采用清热泻火或清热解毒等方法治疗，收到异病同治的好处。这就是中医辨证论治的优点。

中医的辨证论治优点很多，但也存在不少问题，也有缺点。就以中医的病名来说，中医的病名大多数是以症状命名的，如咳嗽、心悸、不寐、呕吐、泄泻、腹痛、黄疸等，这些症状可以出现在很多疾病的过程中，使用中医的辨证方法，可以把这些病治愈，但往往缺乏对疾病的系统认识，给学习中医带来不少困难。就以黄疸型肝炎为例，

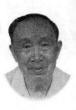

黄疸型肝炎属中医学"黄疸"的范畴，中医学认为，黄疸的发病原因是感受湿邪病毒，多由饮食不节引起，湿阻中焦，郁而化热，湿热中阻，影响肝胆疏泄，胆汁外溢而发黄疸。患者体质有强有弱，体质强者反映为实证、热证，称为阳黄。阳黄之中又有偏湿、偏热两种证型。体质弱者反映为虚证、寒证，称为阴黄。这就是中医黄疸的主要内容。但从黄疸型肝炎的发展过程来看，只说到整个病程的一部分，没有把整个病程说清楚。从中医理论的病机分析来看，也没有说清楚。只谈到湿郁可以化热，形成湿热，以后的变化就没有说清楚了，湿热可以化火，化火以后可以伤络，形成瘀滞，这时往往出现胁痛，偏于气滞者出现胀痛，偏于血瘀者出现刺痛，当这些症状出现的时候，如果黄疸证候消失，中医就不叫黄疸，而叫胁痛了。病情进一步发展，由瘀滞可以形成痞块，出现两胁疼痛、胁下痞硬等症状，这时中医叫作积聚。由于肝脏长期受病，进一步影响到脾，脾虚不运，水湿不化，这时可以出现饮食减少、腹部胀大，西医叫作肝硬化腹水，而中医叫鼓胀。更进一步发展，出现昏迷，西医叫肝昏迷，中医叫痰热蒙蔽心包。你们看，同是一个黄疸型肝炎，中医却把它分成几个病，分为黄疸、胁痛、积聚、鼓胀、邪闭心包等。这样，既不能系统认识这个病，又不利于学习。

怎样才能发扬优点，克服缺点呢？我们认为，中医的辨证必须与西医的辨病相结合，走中西医结合的道路，这样，既可以丰富中医的辨证内容，又可使中医诊断更加科学化、现代化，从而提高防病治病的效果，为实现我国统

一的新医药学创造条件，为我国人民和全世界人民的保健
事业做出更大的贡献。

胃脘痛发病及治疗规律

　　胃脘痛是临床常见病之一，这一病名始自《黄帝内
经》，《灵枢·厥病》称"胃心痛"，《素问·五常政大论》
称"胃脘痛"，由于有"胃脘当心而痛"的说法，后世往往
把胃痛与心痛混淆，到明代以后，才逐步分开，明代虞抟
在《医学正传》中说："古方九种心痛……详其所由，皆在
胃脘而实不在于心也。"对于胃脘痛的辨证和治疗，历代医
家积累了丰富的经验，但系统地研究其发病规律和治疗规
律的却很少，有名的《古今图书集成·医部全录》没有胃
脘痛的记载，《景岳全书》也只有心腹痛而没有胃脘痛。为
了使胃脘痛进一步系统化，试探讨胃病的发病及辨治规律。

一、发病规律

　　胃脘痛的发病原因，有外感寒湿，胃失和降而发病者，
多因脾胃素弱，或外感寒湿之邪，或过食生冷之物，以致
脾胃受伤，受纳失职，腐熟无权，水湿停滞，化为痰饮，
痰湿阻滞中焦，不通则痛。脾气受伤则失其运化之常，湿
从内生，化为痰浊，阻滞胃脘，所以胃脘当心而痛。正如
《素问·举痛论》所说："寒气客于肠胃之间，膜原之下，血
不得散，小络急引故痛。""经脉流行不止，环周不休，寒

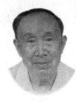

气入经而稽迟，泣而不行，客于脉外则血少，客于脉中则气不通，故卒然而痛。"此为发病原因之一。有郁怒伤肝，肝胃不和而发病者，多因忧思恼怒，情志不畅，肝郁气滞，疏泄失职，木邪克土，脾胃受伤，以致受纳、腐熟、运化功能失职，痰湿内生，中脘气滞，因而作痛。《素问·六元正纪大论》说："木郁之发，太虚埃昏，云物以扰，大风乃至，屋发折木，木有变。故民病胃脘当心而痛，上支两胁，膈咽不通，食饮不下。"说明胃痛与木气偏胜，肝胃不和有关。此为发病原因之二。有饮食不节，损伤脾胃而发病者，或因暴饮暴食，饥饱失常，脾胃受伤，痰食中阻而作痛者；或过食生冷，寒积胃脘，气血凝滞不通，因而胃寒作痛者；或恣食肥甘辛辣，过饮烈酒，以致湿热中阻，因而胃热作痛者。正如《素问·痹论》所说："饮食自倍，肠胃乃伤。"说明胃脘痛与饮食不节，损伤脾胃有关。此为发病原因之三。

胃脘痛的发病原因，虽有因寒湿、因肝郁、因食滞的不同，但总以脾胃受伤，运化失职，痰湿中阻，气机不畅，不通则痛为契机，所谓一源三岐。痰湿停留，久而生郁，变证不一，湿郁可以化痰，痰湿中阻，产生气滞，可见胃脘胀满、按之则舒、嗳气频繁等以气滞为主的证候。痰湿郁久，可以化热化火，出现胃脘热辣而痛、心烦易怒、泛酸嘈杂、口干口苦等以火郁为主的证候。化火之后，有两种转归：一是伤络，可见胃痛如针刺、固定不移、舌质紫暗或有瘀点、脉涩等以血瘀为主的证候；一是伤阴，可见胃脘灼痛、烦渴思饮、口燥咽干、大便干结、舌红少苔、

秦家泰

脉细数等以胃阴伤为主的证候。久病不愈，阴损及阳，可见胃脘隐痛、喜温喜按、食少倦怠、脉弱等以脾胃气虚为主的证候。脾胃久虚，气血生化不足，不能供养先天，可见头晕、目眩、耳鸣、腰酸、膝软等以肾虚为主的证候。久病不已，气血凝涩，也有产生恶变，发为肿瘤，危及生命者。所以高鼓峰《四明心法》说："胃痛有食、痰、死血、气、寒、火、中气虚之别，方书载列甚明。"朱丹溪在《脉因证治》中也说："若病之稍久，则成郁（六郁），久郁则蒸热，热久必生火。"说明胃脘痛的病机非常复杂，但也有规律可循，即气、血、痰、食、湿、火六郁病机是也。

由于胃脘痛在发生发展变化过程中有气滞、火郁、血瘀、阴伤、脾胃气虚等病理变化，因而表现出一定的发病规律和不同的证候类型。临床上分为气滞型、火郁型、血瘀型、阴伤型、脾胃气虚型等。这些证型的出现，虽然有一定的程序和规律，但彼此不是孤立的，往往出现合病或并病，有时既有寒证又有热证，既有虚证又有实证，寒热虚实，错综复杂，辨证必须详细而明确，方不致误。

二、治疗规律

1. 气滞型　外感寒湿者，胃痛暴作，疼痛剧烈，畏寒喜暖，得热痛缓，口不渴，喜热饮，苔白滑，脉弦紧。其病机为寒凝气滞，不通则痛。因脘腹受寒，或过食生冷，寒邪阻滞中焦，气机受阻，所以猝然而痛。因饮食不节者，胃脘胀满，甚则疼痛，嗳腐吞酸，或呕吐宿食，不思饮食，大便不爽，苔白厚腻，脉弦滑。其病机为宿食中阻，胃失

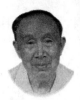

和降。食滞胃脘，失其受纳腐熟之常，不能熟腐水谷，则水饮停滞，化为痰浊，阻滞气机，故胃脘满痛；宿食不化，腐气上逆，则嗳气吞酸；下传大小肠，泌别失司，传导失职，则大便滞涩不爽。《素问·举痛论》说："寒气客于肠胃，厥逆上出，故痛而呕也。"此虽说寒邪犯胃，而食毒犯胃，机理亦同。肝郁气滞者，胃脘胀满，心下支结，痛连两胁，嗳气太息，因情志因素而痛作，苔白腻，脉弦。其病机为恼怒忧思，肝气郁结，横逆犯胃。肝主疏泄，肝郁则横逆，克脾胃，聚湿生痰，痰湿中阻，故胃脘胀满；胃失和降，胃气上逆，故嗳气频而善太息；胁为肝之分野，肝郁气滞，故痛引两胁。从病因来说，虽有寒湿、食滞、肝郁之异，而从病位而言，则皆脾胃受伤，痰湿中阻，气机不畅所致，三而一也，故治当化痰利湿，行气止痛，以二陈汤为主。因外感寒湿者，须分寒重与湿重，偏于寒者多痛，苔白滑，宜二陈汤合良附丸；偏于湿者多胀满，苔白腻，宜二陈汤合平胃散。因饮食不节者，除胃脘胀痛之外，以嗳气吞酸、苔白厚腻、脉滑为特征，宜二陈汤合保和丸。因肝胃不和者，除胃脘胀痛之外，以痛连两胁、善太息为特征，宜二陈汤合柴胡疏肝散。

2. 火郁型　本型多由气滞型发展而来，主要表现为胃脘灼痛，痛势急迫，心烦易怒，泛酸嘈杂，口干口苦，舌红，苔黄腻，脉弦数。其病机为痰湿郁久化火，痰火相搏，胃失和降。痰阻中焦，气机不利，火热熏灼，络脉受伤，故热辣而痛；热扰心神，则心烦易怒；肝胆之火上炎，则口苦口干；肝胃气逆，是以泛酸嘈杂。正如喻嘉言所说：

"胃中津液为邪火所烁……火势内蕴，易于上燎……是火不除，则气不复，气不复，则胃中清浊混乱，不肯下行，而痛终不免也。"治当清热化痰，行气止痛，以化肝煎为主。偏痰甚者，苔微黄而厚腻，宜化肝煎合黄连温胆汤；偏火甚者，烦躁而口苦，宜化肝煎合大黄黄连泻心汤；兼伤络者，如食椒状，胃脘热辣而痛，宜化肝煎合胃痛散（自拟方：海螵蛸60g，煅瓦楞子60g，川楝子30g，煅花蕊石30g，共研细末，每服3g，日两三服，开水送下）。

3. 血瘀型　本型多由火郁型发展而来，主要表现为胃脘刺痛，固定不移，舌紫暗，或有瘀点，脉弦而涩。其病机为火热伤络，气滞血瘀。痰郁化火，火热伤络，是以胃脘痛如针刺刀割，痛处不移；瘀血阻络，故舌暗、脉涩；若大络受伤，则每见吐血、便血。正如叶天士在《临证指南医案》中所说："初病在经，久痛入络。以经主气，络主血……凡气既久阻，血亦应病，循行之脉络自痹，而辛香理气，辛柔和血之法，实为对待必然之理。"治宜活血化瘀，行气止痛，以失笑散合丹参饮为主。兼痰火者，宜失笑散合化肝煎；兼伤阴者，宜失笑散合益胃汤；若吐血、便血者，宜失笑散合三黄泻心汤加阿胶、炒蒲黄、地榆炭等凉血止血之品治之。

4. 阴伤型　本型多由火郁型发展而来，主要表现为胃脘隐痛，口燥咽干，大便干结，舌红少苔，脉弦细数。其病机为痰郁化火，胃肾阴伤，胃络失养。痰郁化火，灼伤胃阴，下汲肾水，阴虚生内热，火甚阴更伤，以致胃阴枯槁，火郁内盛，胃络失养，故胃脘隐痛、口燥咽干；胃肾阴伤，肠道失润，则大便干结；舌红少苔，脉弦细数，乃阴虚有热之象。本证的治法，当养阴清热，行气止痛，以益胃汤合金铃子散加石斛为主。若伤及肾阴，见头晕、耳鸣、腰酸等症状者，宜一贯煎；若兼火郁者，宜益胃汤合栀子豉汤；若兼痰者，宜益胃汤合乌贝散；若大肠失润，大便燥结者，宜益胃汤合润肠丸；若阴伤及阳，见脾胃气虚证者，宜益胃汤合四君子汤去白术加山药治之。

5. **脾胃气虚型** 本型多由阴伤型日久不愈，阴损及阳演变而来，也有由其他证型传变而来的，主要表现为胃脘隐痛，时吐清水，喜暖喜按，食少倦怠，舌淡苔白，脉细弱。其病机为脾胃气虚，聚湿生痰，升降失司。脾主运化，以升为健，胃主受纳，以降为和，今脾胃气虚，运化失职，水饮停滞，郁而生痰，痰湿阻滞中焦，则胃脘隐痛；胃气上逆，则泛吐清水；水为阴邪，得温则散，虚则喜按，故喜温喜按；胃虚则纳少，脾虚则化迟，脾胃气虚，气血生化不足，肢体失养，故食少倦怠；舌淡苔白，脉沉细而弱，正是脾胃气虚、营血衰少之象。法当健脾和胃，理气化痰，以六君子汤为主。气虚之证，仍有化火、伤阴、伤络，因而可有寒热错杂、虚实互见者，也有由气虚而阳虚者。若痰湿郁久化火，见口苦咽干、舌苔黄腻，宜六君子汤合温胆汤加石斛；火郁甚，宜六君子汤合金铃子散；泛吐清水，宜六君子汤合左金丸；气阴两伤，宜六君子汤合益胃汤加减；兼血虚，宜六君子汤合当归补血汤；火热伤络，兼血瘀证，宜六君子汤合失笑散（党参不忌五灵脂）；若血络受伤，大便下血，宜六君子汤合黄土汤；若由气虚而阳虚，

秦家泰

畏寒肢冷，大便时溏，脉沉微，宜香砂六君子汤；若胃中虚冷，时吐清水，宜六君子汤合吴茱萸汤；若脾阳虚，大便溏泻，宜附桂理中汤（丸）治之。

总之，胃脘痛的辨证和治疗，在辨证方面，除掌握各证型的特征外，应着重辨别虚实，《景岳全书·心腹痛》中强调说："痛有虚实……辨之之法，但当察其可按者为虚，拒按者为实。久痛者多虚，暴痛者多实。得食稍可者为虚，胀满畏食者为实。痛徐而缓，莫得其处者多虚，痛剧而坚，一定不移者为实。痛在肠脏中，有物有滞者多实，痛在腔胁经络，不干中脏，而牵连腰背，无胀无滞者多虚。脉与证参，虚实自辨。"在治疗方面，要着重寒、湿、润、燥以及理气法的运用。理气一法，非常重要，贯穿于胃脘痛的始终，胃痛之治，总以通调气机为纲，气行则气、血、痰、火、湿、食之邪皆随之而消散。

三、结语

胃脘痛的发病原因虽有外感寒湿、肝郁气滞、饮食不节等不同，但总以脾胃受伤，运化失职，聚湿生痰，阻碍气机而发病。先出现气滞型的证候；后为痰湿郁久化火，出现火郁型的证候；化火之后，有两种转归：一是伤络，出现血瘀型的证候，一是伤阴，出现阴伤型的证候；最后阴损及阳，出现脾胃气虚型的证候。气滞型当化痰利湿，行气止痛，以二陈汤为主。火郁型当清热化痰，行气止痛，以化肝煎为主。血瘀型当活血化瘀，行气止痛，以失笑散合丹参饮为主。阴伤型当养阴清热，行气止痛，以益胃汤

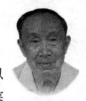

合金铃子散为主。脾胃气虚型当健脾和胃，理气化痰，以六君子汤为主。胃脘痛各证型常相互合病，虚实互兼，寒热互见，应审察其相兼证候，随证治之。

慢性泄泻的辨治

慢性肠炎是西医学的名称，属中医学"泄泻"的范畴。本病的特点是肠鸣腹泻，便色黄而有黏液，或有泡沫，或有后重感，苔黄腻，脉濡偏数。证多寒热错杂，虚实互见。治疗以调和脾胃、辛开苦降为法。由于病情复杂，往往经年不愈，对人民群众的身体健康危害极大。

一、病因病机

病因即发病的原因；病机是指疾病的发展、变化规律，以及各个发展阶段产生证候的机理。对病因、病机的认识很重要，是防治疾病的先决条件。

本病的发生，概括地说，有因于饮食不节者，有因于外感六淫者，有因于七情所伤者，而三者之中，常以饮食不节为多见。《素问·太阴阳明论》说："食饮不节，起居不时者，阴受之……阴受之则入五脏……入五脏则膜满闭塞，下为飧泄，久为肠澼。"此认为饮食不节可发为泄泻（肠炎）。《素问·咳论》说："人与天地相参，故五脏各以治时感于寒则受病，微则为咳，甚则为泄为痛。"《素问·举痛论》更明确指出："寒气客于小肠，小肠不得成聚，故后

秦家泰

泄腹痛矣。"这说明外感六淫可造成泄泻。《素问·举痛论》又说:"怒则气逆,甚则呕血及飧泄。"这是说明七情可以导致泄泻。对七情引起的泄泻,张介宾在《景岳全书》中做了较为详尽的论述,他说:"气泄证,凡遇怒气便作泄泻者,必先以怒时挟食,致伤脾胃。故但有所犯,即随触而发,此肝脾二脏之病也。盖以肝木克土,脾气受伤而然。使脾气本强,即见肝邪,未必能入,今既易伤,则脾气非强可知矣。故治此者,当补脾之虚而顺肝之气,此固大法也……此证为患,则必须切戒怒气。"张景岳不仅认识到七情内伤可以导致泄泻,而且强调必须以脾为依据,从而确立了治疗气泄证以补脾调肝的治法。后世医家在《黄帝内经》病因学说的基础上,认识到本病的发生不外饮食不节、外感六淫、七情内伤,朱丹溪在《平治会粹》中说:"泄泻者,水湿所为也。由湿本土,土乃脾胃之气也。得此证者,或因于内伤,或感于外邪,皆能动乎脾湿。"

本病的发生,虽有饮食、外感、七情之分,但总由脾胃受伤,产生内湿而发病。为了说明其发展变化规律,先从食伤脾胃说起。《明医杂著》说:"泄本属湿,然多因饮食不节,致伤脾胃而作。须看时令,分寒热、新久而施治。"《素问·痹论》说:"饮食自倍,肠胃乃伤。"饮食过度,食积内停,胃失和降,气机不畅,则见胸脘胀满、厌食呕恶、嗳腐吞酸、大便泄泻、苔腻、脉滑等,皆因食伤脾胃,运化失常,湿由内生,郁而化痰,痰阻气滞所致,这时应当消食化滞,以保和丸之类治疗。若失治误治,病情进一步发展,则每见腹痛肠鸣、泻下粪便臭如败卵、泻后痛减、

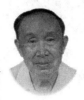

脘腹痞满、嗳气不欲食、舌苔黄垢、脉滑而数等，这是食积由胃及肠，湿郁化热，气机阻滞，大肠传导失职所致。这一病机即《素问·至真要大论》所谓"暴注下迫，皆属于热"的机理。法当消食导滞，以枳实导滞丸之类治之。

以上两种证型，皆属实证、热证，即泄泻（肠炎）的初期证候。此时若错失良机，没有及时彻底治疗，脾胃渐虚而湿热不解，往往由急性变为慢性，出现胃脘胀满，肠鸣下利，便色黄而有黏液，便后有泡沫，甚至粪便带血，食少倦怠，苔黄厚腻，脉濡数等虚实互见、寒热错杂的证候。这种证候，往往延年累月，缠绵不愈。若病情更进一步发展，脾胃之气更虚，病情就会发生质的变化，由寒热错杂、虚实互见一变而为脾胃虚寒，出现大便时溏时泻、水谷不化、不思饮食、食后脘闷不舒、面色萎黄、神疲倦怠、头昏眼花、舌淡苔白、脉象缓弱等症状，此即《素问·脏气法时论》中的脾泄证，"脾病者……虚则腹满肠鸣，飧泄食不化"。夫脾主运化，肾主藏精，脾为气血生化之源，精为气血所化生，脾病不愈，势必传之于肾，症见黎明之前脐下作痛、肠鸣即泻、泻后则安、腹部畏寒、有时作胀、下肢觉冷、头晕耳鸣、舌淡苔白、脉沉微细等，此所谓"滑泄""洞泄"，即《素问·至真要大论》中的肾泄证，"太阴之胜……湿气内郁……善注泄……太阴之复，湿变乃举……甚则入肾，窍泻无度"。张景岳在《景岳全书》中也说："肾泄证……每于五更之初，或天将明时，即洞泄数次。有经月连年弗止者，或暂愈而复作者，或有痛者或有不痛者，其故何也？盖肾为胃关，开窍于二阴，所以二便之开

秦家泰

闭，皆肾脏之所主。今肾中阳气不足，则命门火衰，而阴寒独盛，故于子丑五更之后，当阳气未复，阴气盛极之时，即令人洞泄不止也。"

总之，泄泻多由饮食所伤而致，也有因六淫、七情而病者。《难经·五十七难》中提到五泄：胃泄、脾泄、大肠泄、小肠泄、大瘕泄（后世谓肾泄）。既病之后，初则食滞肠胃，生湿生痰，气机受阻；继而湿郁化火，大肠传导失职，出现所谓"胃泄"，亦即急性泄泻。若久病不愈，脾胃气虚，湿热不化，进而出现寒热虚实错杂的慢性泄泻。更进而出现脾虚、肾虚泄泻。由于在不同的发展阶段有不同的证候特征，所以主要分为虚实互见型、脾虚型、肾虚型3种证型。

二、辨证和治疗

1. 虚实互见型

（1）主症：胃脘胀满，食后尤甚，肠鸣下利，便色黄而有黏液，便后有泡沫，甚则粪便带血，虚坐努责，食少倦怠，苔黄厚腻，脉濡偏数。

（2）病机分析：本证多由饮食不节，或外感六淫，或七情内伤，以致脾胃升降失常，痰湿中阻，大肠传导失职，发为泄泻；或湿郁化热，发为湿热泄泻，失治误治，而后进一步发展而来。其病机为脾胃气虚，湿热不解。脾主运化，胃主纳谷，脾胃乃气血生化之源，今脾胃气虚，运化失职，气血衰少，所以食后胃胀，食少倦怠；湿热阻于中焦，则脘腹胀满；下迫大肠，则肠鸣下利，便色黄而有黏

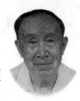

液泡沫；大肠传导失职，则虚坐努责；热伤血络，则大便带血；苔黄厚腻，脉濡偏数，皆属湿热之象。

（3）诊断要点：本证的特征，既有食少倦怠、食后胃胀的虚证，又有便色黄而有黏液、虚坐努责、苔黄腻、脉濡数等实证，其中便色黄而有黏液，尤为诊断的依据。《金匮要略·五脏风寒积聚病脉证并治》说："大肠有寒者，多鹜溏；有热者，便肠垢。"朱丹溪在《金匮钩玄》中说："夫泄有五，飧泄者，水谷不化而完出，湿兼风也；溏泄者，所下汁积粘垢，湿兼热也；鹜泄者，所下澄彻清冷，小便清白，湿兼寒也；濡泄者，体重软弱，泄下多水，湿自甚也；滑泄者，久下不能禁固，湿胜气脱也。"本证为此五泄之中溏泄和濡泄的混合型，故"体重软弱""下汁积黏垢"为其诊断要点。

（4）治疗：朱肱的《类证活人书》云："寻常胃中不和，腹中雷鸣下利，生姜泻心汤最妙。"今仿《类证活人书》法，当健脾和胃，辛开苦降，以半夏泻心汤为主。湿盛泄多者，加薏苡仁；腹痛或便血者，干姜易炮姜，更加地榆；后重者，少加大黄；脾虚较甚，泻下多水者，用连理汤。

半夏泻心汤由半夏、黄芩、黄连、人参、干姜、炙甘草、大枣7味药组成。半夏和胃降逆、温化痰湿。因本证寒热错杂，虚实互见，故既用黄芩、黄连苦寒泄热，又用干姜、半夏辛温散寒，更佐以人参、炙甘草、大枣补益脾胃，助其健运。此为辛开苦降、健脾和胃之法，从而达到恢复中焦升降、清除肠胃湿热的目的。若脾湿较甚，泻下多水者，加薏苡仁以助脾祛湿；若热盛伤络，腹痛、便血者，去干姜之温燥，加炮姜、地榆以凉血止血而定痛；若湿热壅滞，大肠传导失职，里虽不急而后重者，加少量大黄以消积导滞。

2. 脾虚型

（1）主症：大便时溏时泻，水谷不化，不思饮食，食后脘闷不舒，面色萎黄，神疲倦怠，头昏眼花，舌淡苔白，脉象缓弱。

（2）病机分析：本证多由湿热泄泻，失治误治而来，也有因寒湿直中太阴而得。其病机为脾虚不运，寒湿不化。正如《素问·阴阳应象大论》所说："寒气生浊，热气生清。清气在下，则为飧泄；浊气在上，则生䐜胀。此阴阳反作，病之逆从也。"罗天益在《卫生宝鉴》中也说："夫脾为五脏之至阴，其性恶寒湿。今寒湿之气，内客于脾，则不能裨助胃气，腐熟水谷，致清浊不分，水入肠间，虚莫能制，故洞泄如水，随气而下，谓之濡泄。"盖脾主运化，为气血生化之源，今脾虚失运，故不思饮食，食后脘闷不舒；湿浊中阻，清气下陷，则便溏，水谷不化；气血生化不足，心神肢体失养，则头昏眼花，神疲倦怠，面色少华；舌淡苔白，脉象缓弱，乃脾虚湿盛、气血不足之征。

（3）诊断要点：本证的特征是既有头昏眼花、神疲倦怠、面色萎黄等脾虚血弱的症状，又有湿浊不化导致的大便溏泄、水谷不化等症状。大便稀薄频多，尤为本病的确据。朱丹溪在《局方发挥》中说："暴注属于火……下痢清白属于寒。"本证泄泻，与湿热泄泻大便黏稠色黄恶臭不同，与肾虚泄泻大便虽稀薄而滑脱不禁者亦不同。

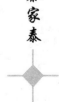

（4）治疗：治当温中散寒，健脾燥湿，以理中汤为主。若胃中有寒饮，呕吐清涎者，理中汤合吴茱萸汤；若中气下陷，滑泄不止者，理中汤合赤石脂禹余粮汤。

理中汤为人参、干姜、炙甘草、白术4味药所组成，人参、炙甘草补益脾气，干姜温中散寒，白术健脾燥湿。脾阳健运，寒湿得除，则诸症自愈。

3. 肾虚型

（1）主症：黎明之前，脐下作痛，肠鸣即泻，泻后则安，腹部畏寒，有时作胀，下肢觉冷，头晕耳鸣，腰膝酸软，舌淡苔白，脉沉微细。

（2）病机分析：本证多由脾虚泄泻进一步发展而来，盖肾主藏精，精为气血所化，有赖于后天脾胃的供养，故脾病每传之于肾。其病机为肾阳虚微，命门火衰，火不生土，肾失封藏。正如李中梓在《医宗必读》中所说："（肾泄）五更溏泄，久而不愈，是肾虚失闭藏之职也。"肾阳虚微，命门火衰，阳不化阴，精血不足，清窍肾府失养，是以头昏耳鸣，腰酸膝软，腹部畏寒，下肢觉冷；命门火衰，火不生土，脾虚气陷，寒湿下注，则肠鸣腹泻；肾失闭藏，则五更洞泄；舌淡苔白，脉微沉细，正是肾阳虚衰、寒湿不化、精血式微之征。

（3）诊断要点：本证的特征是既有头昏耳鸣、腰膝酸软等肾虚症状，又有肠鸣下利，尤以五更泄为本病的诊断要点。

（4）治疗：温补命门，兼益脾阳。以附桂理中汤合赤石脂禹余粮汤为主。理中汤温中散寒，健脾燥湿以止利；

秦家泰

附子、肉桂壮肾阳以益命门之火；赤石脂、禹余粮，得天地之精气，温涩固下以助肾之封藏。脾肾之阳得复，则生化有权，寒湿以化，封藏之职守，则洞泄自止。此证世医多主四神丸，鉴于肉豆蔻须去油，否则反而增泄，今药房多不如法炮制，故弃而不用。

伤寒与温病的关系

《伤寒论》与《温病学》都是研究外感疾病的科学，《伤寒论》以六经辨证的方法去认识外感疾病，《温病学》则以卫气营血辨证和三焦辨证两种辨证方法去认识外感疾病。认识外感疾病的方法虽然不同，但探讨外感病的发生、发展、变化规律则是一致的。正由于它们既有相同又有不同，所以互相联系又相互区别。我们既学习《伤寒论》的六经辨证方法，同时又学习《温病学》的卫气营血辨证和三焦辨证方法，目的就是要研究它们之间的联系和区别，同中求异，异中求同，逐步把它们统一起来，更有利于外感病的辨证施治。这是继承和发扬中医学的伟大任务，也是历史赋予我们的神圣职责。现分以下3个问题，谈谈个人的一些体会，供同道们参考。

一、伤寒与温病在学术上的争论

我们研究任何事物，都要研究它的历史和现状。伤寒与温病在历史上是有争论的，不但有争论，而且争论很激

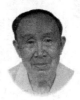

烈。争论的特点是分与合的问题，从伤寒与温病的发展来看，既有分，又有合，既矛盾又统一，不断推动学术的发展。从《黄帝内经》《难经》所记载的有关伤寒与温病的关系来看，二者是统一的。《素问·生气通天论》说："冬伤于寒，春必温病。"《素问·热论》说："今夫热病者，皆伤寒之类也……人之伤于寒也，则为病热。"《难经·五十八难》说："伤寒有五，有中风，有伤寒，有湿温，有热病，有温病。"《黄帝内经》认为，热病也属伤寒的一类，《难经》则说得更加明确，说明伤寒有广义和狭义的两种意义（类型），广义的伤寒包括中风、伤寒、湿温、热病和温病，狭义的伤寒指五种之中的伤寒。《伤寒论》也把太阳病分为中风、伤寒、温病 3 种证型，以后分别向少阳、阳明发展，书名的"伤寒"是广义的，太阳伤寒是狭义的。唐代《备急千金要方》把温病附于伤寒门内，并没有另行分类，只是增加了不少治疗温病、热病的方剂，如犀角地黄汤、葳蕤汤，以及《外台秘要》的黄连解毒汤等。直至金元，刘河间在《伤寒标本心法类萃》中提到"人之伤寒则为热病，古今一同，通谓之伤寒"，所以自制双解散、凉膈散、天水散等解表邪、清里热的方剂来适应临床需要。因此，从秦汉至金元，伤寒与温病是统一的，温病从属于伤寒之中。这是伤寒与温病相合的时期。

到了明代，王安道则把温病与伤寒划清了界限，他在《医经溯洄集》中说："夫仲景立法，天下后世之权衡也……凡杂病之治，莫不可借也。今人因伤寒治法，可借以治温暑，遂谓其法痛为伤寒温暑设。吁！此非识流而昧原者欤！"他认为，温病与伤寒的不同之处，非但在治法上有所区别，即使在名称上也不能彼此混淆，他说："温病不得混称伤寒，因伏热在内，虽有表证，惟以里证为多，法当清里热为主，佐以清表之法，亦有里热清而表自解者。"于是，温病这个名称在广义伤寒的领域里俨然另立了门户。明朝末年，吴又可著《温疫论》，对温病学说的发展起了推进作用，他从温病的发病原因、感邪途径、传变规律、治疗方法等方面与伤寒做了区别，他说："夫温疫之为病，非风，非寒，非暑，非湿，乃天地间别有一种异气所感。"这种异气，他名之为"戾气"。又说："伤寒之邪，自毫窍而入；时疫之邪，自口鼻入……伤寒汗解在前，时疫汗解在后。伤寒投剂可使立汗；时疫汗解，俟其内溃，汗出自然，不可以期。伤寒感邪在经，以经传经；时疫感邪在内，内溢于经，经不自传……伤寒初起，以发表为先；时疫初起，以疏利为主。"这比王安道分别伤寒与温病的见解又跃进了一步。到了清代，叶天士对温病的病因、病位、病机、诊断、治法等确立了比较完整的体系，他在《外感温热篇》中说："温邪上受，首先犯肺，逆传心包。"又说："大凡看法，卫之后方言气，营之后方言血。在卫汗之可也，到气才可清气，入营犹可透热转气……入血就恐耗血动血，直须凉血散血。"说明病因是感受温热之邪；病位是首先犯肺；病机有两种：一种是由肺卫而逆传心包，谓之"逆传"，另一种是由卫而气，由营而血，谓之"顺传"。治法是在卫用汗法，到气用清（下）法，入营用清营透热法，即所谓"透热转气"，入血用凉血散血的方法。在诊断

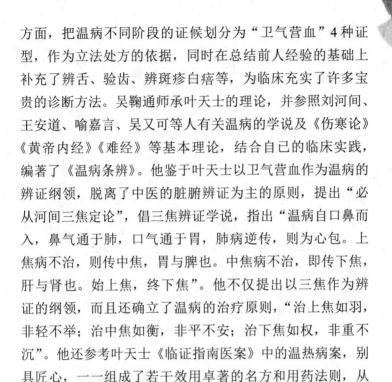

方面，把温病不同阶段的证候划分为"卫气营血"4种证型，作为立法处方的依据，同时在总结前人经验的基础上补充了辨舌、验齿、辨斑疹白㾦等，为临床充实了许多宝贵的诊断方法。吴鞠通师承叶天士的理论，并参照刘河间、王安道、喻嘉言、吴又可等人有关温病的学说及《伤寒论》《黄帝内经》《难经》等基本理论，结合自己的临床实践，编著了《温病条辨》。他鉴于叶天士以卫气营血作为温病的辨证纲领，脱离了中医的脏腑辨证为主的原则，提出"必从河间三焦定论"，倡三焦辨证学说，指出"温病自口鼻而入，鼻气通于肺，口气通于胃，肺病逆传，则为心包。上焦病不治，则传中焦，胃与脾也。中焦病不治，即传下焦，肝与肾也。始上焦，终下焦"。他不仅提出以三焦作为辨证的纲领，而且还确立了温病的治疗原则，"治上焦如羽，非轻不举；治中焦如衡，非平不安；治下焦如权，非重不沉"。他还参考叶天士《临证指南医案》中的温热病案，别具匠心，一一组成了若干效用卓著的名方和用药法则，从而形成了温病学说理法方药的完整体系。这是伤寒与温病相分的时期，这一时期，一直延续到中华人民共和国成立前。

中华人民共和国成立以后，在中国共产党的领导下，广大中医工作者认真学习马克思列宁主义、毛泽东思想，运用历史唯物主义和辨证唯物主义的立场、观点、方法来研究中医学，经过"继承发掘、整理提高"，认识到温病学说是在《伤寒论》的基础上发展起来的，历史上的伤寒与温病之争，是由于对"伤寒"二字的会义不明，往往把广

秦家泰

义伤寒当作狭义伤寒的缘故。正如邓铁涛教授所说:"如果从发展来看温病,温病是从伤寒的基础上向前发展的,可以看成是伤寒的发展。但假如认为既是发展了,便一笔抹煞伤寒,取消了伤寒宝贵经验——方与法,是错误的。同样,认为温病派卑不足道,杀人多于救人,而一笔抹煞了温病数百年来的治疗经验,也是不对的……"现在有些中医学院正在研究把《伤寒论》和《温病学》合编为《中医热病学》。因此,可以说这一时期是伤寒与温病分而复合的开始时期。

二、六经辨证与卫气营血辨证相结合

虽然《伤寒论》的六经辨证和《温病学》的卫气营血辨证都用于外感病的辨证,但它们在方法上有相同之处,也有不同的地方。叶天士说:"肺主气属卫,心主血属营。辨营卫气血,虽与伤寒同,若论治法,则与伤寒大异。"而我则认为,《伤寒论》与《温病学》的辨证和治法,都有相同与不同之处。不同的部分,正是补充了《伤寒论》六经辨证的不足,如《伤寒论》在太阳病中只着重论述了太阳中风证和太阳伤寒证,而对太阳温病的叙述很简单,不仅证候不全,而且没有提出治法,更没有主方。在三阴病中,只着重论述了虚寒证,而对虚热证的论述很简单。在太阴病中,只提到了寒湿证,而没有提到湿热证。在少阴病中,只着重论述了心肾阳虚的辨证和治疗,而对心肾阴虚的辨证和治疗则论述较少。在厥阴病中,也只着重论述了阳虚和寒热错杂的辨证施治,而对肝阴虚的辨证则基本

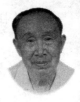

上没有论述。正因为存在这些问题，尚不能全面地反映外感疾病的客观规律，所以后来的医家提出了温病学说，以弥补《伤寒论》的不足。如邪在卫分，表现为发热、微恶寒、头痛、口微渴、无汗或少汗、脉浮数、苔薄白、舌红等，用辛凉解表的方法治疗，以银翘散、桑菊饮为主，正是补充了《伤寒论》太阳温病症状和治疗的不足。气分证（邪热壅肺，热扰胸膈，胃热炽盛，肠道热结，邪犯少阳，湿热蕴脾）则与《伤寒论》少阳病、阳明病等基本相同，只是邪热壅肺和热扰胸膈两证，《伤寒论》则入太阳病篇罢了。而气分证中的湿热蕴脾一证，则补充了《伤寒论》太阴病篇中只有寒湿证而没有湿热证的不足。营分证，表现为心烦不寐、身热夜甚、口不甚渴、斑疹隐隐、时有谵语、舌红绛、脉细数等；以及血分证，表现为吐血衄血或溲血便血、斑疹透露、躁扰不安、甚则昏狂、舌深绛等，则是《伤寒论》所缺少的。心主营血，汗为心液，病在阳明气分阶段，大热大汗，未有不伤伐营血的，故阳明病进一步发展，就难免不出现营分和血分的证候。这些证候补充了《伤寒论》少阴病只强调心肾虚寒证而忽略心肾虚热证的不足。正因为这样，六经辨证必须与卫气营血辨证相结合，这样外感病的辨证论治才比较全面。

三、六经辨证与三焦辨证相结合

三焦辨证和卫气营血辨证基本相同，但不完全等同。三焦辨证中没有少阳证和血分证，却补充了肝肾阴虚的证候。这些是六经辨证所缺少的。如三焦辨证中的肾阴虚证，

秦家泰

表现为身热面赤、手足心热甚于手足背、口燥咽干、神倦、脉虚等，补充了《伤寒论》少阴病只评述心肾阳虚而忽略了心肾阴虚的不足。三焦辨证中的肝阴虚证，表现为肢厥、心中憺憺大动、手足蠕动、甚或瘛疭等，也补充了《伤寒论》厥阴病中只评述阳虚证而缺少阴虚证的不足。外感病的后期，阴阳消长而异，但决不会只伤阳而不伤阴的。因此，六经辨证必须与三焦辨证相结合，外感病的辨证论治才比较完善。

温病学说的卫气营血辨证和三焦辨证，还有很多内容补充了《伤寒论》六经辨证的不足，以上只举其大要以为例。

四、结语

《伤寒论》和《温病学》都是中医用来认识外感的科学。伤寒与温病的关系，从历史的观点来说，《温病学》是《伤寒论》的进一步发展。历代医家对伤寒与温病在学术上有所争论，争论的特点是"合而后分，分而后合"。由于百家争鸣，促进了这一发展趋势的进程。

当前的发展趋势是倾向于合，有主张以六经辨证来概括卫气营血辨证和三焦辨证的，也有主张以卫气营血辨证或三焦辨证来概括六经辨证的。我个人倾向于前者，理由是《伤寒论》的六经辨证包括了病因辨证、经络辨证、脏腑辨证和八纲辨证四大辨证法则，能说明病因、病位和病性，符合中医传统以脏腑辨证和八纲辨证为主的辨证方法。只要我们敢于大胆打破陈规，把《伤寒论》与温病学说中

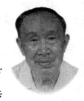

补充《伤寒论》不足的部分有机结合起来，把三种辨证方法统一为一种辨证方法，就能促进整个中医学术的进一步发展。（写于 1981 年 10 月 1 日）

学习《伤寒论》的方法

《伤寒论》是东汉张仲景的著作，是中医学四大经典之一，是一部理、法、方、药俱备的名著。一千多年来，一直指导着中医的临床实践，为历代医家所推崇，认为其是辨证论治的典范，《伤寒论》对中医学的发展做出了重大的贡献。但由于文字古奥，不好理解，说理深邃，不易贯通，因而给学习带来了不少困难。自金代成无己《注解伤寒论》以来，相继注解《伤寒论》的不下二三百家之多，本书是四大经典中注释最多的一部典籍。其所注释之多，原因在于虽经注释，仍不满意，足以说明学习《伤寒论》之难，也说明《伤寒论》之重要。因此，我不揣冒昧，把怎样学习《伤寒论》的问题提出来，与同道们一起研究，希望进一步解决学习的困难，对中医事业或有裨益。

我个人的体会，要学好《伤寒论》，从方法上说，要先学原著，然后参照各家学说；从步骤方面来说，要从以下几个方面进行研究：首先研究《伤寒论》的文法特点，其次研究《伤寒论》的体例，再次研究《伤寒论》的辨证方法，最后研究《伤寒论》的学术渊源，根据不同学派，有目的、有计划地找参考书，以吸取各家之长。

秦家泰

一、《伤寒论》的文法特点

《伤寒论》是一千多年前的著作，全书以条文形式组成，多用古汉语文法，文字古奥，不易理解，且作者受当时文学的影响，在词句的结构上沿用了秦汉时代的"省文""举宾略主""插叙""倒叙"等笔法，这些文法如果不弄清楚，就会给学习带来一定的障碍和困难，因此，首先必须对《伤寒论》的文法、组织结构等有所理解，才能领会它的精神实质，把《伤寒论》学好。

（一）省文笔法

《伤寒论》的文字，本来就很精炼，加上运用省文笔法，叙述就更为简略，有些条文单提一证，有些单提一脉，其实中间包含着很多意思，需要和其他条文互参，或需以方测证，才能明确理解。例如，原文第18条："喘家作桂枝汤，加厚朴杏子佳。"这一条是指素有哮喘的患者，受了外感，病太阳中风，需要用桂枝汤的时候，在桂枝汤中加入厚朴、杏仁两药为好。这里只举喘家作桂枝汤，而略去了头痛、发热、汗出、恶风、脉浮缓等太阳中风的脉证，要与原文第2条、第12条等条文互参，才能够得出全面的证候。正由于前面已经叙述过太阳中风的主证和主方，所以后面的条文可以从略，是一种举方略证的笔法。又如，原文第51条："脉浮者，病在表，可发汗，宜麻黄汤。"这一条除了兴方略证之外，还有举脉略证之意思，省去了"头痛、发热、身疼、腰痛、骨节疼痛、恶风、无汗而喘"等麻黄汤的主证，要与原文第3条、第35条互参，因前面已

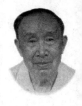

经说过，后面可以简略。全文的意思是说，俱有麻黄汤的主证，但脉浮而不紧，也可以考虑用麻黄汤治疗。

（二）举宾略主笔法

有些条文往往不叙述主症，或叙述主症不全，而偏重于别症（客证）的叙述，这就是举宾略主的笔法。例如，原文第25条云："服桂枝汤，大汗出，脉洪大者，与桂枝汤，如前法。若形似疟，一日再发者，汗出必解，宜桂枝二麻黄一汤。"这里是略去桂枝汤的主证，而突出桂枝汤的客证，桂枝汤的脉一般是脉浮缓或脉浮弱，脉洪大是偶然的，桂枝汤证的汗出一般是微自汗出，大汗出也是偶然。全文的意思是说，太阳中风服桂枝汤后，桂枝汤证仍在，而见大汗出，脉洪大，经过考虑，虽然大汗出、脉洪大，病有传阳明之势，但没有烦渴引饮等里热证，为病仍偏重在表，还是可以暂用桂枝汤；同时在应用时要与桂枝二麻黄一汤证的寒热如疟、汗少而脉不洪大及白虎加人参汤证的大汗出、脉洪大、而有大烦渴不解互相鉴别。又如，原文第55条云："伤寒脉浮紧，不发汗，因致衄者，麻黄汤主之。"本来衄家是不应用麻黄汤的，但如果患者体质壮实，表寒郁滞较重，麻黄汤证悉俱，脉又是浮紧的，由于寒郁肌表，郁久化热，邪热不能外达，逆而向上，阳络受伤而致衄，还是可以用麻黄汤主治。本条脉浮紧是麻黄汤证的主脉，省略了主证，"不发汗，因致衄"是偶然证，也就是客证，这也是举宾略主之例。

（三）插叙笔法

有些条文除叙述该条的主证、主脉、主方之外，还

秦家泰

插叙其他方证做鉴别，或插叙病机加以说明，如果不加辨别，往往混淆不清。例如，原文第 23 条云："太阳病，得之八九日，如疟状，发热恶寒，热多寒少，其人不呕，清便欲自可，一日二三度发。脉微缓者，为欲愈也；脉微而恶寒者，此阴阳俱虚，不可更发汗、更下、更吐也；面色反有热色者，未欲解也，以其不能得小汗出，身必痒，宜桂枝麻黄各半汤。"其中"其人不呕，清便欲自可"是插叙，与少阳、阳明鉴别；"脉微缓者，为欲愈也"是插叙，说明疾病的向愈机转；"脉微而恶寒者，此阴阳俱虚，不可更发汗、更下、更吐也"也是插叙，说明病转虚证的另一种机转，并提出禁例。其中，有暗示用桂枝加附子汤的意思。"太阳病……一日二三度发"和"面色反有热色者……身必痒"才是桂枝麻黄各半汤的主证，中间一段是插文。又如，第 45 条云："太阳病，先发汗不解，而复下之，脉浮者不愈。浮为在外，而反下之，故令不愈。今脉浮，故在外，当须解外则愈，宜桂枝汤。"其中"浮为在外……当须解外则愈"是注释，"脉浮者不愈"是病机的插叙。

（四）倒叙笔法（即顺叙法的反面）

倒叙也叫倒装。现代文法上把定语加在中心词后叫倒装，有时主语、谓语也有倒装法，但《伤寒论》的倒装法与现代文法却有不同。《伤寒论》中的一般条文是首先叙述脉证，次定主方，末述服药后机转，这是顺叙法。但有些条文把服药后的机转插在脉证之下，而把主方放在末句，这叫作"倒叙"。例如，原文第 41 条云："伤寒心下有水气，咳而微喘，发热不渴。服汤已，渴者，此寒去欲解也。小

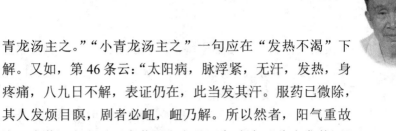

青龙汤主之。""小青龙汤主之"一句应在"发热不渴"下解。又如，第46条云："太阳病，脉浮紧，无汗，发热，身疼痛，八九日不解，表证仍在，此当发其汗。服药已微除，其人发烦目瞑，剧者必衄，衄乃解。所以然者，阳气重故也。麻黄汤主之。""麻黄汤主之"一句应在"此当发其汗"下解，"服药已微除……"是插叙服麻黄汤后有可能出现的病变反应。其他如第27条、第56条、第217条等都属此类笔法。

（五）对"主之""宜""与"的理解

1. "主之"是肯定之词　在患者出现的证候与主方的适应证完全符合的情况下使用。《伤寒论》对每一个证型都立有主方，每个主方都列有主证，例如，原文第13条："太阳病，头痛，发热，汗出，恶风，桂枝汤主之。"这是桂枝汤的主证，在临床上凡见到头痛、发热、汗出、恶风等症状，就用桂枝汤来主治，所以肯定地说"主之"。

2. "宜"有斟酌之意　在患者出现的证候与主方的适应证不完全相符时，可用这个方治疗，也可以用那个方治疗，但经过慎重考虑，还是以这个方为宜，叫作"宜"。例如，原文第42条云："太阳病，外证未解，脉浮弱者，当以汗解，宜桂枝汤。""太阳病，外证未解"是指太阳伤寒证，经过麻黄发汗以后，头痛、发热、身疼腰痛、骨节疼痛、恶风、无汗而喘等症状仍未解除，但脉已不是浮紧而是浮弱。从症状上来看，应该用麻黄汤治疗，但从脉象上来看，又不宜有麻黄汤，因脉弱主气血不足，这时用麻黄汤大发其汗，就会损伤正气，发生变证。同时考虑到前面已经用

秦家泰

麻黄汤发汗，外证虽然未解，但脉已不浮紧，说明表寒已轻，所以还是决定以桂枝汤微汗解表为宜。这就是我们通常所说的"舍证从脉"的治疗方法。

3. "与"是暂与之意　病情正在发展变化，尚未定局，根据当前的情况，暂用某方治疗，看服药以后病情如何演变再议。例如，原文第25条云："服桂枝汤，大汗出，脉洪大者，与桂枝汤，如前法。"这里是说太阳中风证服桂枝汤后，表证未解，反见大汗出，脉洪大。"大汗出，脉洪大"为病有传阳明之势，但还没有大热大渴。表证未解而病将传阳明，在此将传未传之际，根据表证兼里实应先表后里的治疗原则，所以暂用桂枝汤解表，看服药后是否传变再说。所以原文第26条接着说："服桂枝汤，大汗出后，大烦渴不解，脉洪大者，白虎加人参汤主之。"这时，表证已解，大汗出而脉洪大，且大烦、大渴，是为病已传阳明，所以"白虎加人参汤主之"。

二、《伤寒论》的体例

体例是指题材的贯例，先讲什么，后讲什么。版本不同，体例略有不同，现先讲版本，再讲体例。

国内通行的《伤寒论》有两种版本，一为宋本，一为成注本，内容略有不同，宋版本只有"辨太阳病脉证并治上""辨太阳病脉证并治中""辨太阳病脉证并治下""辨阳明病脉证并治""辨少阳病脉证并治""辨太阴病脉证并治""辨少阴病脉证并治""辨厥阴病脉证并治""辨霍乱病脉证并治""辨阴阳易差后劳复病脉证并治"，共10篇。

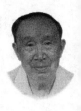

成注本除以上 10 篇之外，前面增加有"辨脉法""平脉法""伤寒例""辨痉湿暍脉证"4 篇，后面增加有"辨不可发汗病脉证并治""辨可发汗病脉证并治""辨发汗后病脉证并治""辨不可吐""辨可吐""辨不可下病脉并治""辨可下病脉并治""辨发汗吐下后病脉证并治"8 篇，前后共增加 12 篇，总共为 22 篇。任应秋教授对此进行考证，他认为，成注本所增加的 12 篇是西晋太医令王叔和编撰《伤寒论》时所加，非仲景原著。现仅以宋本《伤寒论》的体例加以说明。

从《伤寒论》体例看，主要分为两大类：一是辨证，二是论治。以第 1 篇"辨太阳病脉证并治上"为例，从原文第 1 条到 11 条，是论述太阳病总的辨证。原文第 1 条："太阳之为病，脉浮，头项强痛而恶寒。"此为太阳病的辨证提纲，临床上凡见到这些证候就是太阳病，没有这些证候，就不是太阳病。原文 2、3、6 三条是辨太阳经证的证候类型，第 2 条是说明太阳中风证的证候特征，第 3 条是说明太阳伤寒证的证候特征，第 6 条是说明太阳温病的证候特征及误治变证。原文 4、5 两条是辨太阳病传与不传。原文 7、8、9、10 四条是辨太阳病不传者可以自愈，自愈的时间一般以 6~7 天为期，病发于阳的约 7 天愈，病发于阴的约 6 天愈，但也有经常容易病太阳中风的所谓"风家"，由于正气素弱，康复较慢，要 12 天左右才能痊愈。欲愈的观察方法有二：一是看头痛是否消失，二是症状消失的时间一般在巳至未上。原文第 11 条是论述太阳病有发热恶寒，要与真寒假热或真热假寒证相鉴别，因太阳病治宜发汗，真寒假热证治宜回阳，真热假寒证治宜清热；若真寒假热证误汗，则有汗出亡阳之误，真热假寒证误汗，则津液更伤，里热愈炽，后果堪忧，是故不可不辨。原文第12条至30条论述太阳中风证的治疗，其中分三大内容：一是主证的治疗，二是兼证的治疗，三是误治变证的辨证和治疗。原文12、13、24三条，是论述太阳中风的主证、病机和主方。主证是头痛、发热、汗出、恶风、脉浮缓，即原文13条的内容；病机是阳浮于外，营阴内弱，即原文12条所说的"阳浮而阴弱"，主方是桂枝汤；原文24条是补充说明太阳中风病情严重的，往往服桂枝汤后会出现"反烦不解"的反应，这是病重药轻，一时不得汗解的缘故，要先刺风池、风府，疏通经络，再与桂枝汤则愈。原文第16、17、19三条论述桂枝汤的禁例，说明桂枝汤只有解肌祛风的作用，适用于发热、汗出、恶风、脉缓的太阳中风证，非脉浮紧、发热汗不出的太阳伤寒证所宜。另外，桂枝汤属辛甘之剂，辛能助热，甘能碍湿，若酒客或素有湿热的患者，虽病太阳中风，桂枝汤亦当慎用；若误而用之，是以热攻热，血络受伤，往往有吐脓血的变证、呕吐。论述太阳中风兼证的有第14、18、23、25、27、28六条。14条是太阳中风兼项背强几几，用桂枝加葛根汤治疗；18条是太阳中风兼喘，用桂枝加厚朴、杏子治疗；23、25、27三条主要论述太阳中风兼表寒证，病因是先感受风邪，八九日不愈，病中又感寒邪，故既有太阳中风证，又有太阳伤寒证，特点是寒热如疟，一日二三度发，发热的时候有汗，恶寒的时候无汗，治疗用小汗法。表寒较重，其面有热色、身

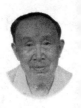

痒者，用桂枝麻黄各半汤；表寒较轻，无面赤身痒者，用桂枝二麻黄一汤；表邪虽轻，而内有郁热，心烦、口渴者，用桂枝二越婢一汤。其余诸条论述太阳中风变证，有因误治造成变证，也有因感邪太重而传变的。21条是误汗损伤卫阳的变证，29、30条是太阳中风兼阴阳两虚（桂枝加附子汤证）误用桂枝汤攻表引起的变证；15、22两条是论述误下变证；26条是太阳中风传阳明的变证。通过以上对"辨太阳病脉证并治上"篇的分析，我们有了这样的概念：《伤寒论》的体例是首先论述辨证，在辨证的过程中，其次序是先提出提纲证，接着论述证候类型，以后论述传变脉证和欲愈脉证；其次是论述治疗，在论述治疗的过程中，其次序是先论主证，再论兼证，后论变证，有纲有目，层次井然，所以标题明确指出"辨太阳病的脉证并治"。太阳病上篇是这样，其他各篇也大致如此。只要我们掌握了《伤寒论》的体例及叙述的程序，就能进一步理解作者的学术思想和文章的组织结构，不致受诸说纷纭的干扰。

三、《伤寒论》的辨证方法和治疗规律

《伤寒论》的辨证方法很多，概括来说，就是8个字，即"六经为纲，八纲为辨"。所谓"六经为纲，八纲为辨"，就是以六经作为辨证纲领，以八纲作为论治法则，两者相互结合。具体来说，就是要先明确六经中每一经受病会出现那些证候，即掌握提纲证，在这个基础上，同时把病因辨证、经络辨证、脏腑辨证、八纲辨证等多种辨证方法有机结合起来，这就是"六经为纲，八纲为辨"的含义。通

秦家泰

过六经辨证，初步明确病位在哪一经，以及疾病的传变规律；结合病因辨证，进一步分析发病的原因，是感受六淫之中哪一种病邪，以及由于病因不同而产生的不同证候类型；结合经络辨证和脏腑辨证，进一步分析病变的部位在经络还是在脏腑，在哪一经、哪一脏、哪一腑；结合八纲辨证，以分析疾病的性质属寒还是属热，属虚还是属实，病在表还是在里，是属阳证还是属阴证。此外，还要善于把六经辨证与卫气营血辨证、三焦辨证相结合。总之，通过辨证，以明确疾病的病因、病位、病机和性质，为进一步做出诊断和确立治法以及处方用药提供可靠的依据。只有认真研究《伤寒论》的辨证方法，才能掌握《伤寒论》的辨证规律，领会《伤寒论》的精神实质。

四、有计划地去找参考书

上面所说的研究《伤寒论》的体例、辨证方法和治疗规律，这些都是指研究《伤寒论》原著而说的，这些是最基本的学习方法。除此之外，还要善于参阅各家注释，博览群书，综合各家之长，不断地充实自己，要做到这一点，必须做到以下 3 个步骤，才能事半而功倍。

1. 了解《伤寒论》的发展情况 《伤寒论》成书于公元200—210 年，到现在已 1800 多年了，由于历代医家对《伤寒论》很器重，对《伤寒论》的研究代有名贤，各有创见，值得我们学习参考。首先研究《伤寒论》有所成就的要算西晋太医令王叔和。唐代有孙思邈，他在《千金翼方》中用"方证同条，比类相附"的方法进行研究。到了宋（金）

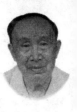

时代，研究《伤寒论》的风气逐渐兴起，成无己著有《注解伤寒论》《伤寒明理论》，朱肱（奉议）著有《南阳活人书》，庞安时（安常）著有《伤寒总病论》，许叔微（知可）著有《伤寒发微论》《伤寒百证歌》《伤寒九十论》，郭雍（子和）著有《伤寒补亡论》。明代方有执（中行）著有《伤寒论条辨》，喻昌（嘉言）著有《尚论篇》，张遂辰（卿子）著有《伤寒论参注》。清代张志聪（隐庵）著有《伤寒论宗印》《伤寒论集注》，章楠（虚谷）著有《伤寒论本旨》，周扬俊（禹载）著有《伤寒论三注》，黄元御（坤载）著有《伤寒悬解》《伤寒说意》，张锡驹（令韶）著有《伤寒论直解》，柯琴（韵伯）著有《伤寒来苏集》《伤寒论翼》《伤寒附翼》，尤怡（在泾）著有《伤寒贯珠集》，徐大椿（灵胎）著有《伤寒论类方》《伤寒约篇》《六经病解》，陈修园（念祖）著有《伤寒论浅注》《伤寒医诀串解》，汪琥（苓友）著有《伤寒论辨证广注》，包诚（兴言）著有《伤寒审证表》。我们对历代医家研究《伤寒论》有哪些成就、有哪些代表著作有了一个基本的概念，就能吸取各家之长，从中得到教益。

2. 根据不同学派去找参考书　自从西晋王叔和把《伤寒论》进行编次以后，到金代成无己进行注解，在这段时间，都是按照原文进行学习研究的，虽然对《伤寒论》的理解各有不同，但还没有形成学派。明代方有执提出，仲景《伤寒杂病论》经过汉末的战乱迁徙已经散佚不全，复经王叔和编次，已非仲景原来之旧，侈言错简，开其端倪，以后喻嘉言、程效倩等继而和之，便形成错简论的一派。持错简论者，总是驳斥王叔和，讥议成无己。与之相反，尊重王叔和，赞扬成无己的，则有张卿子、张志聪、陈修园等人，这可以说是维护旧论的一派，他们认为，《伤寒论》经王叔和的编次以后，只有卷数有所出入，而大论的内容仍为长沙之旧，不必更弦易辙。另有一些医家认为，《伤寒论》是辨证论治的大经大法张本，且不论孰为仲景原著，孰为叔和编次，只要有利于辨证论治的运用，其为错简，其为旧论，就不是争论的主要问题了，这一派的主张，可是说是辨证派。其中，有从方证立论的，以柯韵伯、徐大椿为代表；有从治法立论的，以钱虚白、尤在泾为代表；有从六经审证立论的，以陈修园、包兴言为代表；有从经络分经立论的，以汪琥为代表。各种学派，见仁见智，有所发挥，我们研究各种学术流派，以便集众之长，广开思络，并根据各学派有计划、有重点、有选择地去找参考书，就能事半而功倍。

3. 要注意消化吸收，学用结合　学习的目的在于应用，学与用是相辅相成的，在整个学习过程中，要注意学用结合，理论联系实际，在每个学习阶段，要注意消化吸收。当学习每一个具体问题的时候，要写读书笔记，建立读书卡片。对这个问题做了比较深入的学习研究之后，要写读书心得或学习体会。对这个问题做了比较全面的学习研究以后，要写文献综述，提出自己的见解。例如，方有执提出风伤卫、寒伤营、风寒两伤营卫，立桂枝汤、麻黄汤、大青龙汤证，树三纲鼎立之说，我们经过学习，首先要考虑这种学说是否有道理，然后参考各家之说，赞成的理由

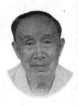

是什么，反对的理由是什么，经过系统学习就可以综合各家的学术观点，提出自己的看法。写读书笔记、写学习心得、写文献综述，目的只有一个，就是为了消化吸收，把前人的知识、书本的知识转化为自己的知识。这个转化过程很重要，好像我们吃东西一样，要经过自己的唾液、胃液、肠液的消化吸收，才能变为营养物质，才能对机体的健康起到有益的作用，否则吃的东西再多，不消化，不吸收，就会伤食，发生呕吐、腹痛、腹泻，把有用的营养物质变有有害的东西，把好的变成坏的。从知识的概念来说，有理论知识和实践知识，我们学习理论，掌握了理论知识，仅仅是完成了知识领域的一半，还有更重要的一半没有完成，要运用这些理论去指导实践，通过实践的检验，看看这些理论是否有实际应用价值，经过实践到理论，再由理论到实践，反复验证，然后把它写成学术论文，并公之于众，引起争鸣，以促进整个学术的发展，这就是我们学习的目的。

学习《伤寒论》的方法很多，现只从研究《伤寒论》的文法特点、体例、辨证方法以及有计划地去参考文献4个方面提出自己的一些看法，错误之处，自知难免，请正于同道诸君。（写于1981年5月22日）

《伤寒论》辨证论治法则

《伤寒论》是论述外感病发病规律和治疗规律的专书，历代医家对它的评价很高，认为其是理、法、方、药俱备的

秦家泰

能指导临床实践的经典著作，是辨证论治的典范。但其辨证论治法则如何？则诸说纷纭，莫衷一是。本人不揣冒昧，似做初步探讨，并借此就正于同道诸君，以促进学术的发展。

一、什么叫辨证论治

辨证论治的含义，根据《伤寒论》的精神，包括几方面的内容，即病因、病位、病机、性质、诊断、标本、立法、处方、用药，前5项叫辨证，后4项叫论治，辨证是认识疾病的方法，论治是防治疾病的方法，这种方法不仅适用于外感病，也适用于内、外、妇、儿各科，对指导临床有着普遍意义。如果每一种病都从这几个方面去研究，无疑会提高临床疗效，促进学术的新发展。

二、《伤寒论》的辨证方法

《伤寒论》的辨证方法，概括来说，即病因辨证、经络辨证、脏腑辨证、病机辨证、八纲辨证相结合的方法。病因辨证是用来认识疾病的病因，经络辨证和脏腑辨证是用来认识疾病的病位，病机辨证是用来认识疾病的发展变化规律，八纲辨证是用来认识疾病的性质，以便做出诊断，决定治法，兹将其具体运用，分述于下。

1. 审病因 《伤寒论》太阳病篇第2条云："太阳病，发热，汗出，恶风，脉缓者，名为中风。"中风即风邪中于太阳经而发病。第3条云："太阳病，或已发热，或未发热，必恶寒，体痛，呕逆，脉阴阳俱紧者，名为伤寒。"伤寒即寒邪伤于太阳经而发病。第6条云："太阳病，发热而渴，

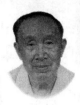

不恶寒者，为温病……"温病是暑邪、热邪、燥邪等温热病邪侵袭太阳经而发病。外邪侵袭太阳经皆见"脉浮，头项强痛而恶寒"，中风的特点是"汗出，恶风"，伤寒的特点是"无汗恶寒"，温病的特点是"发热而渴"，此即《伤寒论》的病因辨证。

2. 察病位 《伤寒论》六经病都列有提纲证，用以辨别疾病的病位，见"脉浮，头项强痛而恶寒"为太阳经受病，见"胃家实"（外证身热汗自出，不恶寒，反恶热，脉大）为阳明经受病，见"口苦，咽干，目眩"为少阳经受病，见"腹满而吐，食不下，自利益甚，时腹自痛"为太阴经受病，见"脉微细，但欲寐"为少阴经受病，见"消渴，气上撞心，心中疼热，饥而不欲食，食则吐蛔"为厥阴经受病。有关条文首冠"某某经之为病"是指病位，提纲证是该经受病的证候特点，这些是辨别病位的纲领。

3. 明病机 所谓病机，即发病的机理及其发展变化的规律，是辨证的重要内容。《伤寒论》在太阳病篇第4、5条分别指出"伤寒一日，太阳受之，脉若静者，为不传；颇欲吐，若躁烦，脉数急者，为传也""伤寒二三日，阳明、少阳证不见者，为不传也"。说明太阳病有传与不传两种可能，其传者既可传阳明，也可传少阳。阳明病篇第185条云："本太阳，初得病时，发其汗，汗先出不彻，因转属阳明也。伤寒发热，无汗，呕不能食，而反汗出濈濈然者，是转属阳明也。"这里指出太阳伤寒由"发热无汗，呕不能食"，进而"反汗出濈濈然者"，是病传阳明的证候特征。少阳病篇第269条云："伤寒六七日，无大热，其人躁烦者，

259

此为阳去入阴故也。"心神失养之躁烦，是三阳病传入三阴的确据。总之，外感病一般始自太阳，进而向少阳、阳明、太阴、少阴、厥阴逐步发展，后人称之为循经传，是一般规律，也有越经传、表里传和直中，这是特殊规律。我们认识疾病，最主要的就是认识它发生、发展、变化规律，即认识疾病的本质。

4. **辨虚实寒热** 辨别虚实寒热，即八纲辨证，是认识疾病性质的方法，对指导临床治疗非常重要。《伤寒论》太阳病篇第68条云："发汗病不解，反恶寒者，虚故也，芍药甘草附子汤主之。"说明太阳病发汗后表证已解，不应恶寒而反恶寒，这是发汗太过损伤卫阳的虚证，治以附子复阳，芍药、甘草益阴，即阴中求阳之义。第115条云："脉浮热甚，而反灸之，此为实，实以虚治，因火而动，必咽燥吐血。"指出太阳病脉浮、热甚为表实热证，不宜用治虚寒证的灸法，误灸必致火伤络而咽燥吐血。第122条云："病人脉数，数为热，当消谷引食，而反吐者，此以发汗，令阳气微，膈气虚，脉乃数也。数为客热，不能消谷，以胃中虚冷，故吐也。"指出太阳病发汗太过，损伤心阳，火不生土，以致胃中虚冷，故不能食而吐，治当温胃散寒，勿为脉虚数等假象所惑。厥阴病篇第350条云："伤寒脉滑而厥者，里有热，白虎汤主之。"说明热厥证脉沉滑而厥与寒厥证脉微而厥不同。《伤寒论》关于八纲辨证的内容非常丰富，贯穿于全书的始终，以上仅举例以明之。

通过以上几种辨证方法的有机结合，明确病因、病位、病机、性质，就可做出正确的诊断，提出中肯的治法。

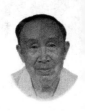

三、《伤寒论》的治疗原则

张仲景继承了《黄帝内经》"邪之所凑，其气必虚""正气内存，邪不可干""治病必求其本""急则治标，缓则治本"等指导思想，在治疗疾病过程中，处处顾护人体的正气，做到祛邪而不伤正，扶正而不滞邪，治法虽多，但总的治则不外祛邪和扶正两大法门，其具体的治法，则根据疾病的发展变化情况而定。由于外感病在发展变化过程中，有循经传、越经传、表里传、直中、合病、并病等不同形式，有时是一经单独受病，有时是两经或三经同时或先后受病，有时是表里同病或标本同病，因而在治法上有一经受病治法，合病、并病治法，表里同病治法和标本同病治法。

1. 一经受病治法 《伤寒论》的治法包括汗、吐、下、和、温、清、补、消八法。病在三阳阶段，邪正斗争的特点是正盛邪实，这时应根据正气抗邪的趋向、病位的深浅，因势利导，以祛除病邪，分别采用汗、吐、下、和、清、消的方法。太阳经证中的中风（表虚）证，既有表证又有实象，治宜发汗，以麻黄汤为主，属汗法。太阳腑证的蓄水证，其病机为膀胱气化失职，水饮内停，法当化气消水，以五苓散为主；蓄血证的病机为瘀热互结膀胱，治当泻热消瘀，宜桃核承气汤，这些属消法。少阳病既有表证又有里证，法当和解表里，以小柴胡汤为主，采用和法。阳明经证病机为无形邪热亢盛于经络，治宜清法，以白虎汤为主；阳明腑证病机为燥热内结肠胃，治宜下法，以承气汤

秦家泰

为主。以上这些方剂，都分别配有甘草、大枣、人参、白术、粳米等扶正之品，目的在于祛邪而不伤正。不得已而用大小承气汤，方中不用扶正药物，正是为了急下存阴，若加入甘缓之药，反而达不到急下的目的，这是常法中之变法。病在三阴病阶段，邪正斗争的特点是正虚邪盛，治疗当以扶正为主，采用温法和补法。太阴病的病机为脾虚不运，寒湿中阻，治宜补法，以理中汤为主。少阴寒化证的病机为心肾阳虚，阴寒内盛，治用温法，以四逆汤为主；热化证的病机为肾阴虚，心火亢，治宜滋阴降火，法用清补，以黄连阿胶汤为主。厥阴病寒厥证的病机为阳复不及，心肾阳虚，治以温法，以四逆汤为主；蛔厥证的病机为阳复不及，肠胃虚寒，蛔虫扰动，治宜温胃安蛔，用温清法，以乌梅丸为主；热厥证的病机为阳复太过，津伤无汗，热郁阳明，热郁阳明经者，治以清法，以白虎汤为主，热郁阳明腑者，治以下法，宜承气汤下之。以上扶正的方剂，很少用滋腻药物，原因是防止滋腻滞邪。《伤寒论》397 法，113 方，看起来很复杂，但概括起来也很简单，主方只有10 个，治法不过八法。

2.合病、并病治法　三阳病的合病和并病，虽有经位或三经的症状出现，但必有重点，以某一经为主。因此，在辨证施治的时候，应分清主次，重点治疗一经，他经则随之而解。如太阳少阳合病，若偏重于少阳，则以小柴胡汤治疗；太阳阳明合病，若偏重于太阳，则用麻黄汤或葛根汤治疗。并病亦仿此法。

3.表里同病治法　此法用于既有表证又有里证的证候。

但里证有虚实寒热轻重的不同，因而有以下 3 种治法。

（1）先解表后攻里，用于表证并里实：表证兼里证一般应先解表后攻里，这是原则，目的是防止表邪内陷，使里邪更甚。如果违反这一原则，先用攻下，表邪内陷，往往会变为结胸、痞证、下利等变证。但在特殊情况下，如太阳蓄血证，里证很急，见发狂、少腹硬满、脉沉微等症状，虽有表证，也应先攻下，否则热闭心包，神明消灭，生命告绝，复有何先汗后下之可言，这是变法。（参见原文 128 条）

（2）先温里后解表，用于表证兼里虚甚者：三阴病皆属里虚证，太阴病最轻，少阴病较重，厥阴病最重。若里虚证严重，见手足厥冷、下利清谷等少阴虚寒证，必先用四逆汤温里，里和然后用桂枝汤解表，这是原则。若违反这一原则，错误地先解表，往往汗出则亡阳虚脱。假若里证轻微，如表证兼太阴病，又可表里同治，用桂枝人参汤，这是变法。

（3）表里同治，用于表里同病而里证轻者：这里所说的里证轻包括里虚和里实，因其里证轻，所以可以表里同治，不必用先解表后攻里或先温里后解表。例如，太少两感证，有头痛、发热恶寒等表证，又有脉微细、但欲寐、手足凉等少阴里虚证。少阴病只见脉微细，但欲寐，而没有手足厥冷，下利清谷，说明里证轻微，所以用温经发汗的麻黄附子细辛汤表里同治，方中虽有麻黄、细辛发表，但有附子温经回阳，且里证轻微，自然不会有汗出亡阳虚脱的危险。这是表证兼里虚而里证轻之例。又如，大青龙汤证，有太阳表实证，又有口渴、烦躁。口渴、烦躁是阳明经证，阳明经证只见口渴、烦躁，而没有大热、大汗、大渴、脉洪大，说明里证轻微，所以用大青龙汤表里同治，方中虽有麻黄、桂枝等辛温发汗药，但有石膏清热除烦，能防止麻桂发汗太过，且里证轻微，自然不会有汗出伤津化热之虞。这是表证兼里实而里证轻之例。若兼里证严重者，则当先解表后攻里或先温里后解表，禁用此法。

4. 标本同病治法　《伤寒论》根据《黄帝内经》"先病为本，后病为标""急则治标，缓则治本"等理论，在太阳病篇第91条云："伤寒，医下之，续得下利，清谷不止，身疼痛者，急当救里；后身疼痛，清便自调者，急当救表，救里宜四逆汤，救表宜桂枝汤。"说明太阳伤寒，误用下法，损伤了心肾之阳，以致表证仍在而病传少阴。表证为先病，属本；少阴为后病，属标。当前以标病为急，故急则治标，先宜以四逆汤急救回阳，服药后清便自调，为里阳已复，标病已愈，后身疼痛为表证未解，故以桂枝汤解表治本。

此外，在真武汤、小柴胡汤、小青龙汤、通脉四逆汤、四逆散等方之后，分别列有加减法，强调选定主方之后，还得依据具体情况进行加减用药。

伤寒论汗法及有关问题的探讨

一、汗法的意义

汗法即是运用各种发汗药物或其他物理刺激，如火熨、

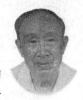

火熏、火灸、温针等，使患者适当汗出而达到治疗目的的一种方法。本文所述，仅是关于《伤寒论》中药物发汗方面的探讨。

《素问·生气通天论》曰："体若燔炭，汗出而散。"《素问·阴阳应象大论》曰："其有邪者，渍形以为汗。其在皮者，汗而发之。"《素问·玉机真藏论》曰："今风寒客于人，使人毫毛毕直，皮肤闭而为热，当是之时，可汗而发也。"此数节经文，对汗法的应用做了明确的指示。"其在皮者"，即指病邪在表；"毫毛毕直，皮肤闭而为热""体若燔炭"，即症见发热。汗法为开发皮毛，治疗外邪袭于肌表的一种方法。

二、汗法之运用

《黄帝内经》对于汗法的运用，只有原则性的指示，至张仲景著《伤寒杂病论》拟证立法，依法处方，于汗法之运用，始臻具体，论中首先叙述邪袭肌表的特征为"脉浮，头项强痛而恶寒"，继则分"表虚""表实"两大证类，而施以不同的解表方剂，如"太阳病，发热，汗出，恶风，脉缓者，名为中风"，此即太阳表虚证，其中以汗出、脉缓为主证；又如"太阳病，或已发热，或未发热，必恶寒，体痛，呕逆，脉阴阳俱紧者，名为伤寒"，此即太阳表实证，其中以无汗、脉紧为主证。文中虽不明言无汗，但以恶寒、脉阴阳俱紧等症状而推之，则实为无汗可知。太阳病表虚有汗者，宜用桂枝汤解肌发汗；表实无汗者，宜用麻黄汤开表发汗。总之，汗法的目的在于解散肌表之邪，但由于表现不同，所以在使用发汗的方剂时就有所区别。
兹将汗法之应用，分述如下。

1. 正治法　所谓正治法，即针对上述表证之正常治法，其症状表现并不错综复杂，如太阳中风之头痛、项强、发热、汗出、恶风寒、鼻鸣、干呕、脉浮而缓等一系列症状，均系邪侵于外而营卫不和所致。人体感受风邪后，正气起而卫外，则发热；卫阳浮盛于外，则营阴不能内守而汗出，所谓"阳浮者热自发，阴弱者汗自出"；头为三阳之总会，项为太阳之会，太阳受邪，故头痛、项强；汗出腠理疏，故恶风寒；阳热壅甚，故鼻塞而息鸣；热气上逆而干呕。总之，上述诸症为卫气偏强、营卫失调所致，故以桂枝汤主之。桂枝有温通卫阳、解肌诸作用；芍药有敛阴之功；生姜佐桂枝以解表；甘草、大枣佐芍药和里；更妙在啜热稀粥以助汗出，但以遍身微汗为宜。柯韵伯评价桂枝汤曰："仲景群方之魁，乃滋阴和阳，调和营卫，解肌发汗之总方也。"盖微汗出则邪可借汗而解，营卫和而卫不偏胜，则发热、头痛、项强、汗出、恶风诸症亦随之而愈，此为太阳表虚证解肌发汗之正治法。

服桂枝汤后若不啜热粥，则不能达到解肌发汗的作用，仅具温阳和阴、调和营卫之功。笔者每以此方加黄芪而不啜粥，治阳虚自汗或盗汗；加黄芪、当归以治久病瘥后气血两虚或虚弱患者，常见用补中益气汤等方效不显著，而用此方却能显效。是以桂枝加桂汤、桂枝加芍药汤、桂枝新加汤、桂枝去芍药加龙骨牡蛎汤、小建中汤、当归四逆汤等，均非用于解肌发汗之目的，故其方后皆无"啜热稀

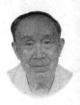

粥""覆取微似汗""将息如前法"（桂枝汤法）等字样。桂枝加桂汤，方后指明"所以加桂者，以能泄奔豚气也"，可知其意不在解肌发汗，而在温肾阳，肾气纳则冲逆降，而奔豚亦愈。桂枝加芍药汤治太阳病误下而致腹满时痛，因其不具脉浮、头项强痛、恶寒等症状，故属太阴。其所以用桂枝汤，亦不在取汗，而在温通阳气，以发越内陷之邪，加芍药以和营止痛。桂枝加芍药生姜各一两人参三两新加汤证，虽有身疼痛，但其脉沉迟，故亦非表证之身疼，乃过汗营气俱伤，肌肉失养所致，其所以主以桂枝汤，亦不在发汗，而在温通阳气，加生姜、芍药、人参振奋胃阳而益阴气，以弥补过汗所耗之阴，表阳通，营气以畅，肌肉得养，则身疼、脉沉自愈，若重发其汗，岂不使营气愈虚！因此，本方并非用于解肌发汗，其意明显。其他如桂枝去芍药加蜀漆牡蛎龙骨救逆汤、小建中汤、当归四逆汤各方，亦不离调和阴阳之作用，不属于汗剂范围，不一一详解。

太阳中风证兼项背强几几，主以桂枝加葛根汤，意在解肌发汗而升其津液，唯此方后云"不须啜粥"，只云"覆取微似汗"，似乎不啜粥亦能达到发汗作用，但笔者每用此方，若不啜粥，则其效不显，或不效；若啜之，则效如桴鼓，故服用此方后亦当啜粥为是。

"太阳病，头痛发热，身疼腰痛，骨节疼痛，恶风，无汗而喘者，麻黄汤主之。"此即太阳病表实之证治，因寒邪外来，腠理闭密，阳气郁而不伸，故恶风寒而一身疼痛；热不得越而上逆，故头痛、无汗而喘。其主要原因乃寒袭

秦家泰

表闭，故主治以麻黄汤。麻黄辛温开表，宣通皮毛，得桂枝之温运血行，则其力尤峻；杏仁能宣肺下气以平喘，配以麻黄则其效尤宏；甘草协和诸药，以安内攘外。合之则为开表逐邪之剂，毛窍得通，则外寒可去，恶寒、身疼可已，邪热外散，则头痛、项强、喘息自平，此为太阳表实证之正治法。

麻黄汤以麻黄为主，但必佐以桂枝，其效方显，柯韵伯云："惟桂枝汤不可用麻黄，而麻黄汤不可无桂枝也。"此为治表虚证与治表实证用药配伍之关键，因表虚自汗，故无须麻黄之开发，过汗则反致伤阴，或生亡阳之变。表实无汗，固为麻黄所任，若无桂枝之通阳，则其达表迟迟，虽汗不彻。因此，表实证用麻黄汤不可无桂枝；而表虚证误用麻黄发表，则祸不旋踵。

2. 应变法　所谓应变法，即随证应变之治法。因人之禀赋有强弱，受邪有轻重，平素有宿疾或无宿疾等内外因素之不同，故发病也千端万绪。同属表虚证，而有阴虚、阳虚、内有宿食积滞、因误治生变等不同，所以治表方药亦当随机应变。若表虚证而兼见项背强几几，此乃经输不利，项背肌肉失养，当于桂枝汤中加葛根，以升津液而解肌挛；若兼阳虚液减而见心烦、微恶寒、脚挛急、漏汗不止等症状，则当加入温经回阳之附子，卫阳外固，则漏汗自止，液不外泄，恶寒、拘挛等症状亦可随之而愈；若太阳病误下，胸阳被损，阴气弥漫以致表不解而脉促胸满，则当去酸敛之芍药；若兼卫阳虚而微恶寒，则又须加用附子；若素有痰饮宿疾，复病中风而兼喘咳，或太阳病误下

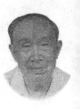

而表不解，正气上逆而微喘，均可于桂枝汤中加厚朴、杏子，以化痰平喘而祛表邪，此即表虚证之随证施治方法。

然仲景只示人以大法，临床上随机运用当不仅于此，笔者每治太阳中风之并咳者，于桂枝汤中加桔梗、前胡之类；兼内有寒饮者，加半夏、干姜、细辛、五味子；兼宿食者，加神曲、麦芽；并饮停心下，其人呕吐、胸痞、心下悸，则合小半夏加茯苓汤；兼胃寒而呕吐甚者，合吴茱萸汤；兼瘀滞者，加赤芍、红花、桃仁；兼热郁于里，渴而烦者，加石膏等。其中变化一言以蔽之，宜乎其人而已。

表实证虽以麻黄汤为主，亦当因人随证而有所增减，若其表实证而兼内热烦躁者，则当治以大青龙汤，本方组成即麻黄汤倍麻黄加石膏、姜、枣。盖不汗出而烦躁，为里热甚，非石膏之辛凉不治，而石膏之辛凉有碍麻黄之开发，故倍麻黄加生姜以胜之，倍甘草加大枣以和之。人每以此方麻黄用量最重，而认为发汗之力最峻，实不知与石膏为伍，有相须为用之意。若表实而并里有寒饮水气，症见干呕、喘咳者，则当以小青龙汤发表逐饮，方中麻黄、桂枝以去表寒，半夏、干姜、细辛、五味子逐水饮而止咳逆。而又唯恐辛散太过，故用芍药而倍加甘草以缓和之。若表实证并项背强几几者，则治以葛根汤，以利经输，而散表寒。小青龙汤与葛根汤，乃麻、桂二方之复方，虽属于表实证，然与麻黄汤、大青龙汤二方方证相较，则自有轻重之别，小青龙汤证与葛根汤证之身疼、腰痛、骨节疼痛等症状多不显著。医者务于此等相同之处，辨析其不同之点，于临床运用时方可丝丝入扣，此乃表实证之随证施治的方法。

　　表虚证与表实证，在症状上固有明显的区别，而临床上亦每有介乎二者之间者，故仲景有桂枝麻黄各半汤、桂枝二麻黄一汤、桂枝二越婢一汤等之设。试观桂枝麻黄各半汤之条文，虽仅言"如疟状，发热恶寒，热多寒少"，但不难理解，恶寒发热之后，必有汗出，不然其热将无已时，虽不如疟疾之大汗淋漓，亦必有微汗，其热乃随之而渐次减除，以其汗出不畅，故发热之时间较长，此即所谓"热多寒少"也。柯韵伯说："读仲景书，不仅看其有字之处，亦当看其无字之处，需看其表面，亦须见其底板。"以其有太阳病之脉浮、头项强痛，而无口苦、咽干、目眩，故虽寒热如疟，不得称为"少阳病"，因其有时恶寒无汗，而有时又发热汗出，故以麻桂二方合而治之。若表郁较甚，面有热色，而身痒者，可用桂枝麻黄各半汤；如其恶寒较轻而汗出显著者，则宜桂枝二麻黄一汤；若内热较甚，症见微烦、口渴者，宜桂枝二越婢一汤。不得以条文中有"以其不能得小汗出""汗出必解"等字样而认为此等证候无汗出之症状。参看第 48 条："二阳并病，太阳初得病时，发其汗，汗先出不彻，因转属阳明，续自微汗出，不恶寒。若太阳病证不罢者……如此可小发汗。设面色缘缘正赤者，阳气怫郁在表，当解之熏之……"则此等证亦当有微汗不彻，自是昭然若揭。此等证候，每用于太阳伤寒经久失治时多见之，若能潜心体会，自可得其真谛，此三方者即仲景之所谓小发汗也。

　　少阴病兼见发热表证者，亦可发汗，第 301 条云："少

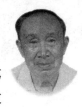

阴病，始得之，反发热脉沉者，麻黄细辛附子汤主之。"第302条云："少阴病，得之二三日，麻黄附子甘草汤，微发汗。以二三日无里证，故微发汗也。"此证发热而头不痛、项不强，故不得称太阳病。脉沉而且欲寐，故属少阴，虽不言无汗，而意在言外，盖少阴病本不得有汗，若有汗出，则为亡阳虚脱之证。今其表有寒邪，所以发热而无汗，而其里虚寒，故脉反沉，此时若但发其表，则邪去而阳亦亡，若只温里而不发表，则外邪不去，故以麻黄与附子同用。麻黄细辛附子汤与麻黄附子甘草汤，皆属微汗法。柯韵伯谓麻黄细辛附子汤为峻汗剂，有如太阳伤寒之设麻黄汤，麻黄附子甘草汤为微汗剂，有如太阳中风之设桂枝汤，其实并不如是。笔者每以麻黄细辛附子汤治两感证之表郁重者，除发热无汗、但欲寐、脉沉等症状之外，其人一身微呈青黄色，唇舌青紫，苔白而润，手足微寒，服汤后并不见大汗，反微汗而病霍然。此二方所不同者，唯细辛、甘草。细辛并非发汗之品，乃散寒逐饮之药，麻黄附子甘草汤证，为表寒之郁滞甚轻，故不取细辛之温散。有谓麻黄附子甘草汤证其病已二三日，病势已轻，故从缓治，此说亦非病之轻重，岂能以日数为定！二方运用之关键，在"无里证"三字中求之。所谓无里证即指少阴之下利或下利清谷等症状而言，非指里热证之烦躁、口渴。此为两感证之随证施治法，亦即仲景之所谓"微发汗"也。

3. 权宜法 所谓权宜法，即以它经症状为主，而兼太阳表证之一二症状，根据先表后里之治则，权宜汗解之方法。如阳明病兼见脉浮，或阳明病兼见喘而胸满，而其里

秦家泰

证不急者，为病邪犹有向外向上之势，故与麻黄汤顺势透发，以减其势，然后视其当前症状而治之。如第232条云："脉但浮，无余证者，与麻黄汤。"第36条云："太阳与阳明合病，喘而胸满者，不可下，宜麻黄汤。"然其必为表实无汗，脉浮有力，方为合法。若阳明病而兼表虚有汗者，又当以桂枝汤解表为宜。第234条云："阳明病，脉迟，汗出多，微恶寒者，表未解也，可发汗，宜桂枝汤。"第240条云："脉浮虚者，宜发汗……发汗宜桂枝汤。"凡此均为阳明病而兼有表证者从权施治之法。若太阴病而兼有表证者，也可从权发汗。如第276条云："太阴病，脉浮者，可发汗，宜桂枝汤。"太阴病为里虚寒证，即兼表证，不得为表实，是以其脉虽浮必弱，即使无汗，亦不可用麻黄汤，所以太阴病无麻黄汤法，此乃太阴病里虚寒不甚而兼表证之从权施治之法。若里虚寒较甚，虽兼表证不解，亦当先治里后治表，它如少阴病或厥阴病下利清谷而兼身体疼痛之表证者，皆当先温其里后攻其表。温里宜四逆汤，攻表宜桂枝汤。霍乱吐利止而身痛不休者，宜桂枝汤以小和之，所谓小和即和解其表，非取汗也，以吐利后阴阳俱虚，故方后不云"啜热粥"，也不云"覆取微似汗"，此又为法外之法。

总之，仲景之于汗法，既精且备，苟能细加玩索，自可珠玑在握。

三、汗法之宜忌

运用汗法，亦有其一定的法度，服药后以温覆取微汗出为佳，不可令如水淋漓。温覆之法，下体宜厚，以阳热

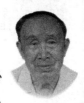

必趋于上，阴亦随之，故上部易得汗出；气血盈于上，必缺于下，故下部置厚衣以助之，以求周身漐漐微似汗出。若一服得汗，即止后服，不必尽剂，既不可过汗，亦不可不彻。过汗则伤阴，或表仍不解，或转阳明、少阳，甚或亡阳伤阴，轻则如62条所说，出现"发汗后，身疼痛，脉沉迟"等症状，甚则阴虚阳亢，咽干烂赤，或出现吐衄、亡阳之后果；轻则表不解而漏汗不止，重则如38条大青龙汤方后所说，出现"汗多亡阳遂虚，恶风烦躁，不得眠也"等症状。若汗出不彻，必留邪为患，致生它变，第185条云："本太阳，初得病时，发其汗，汗先出不彻，因转属阳明也。"第48条云："二阳并病，太阳初得病时，发其汗，汗先出不彻，因转属阳明……"，皆因汗不透彻所致。

汗法以表证为宜，但亦必须注意汗之得当，若汗不对证，则变证百出，是故汗法当知所禁忌。凡"里实""里虚"者，皆所禁用。所谓"里实"，即不恶寒反恶热、烦渴、腹满、便秘、脉沉实等。以其里实，必燥热伤津，发其汗，则阴液更伤。第218条云："伤寒四五日，脉沉而喘满，沉为在里，而反发其汗，津液越出，大便为难，表虚里实，久则谵语。"又221条云："阳明病，脉浮而紧，咽燥口苦，腹满而喘，发热汗出，不恶寒反恶热，身重。若发汗则躁，心愦愦反谵语……"又335条云："厥深者，热亦深……厥应下之，而反发汗者，必口伤烂赤。"均是里实证而误用发汗之弊。所谓"里虚"，是指"阴虚""阳虚"二者而言。阴虚者，一为素体之虚，如第50条云："假令尺中迟者，不可发汗……以荣气不足，血少故也。"第83

273

条云:"咽喉干燥者,不可发汗。"一为患病使然,如"淋家""疮家""衄家""亡血家""汗家"等,此等病者,脉多细数或虚数,虽病外感亦不可汗,以阴虚之人,复发其汗,重伤津液,则犯虚虚之诫。阳虚者,症见脉沉、恶寒、肢厥、下利等里虚寒证,误汗则虚阳外脱,而祸不旋踵,故仲景于少阴、厥阴等篇谆谆告诫,如第285条云:"少阴病,脉细沉数,病为在里,不可发汗。"第286条云:"少阴病,脉微,不可发汗,亡阳故也。"第364条云:"下利清谷,不可攻表,汗出必胀满。"虽不言太阳,而意实赅之。

四、结语

汗法之高,其目的在祛除表邪,以脉浮、头项强痛、发热、恶寒或恶风、有汗或无汗为其适应脉证,其应用范围虽广,但主要在解太阳之邪。受邪有轻重,体质有强弱,虽同为风寒所袭,但其证则有表虚、表实之别,因而在治疗上有开表发汗和解肌发汗之异;而表实、表虚又各有其兼证,所以在治疗时又宜随证加减。六经皆有汗法,但均为权宜之法,必于急时行之,得微汗即止,唯少阴两感发热而脉反沉,则当温经发汗,不可单行汗法;而太阴病之下利甚而表未解者,可与桂枝人参汤,此又为法中之变法。要之,各随其证而与以对证之方,均宜覆取微汗,过汗则伤津、亡阳,不彻则邪留不去,里实误汗则犯实实之禁,里虚误汗则犯虚虚之诫,虚其虚,实其实,皆违禁例。(本文发表于《南京中医学院学报》1959年第1期)

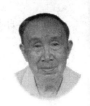

《伤寒论》厥阴病本质的探讨

自《新中医》杂志 1979 年第六期发表了《关于〈伤寒论〉厥阴病的讨论》一文以后，引起了中医界对厥阴病的争鸣。争鸣的焦点是厥阴病的本质问题。有人认为，厥阴病的本质是寒；有人认为，是热厥；有人认为，是阳复太过则热，阳复不及则寒，或寒热胜复，或阴阳错杂；也有概括为"邪气深入，正气衰败"八个字的；也有否认厥阴病存在的。诸说纷纭，莫衷一是。所谓本质，根据哲学的观点即为事物的内在联系，或称规律性。以疾病而言，即疾病的发生、发展、变化规律和治疗规律。为了对厥阴病的本质做进一步的探讨，本人不揣冒昧，谈谈自己的认识，并斧正于同道诸君。

厥阴病多由少阴寒化证阳复之后，阴液不足，少阴液亏，水不涵木，肝气横逆而得。开始出现"消渴，气上撞心，心中疼热，饥而不欲食，食则吐蛔"等症状，其病机为肾阴虚，水不涵木，肝气横逆。以后随着阴阳的消长，变证不一。若阴阳相对平衡，则病向愈；若阳复不及，则发为寒厥证或蛔厥证；若阳复太过，可转出少阳、阳明，或发为热厥，或为热利，或咽痛喉痹，甚至呕吐痈脓。

寒厥证以厥利恶寒、大汗出、热不去、内拘急、四肢疼、脉微欲绝等症状为主。其病机为心肾阳复不及，阴寒内盛，虚阳外越。心肾阳虚，阴寒内盛，火不生土，脾运失职而下利；阳气衰微，不能温养四肢肌肉，故厥逆恶寒；卫阳虚，不能外固，虚阳外越，故大汗出而热不去；大汗伤津，腹内筋脉失养，则挛急不舒；四肢得不到阳气的温煦和阴液的濡养而作痛；脉微为阳虚，阳不化阴，阴液不继，是以脉微欲绝。此乃阴阳两虚而以阳虚为主的证候，法当回阳救逆，以四逆汤为主；若下利清谷，里寒外热，以通脉四逆汤治之。阳生则阴长，虽不滋阴，阴可自复。

蛔厥证以脉微而厥、病者静而时烦、得食而呕又烦、常自吐蛔等症状为主，其病机为阳复不及，肠胃虚寒，蛔虫扰动。四肢为诸阳之本，禀气于脾胃，阳复不及，不能充养四肢，故手足厥冷；蛔虫动静无常，故时烦时止；胃主纳谷，胃虚不纳，故得食而呕；蛔闻食气而窜动，故又烦扰不宁；蛔上入膈，因呕而出则吐蛔；阳虚气弱，是以脉微。法当温胃安蛔，以乌梅丸为主。

热厥证需分阳明经热与阳明腑实。阳明经热者，症见脉沉滑而厥，烦渴引饮，口干舌燥，小便短赤。其病机为阳复太过，津伤无汗，热郁于里。里热之所以能够外达，必借津液以作汗，才能涣散于体外，今病入厥阴，阳复太过，肝肾之阴不足，津伤无汗，热不外泄而内郁，热郁于里，阳不外达，故四肢反而厥冷；热炽津伤，则口干舌燥，烦渴引饮，小便短赤；脉沉滑为里有热，是辨证的眼目，与寒厥证脉沉微不同。津伤无汗，热郁于里，法当清泄里热，以白虎汤为主。阳明腑实者，除有腹满便秘、心烦、谵语等腑实症状外，也有四肢厥冷，病机为阳复太过，肠胃津伤，燥屎内结，阳不外达。治宜泻下里实，以承气汤为主。

热利证以下利脓血、里急后重、口渴、寸脉动浮数、尺脉涩为主。病机为阳复太过，热郁下焦，阴络受伤。治宜清热止痢，以白头翁汤为主。为喉痹者，按少阴咽痛证治疗。病转少阳或阳明者，以法治之。

总之，厥阴病多由少阴寒化证阳复之后，少阴液亏，水不涵木，肝气横逆而得。开始出现厥阴病的提纲证，以后随着阴阳的消长，变证不一。若阴阳相对平衡，则病向愈；若阳复不及，则发为寒厥证或蛔厥证；若阳复太过，可发为热厥，或为热利，或为喉痹，或病转少阳、阳明，各以法治之。此即厥阴病的发生、发展、变化规律和治疗规律，也就是厥阴病的本质。（写于1982年10月9日）

《伤寒论》厥阴病
发病规律和治疗规律

《伤寒论》是汉代张仲景的著作，成书于东汉末年（200—210），时值战乱纷起，致使仲景之书散佚不全，以后又经西晋太医令王叔和编次，故明代医家方有执等认为其错简殊甚，尤其是厥阴病篇，错乱更多，前后条文互不连属，因而历代医家互相争议，诸说纷纭。今拟对厥阴病的发病规律和治疗规律进行探讨，由于水平有限，自知错

秦家泰

误难免，敬请同道斧正。

一、厥阴病的病因病机

厥阴病多由少阴寒化证传变而来，病在少阴阶段，如果没有虚脱而阳气恢复，这时就显示肾阴不足，少阴液亏，水不涵木，肝气横逆而病入厥阴，症见"消渴，气上撞心，心中疼热，饥而不欲食，食则吐蛔"等厥阴病提纲证。产生这些证候的病机是肾阴虚，水不涵木，肝气横逆。少阴阳复之后，肾阴不足，不能涵养肝木，则木火燔炽，肾阴更伤，肾阴愈伤而肝火愈炽，肝火愈炽则肾阴更伤，所以引水自救而消渴不已。足厥阴经脉夹胃贯膈，肝气循经上逆，所以气上撞心，心中疼热；肝气横逆，克贼脾土，脾不健运，则腹中嘈杂似饥而不欲食；由于不欲食，胃中空虚，食则蛔闻食气而上窜，所以食则吐蛔。以上这些症状是少阴寒化证阳复之后肾阴不足，水不涵木，病入厥阴的证候。以后随着阴阳的消长，有三种转归：阴阳相对平衡，则病向愈；阳复不及，《伤寒论》谓"阳气退"，（参见原文342条），则发为寒厥证、蛔厥证等；阳复太过，可转出少阳、阳明，或为热利、喉痹、热厥等。所谓"阳复太过"，不是说正气恢复太过，而是指邪热太甚，《伤寒论》谓"热气有余"。（参见原文332条）

二、厥阴病的辨证

根据《伤寒论》原文的精神，厥阴病的辨证主要解决阴阳消长所产生的变证问题。在厥阴病的过程中，随着阴

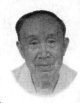

阳的消长，有发热几日又厥冷几日、发热时见的提纲证，说明阳气来复，阴液不足；厥冷时手足厥逆、恶寒、下利、脉沉微，说明阳复不及，病情恶化。在邪正斗争的过程中，变证不一，必须辨证明确，才能施治不误。

1. 辨阳复不及　原文第331条云："伤寒，先厥后发热而利者，必自止，见厥复利。"这里的"伤寒"是对"中风"而言，厥阴病见厥利恶寒、脉微为伤寒，又叫寒厥证，为病进展；见厥回利止、脉浮缓为中风，为病欲愈。寒厥证先见手足厥冷，这是阳气恢复不及，不能战胜阴寒，阴寒内盛，阳不外达则厥；阳气虚，不能升清降浊，水湿不化，因而见厥冷的同时又见下利。厥利若干日后，若又出现发热，这是阳气来复，阴寒退舍，所以厥回而利自止。如果发热若干日后，又见手足厥冷，则又为阳气退，阴霾又将回，寒从内生，下利又作，所以说"见厥复利"。总之，厥阴病以厥热胜复为特点，厥为阳复不及，热为阳气来复，阳复不及者，必见厥利恶寒、脉微等症状。

2. 辨阳复太过　原文334、335两条分别论述厥阴病寒厥证阳复太过可产生喉痹、便脓血、热厥的治法和治禁。寒厥证阳复太过，邪从热化，热郁于里，随着邪热的盛衰和热势的趋向不同，可发生不同变证。如热势向上向外，热迫津液外出而汗出，汗出津伤而里热更甚，热势上扰，则咽痛喉痹；若热势向内向下，热不外蒸，则无汗；热郁下焦，阴络受伤，则下利便脓血；若热郁于里，肠胃津伤，燥屎内结，则发为阳明腑实证的热厥。热厥证之所以手足厥冷，是由于津伤不能化汗，以致里热不得外达而

秦家泰

279

内郁，阳气不能外达，所以手足反而厥冷，是真热假寒证。热厥证的特点是厥冷的同时也有阳明里热证，所以335条说"厥者，必发热"，而且是先出现阳明腑实证，以后才见手足厥冷，故原文补充说"前热者，后必厥"。热厥属阳明腑实证者，其治法宜泻下里实，里实得去，厥热自愈，不可用汗法，误汗则津愈伤，肠胃燥结更甚，里热上攻则口舌生疮、糜烂红肿，以胃开窍于口故也，故原文说"厥应下之，而反发汗者，必口伤烂赤"。

3. 辨愈与不愈　厥阴病邪正斗争的特点是阴阳消长，厥热胜复，其表现为厥冷若干日又发热若干日。所谓阴阳消长，阴指阴寒，阳指阳复，阳气恢复时见发热而阴证消失，叫阳长阴消；若阳复不及，阴寒内盛，见厥利恶寒、脉微等症状，叫阴长阳消。在阴阳消长过程中，厥与热的时间多少，是诊断阴阳消长的依据，故必须进行辨证。

原文第336、341、342三条，根据厥热胜复的日数，以判断疾病向愈或疾病进展。例如，厥五日，热亦五日，厥热相等，说明阴阳自和，为病欲愈；若发热四日，厥反三日，复热四日，厥少热多者，说明阳气能战胜阴寒，亦为病退向愈；若发热的时间太久，超过厥冷时间三天以上，厥回之后，利仍不止，身热不通者，又为热气有余，必便脓血，或发为其他阳复太过的变证；若厥利时间比发热时间长，厥四日，热反三日，复厥五日，厥多热少，为阳复不及，病情必将恶化，可发为寒厥证、蛔厥证等虚寒证。总之，厥热胜复是诊断阴阳消长的方法，目的是辨愈与不愈。

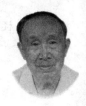

三、厥阴病的证型和治疗

1. **阳复不及证**　厥阴病出现"消渴，气上撞心，心中疼热，饥而不欲食，食则吐蛔"等提纲证之后，若阳复不及，可产生以下不同证候。

（1）寒厥证：本证的主要脉证是厥利恶寒，大汗出，热不去，内拘急，四肢疼，脉沉微。其病机为阳复不及，心肾阳虚，阴寒内盛，虚阳外越。心肾阳虚，阴寒内盛，火不生土，脾运失职而下利；阳气衰微，阳不外达，卫气不固，则厥逆恶寒；卫阳虚，不能外固，虚阳外越，故大汗出而热不去；大汗伤津，腹内经脉失养，则挛急不舒；四肢得不到阳气的温煦和阴液的濡养而作痛；心肾阳虚，故脉沉微。此乃阴阳两虚而以阳虚为主的证候，法当回阳救逆，以四逆汤为主。若下利清谷，里寒外热者，以通脉四逆汤主之；若兼身体疼痛者，为阳虚兼表证，宜以四逆汤先温里，后以桂枝汤攻表；若呕而脉弱，小便复利，身有微热见厥者，此乃心肾阳虚，虚阳外越，胃虚痰逆所致，虽不下利，仍主以四逆汤。（参见原文 353、354、370、372、377 等条）

（2）蛔厥证：本证主要表现为脉微而厥，病者静而时烦，得食而呕又烦，常自吐蛔。其病机为阳复不及，肠胃虚寒，蛔虫扰动。四肢为诸阳之本，禀气于脾胃，阳复不及，不能充实于四肢，故手足厥冷；蛔虫喜温而畏寒，肠胃虚寒，蛔虫上窜，故烦扰不安；蛔虫动静无常，故时烦时止；胃主纳谷，胃虚不纳，故得食而呕；蛔闻食气而窜

秦家泰

281

动，故又烦扰不宁；蛔上入膈，因呕而出，则吐蛔；阳虚气弱，故脉微。此外，患者有常自吐蛔的病史，也有重要的参考价值。肠胃虚寒，蛔虫扰动，法当温胃安蛔，以乌梅丸为主。方中蜀椒、乌梅温胃杀虫；黄连、黄柏安蛔除烦；桂枝、附子、干姜、细辛温阳散寒；人参、当归补益气血。蛔厥证不是寒热错杂证，心烦是因蛔虫扰动心神所致，非热扰心神而烦，乌梅丸用黄连、黄柏，不是用以清热而是安蛔。正如喻嘉言所说："蛔得酸则止，得苦则安，得辛则伏，脏温蛔安，则厥自止。"蛔厥证在临床上需与脏厥证作别。脏厥即厥阴本脏之厥证，即寒厥证。蛔厥与脏厥都有脉微而厥、吐蛔等症状，所不同的主要是脏厥每见全身肤冷、躁无暂安，与蛔厥证手足虽厥而身不冷，烦而时止不躁有别。（参见原文338条）

此外，有脾阳恢复不及，发为虚寒下利者，用理中汤治疗。若见"干呕，吐涎沫，头痛者"，此为肝胃之阳气恢复不及，肝胃虚寒，浊阴上逆所致，法当暖肝温胃，降逆止呕，以吴茱萸汤主治。

2. 阳复太过证　厥阴病阳复太过，阴证转阳，随着患者正气的强弱、感邪的轻重，可以发生以下不同证候。

（1）病转少阳证：原文第379条云："呕而发热者，小柴胡汤主之。"这是寒厥证阳复太过病转少阳的证治。原文是举方略证笔法，既云小柴胡汤主之，当有口苦、咽干、目眩、往来寒热、胸胁苦满等症状。少阳与厥阴相表里，两经证候可以互相转化。呕是少阳病的主证，发热是阴证转阳的明证，所以说"呕而发热者，小柴胡汤

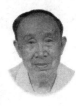

主之"。必须指出，厥阴病见呕而发热，不一定是病转少阳，要具有小柴胡汤证而又呕而发热、手足不厥，方为确据。若呕而脉弱、身微热而厥，又属寒厥证虚阳外脱的危候，宜四逆汤（参见原文 377 条），决不能用小柴胡汤治疗。

（2）病转阳明证：原文第 374 条云："下利谵语者，有燥屎也，宜小承气汤。"第 375 条云："下利后更烦，按之心下濡者，为虚烦也，宜栀子豉汤。"此两条是论述寒厥证阳复太过病转阳明腑证及服小承气汤后余热未清的证治。原文叙述证简略，也是举方略证笔法，谓宜小承气汤，当有阳明病提纲证及腹满、心烦、谵语或潮热、脉滑疾等症状。此乃阳复太过，肠胃津伤，燥屎内结，热结旁流，病转阳明的证候。由于燥屎内结，影响到脾不能布津，而渴引水浆，水液下注，故下利，是先热结然后旁流，其便色当黄而恶臭，肛门灼热，与虚寒下利大便清稀而腥臭不同。心烦谵语是里热内盛、热扰心神所致。法当和下，宜小承气汤。服汤后，里实得去，诸症已解，仍心烦、按之心下濡者，这是余热未清、热扰心神所致，再用栀子豉汤清热除烦。"按之心下濡"是辨证的关键，心下濡为里实已去，所以说"为虚烦也"。反之，若心下按之硬痛者，为里实未尽，仍当再下。

（3）热利证：原文第 363 条云："下利，寸脉反浮数，尺中自涩者，必清脓血。"第 371 条云："热利下重者，白头翁汤主之。"第 373 条云："下利欲饮水者，以有热故也，白头翁汤主之。"以上三条论述厥阴病阳复太过发为热利的证

283

治。主证是下利脓血、里急后重、口渴、寸脉浮数、尺脉涩等。其病机为阳复太过，热郁下焦，阴络受伤。热郁下焦，血络受伤，肉腐血瘀，化为脓血，故下利脓血；热伤血分，同时也伤气分，气机郁阻，大肠传导失职，秽浊欲下不得，则里急后重，虚坐努责；热伤津液，则口渴；脉浮为表热盛，脉数为里热盛，表里热盛，故寸脉浮数，此与虚寒下利脉沉迟不同，故曰"反"；尺脉以候下焦，涩脉为气滞血瘀，血行不畅，今热郁下焦，阴络受伤，且下焦肝肾之阴本已不足，故脉不滑数而涩，此与阳明热利脉滑数不同。法当清热止痢，白头翁汤主之。方中白头翁清热凉血；黄连、黄柏清热燥湿，坚阴厚肠；秦皮凉血止血。病由厥阴病阳复太过转属，肝肾精血已虚，应仿《金匮要略》产后痢治法，加阿胶、甘草，则更为合拍。

（4）热厥证：原文第350条云："伤寒脉滑而厥者，里有热，白虎汤主之。"本条是论述厥阴病阳复太过热深厥深的证治，也属举方略证。白虎汤主治身大热、大汗出、烦渴引饮、口干舌燥、小便短赤、脉洪大等症状，今为热厥，虽无大热、大汗等表热证，而烦渴引饮、口干舌燥、小便短赤等里热证则为必具之证，所以原文说"里有热"。其病机为阳复太过，津伤无汗，热郁阳明。里热所以能外达，必借津液以作汗，方能涣散于体外，今病入厥阴，阳复太过，肝肾之阴不足，津伤无汗，热不外达而内郁，热郁于里，阳不外达，故四肢反而厥冷；热炽津伤，则口干舌燥，烦渴引饮，小便短赤；脉沉滑为里有热，是辨证的眼目，与寒厥证脉沉微为里有寒不同。本证为无形邪热引起的热

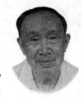

厥证，与335条具有阳明腑实证而厥者也不同。津伤无汗，热郁于里，法当清泄里热，以白虎汤主之。

原文第339条云："伤寒热少厥微，指头寒，嘿嘿不欲食，烦躁，数日小便利，色白者，此热除也，欲得食，其病为愈。若厥而呕，胸胁烦满者，其后必便血。"本条是论述厥阴病阳复太过发为热微厥微证及其转归。其病机为阳复太过，津伤无汗，热郁少阳。阳复太过，津伤无汗，热郁于里，阳不外达，故手足厥冷；但邪热不甚，热郁较轻，故热少而厥微，只见指头寒；热扰心神而烦躁不安；热郁少阳，经气不舒，则胸胁烦满。其治法应参照原文318条少阴病热微厥微证，用四逆散宣透郁热。若由原来的小便短黄不利转为小便清利，由嘿嘿不欲食转为欲得食，这是里热去，胃气和，其病为愈；若郁热久而不除，阴络受伤，则为便血。

此外，阳复太过有发为咽痛喉痹者，照少阴咽痛证治疗；发为痈脓者，《伤寒论》没有提出主方，只说"呕家有痈脓者，不可治呕，脓尽自愈"，可用千金苇茎汤治之。

四、厥阴病类似证

所谓"类似证"，即某些症状与厥阴病相类似，但始终没有厥阴病提纲证，所以不是厥阴病，而是用以和厥阴病鉴别。

1. 血虚感寒致厥证　本证以手足厥寒、脉细欲绝为主证，其发病原因是患者素体血虚，复感寒邪。外感寒邪，当有头痛、恶寒、身痛等表证，病机为血虚感寒，正气被郁。法当解表通阳，养血散寒，以当归四逆汤为主。若兼见胃脘胀满、呕吐清涎等虚寒证者，宜当归四逆加吴茱萸生姜汤。由于手足厥寒、脉细欲绝与寒厥证相类似，临床上必须鉴别。（参见原文 351 条）

2. 痰厥证　本证的特点是手足厥冷，心下满而烦，饥不能食，脉乍紧。病机为痰阻胸膈，阳不外达。法当涌吐痰实，用瓜蒂散治疗。本证属杂病，因饥不能食与厥阴病提纲证相类似，手足厥冷与寒厥相类似，故与厥阴病作别。（参见原文 355 条）

3. 表证误治致厥证　本证以手足厥逆、泄利不止、喉咽不利、唾脓血、寸脉沉迟、尺脉不至为特征。病机为表证误下，上热下寒，正虚阳郁。法当清上热，温中寒，宣透郁阳，以麻黄升麻汤为主。因手足厥逆、泄利不止等症状与寒厥证类似，故列入本篇作别。（参见原文 357 条）

五、厥阴病治禁

这里是就厥阴病寒厥证而言，其治禁有三：一是不可下，寒厥证心肾阳复不及，无腹满痛等，属里实证，当然不能用下法，所以原文 330 条说："诸四逆厥者，不可下之，虚家亦然。"二是不可汗，汗法只能用于表证，决不能用于里虚证，寒厥证即使兼有表证，也当先温里后解表，不能贸然使用汗法，所以第 364 条说："下利清谷，不可攻表，汗出必胀满。"三是 376 条所云："呕家有痈脓者，不可治呕，脓尽自愈。"

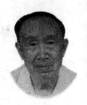

六、厥阴病的预后

寒厥证厥利恶寒、脉微，病虽危重，犹可抢救。若病进一步发展，厥利不止而无脉，或烦躁不安，或发热而利甚，或发热而汗出不止，或见微喘，或脉反实，皆属死候。所以然者，盖厥利不止为阳虚极，无脉乃真阴内竭；烦躁为阴阳之气并竭，心神与四肢得不到阳气的温煦和阴液的濡养，所以轻则烦躁，甚则躁不得卧，无暂安时；厥利不止，发热而利反甚，如果此发热为阳复，当厥回利止，今发热而厥利反甚，则此发热为虚阳外越，势必虚脱；发热而汗出不止，这是虚阳外脱的真寒假热证；或见微喘，乃因正气上脱；若厥利甚而脉反实，厥利甚为阳虚阴盛，真阴下脱，阳亡阴竭，其脉应绝，今反实大，此乃阴不敛阳，虚阳外脱的假实现象，脉当浮大无根，是胃气败绝，真元败露的所谓"真脏脉见"。凡此种种，皆属危候，预后不良。（参见原文343、344、345、346、362、368、389等条）

七、结语

厥阴病多由少阴寒化证阳复液亏，水不涵木，肝气横逆而得，始见消渴、气上撞心、心中疼热、饥而不欲食、食则吐蛔等提纲证，以后随着阴阳的消长，变证不一。若阴阳相对平衡，则病向愈；若阳复不及，则发为寒厥、蛔厥等虚寒证；若阳复太过，可发为热厥、热利、喉痹，或病转少阳、阳明。寒厥证的治疗，以四逆汤为主；蛔厥证的治疗，以乌梅丸为主；热厥证需分阳明经热和阳明腑实，分别采用清法、下法，清宜白虎，下宜承气；热利则以白头翁汤主之；病转少阳或阳明，或为喉痹、痈脓者，以法治之。此即厥阴病的发生、发展、变化规律和治疗规律。（本文于 1987 年 8 月参加南阳国际仲景学说学术研讨会）

《伤寒论》厥阴病预后的探讨

一、辨自愈

这里主要是辨厥阴病寒厥证的预后。寒厥证厥得恶寒脉微是由于阳复不及，心肾阳虚，阴寒内盛，最易亡阳虚脱，但经过治疗，也有自愈的。有关自愈的原文有三条，第 360 条云："下利，有微热而渴，脉弱者，今自愈。"原文第 361 条云："下利，脉数，有微热汗出，今自愈，设复紧，为未解。"第 366 条云："下利，脉沉而迟，其人面少赤，身有微热，下利清谷者，必郁冒汗出而解，病人必微厥。所以然者，其面戴阳，下虚故也。"360、361 两条是论述寒厥证阳复自愈的脉证。寒厥证经四逆汤之类治疗后，若厥愈足温，下利一时未止，脉由微转为弱脉或数脉，症见微热、微渴、微汗等，是为阳复病愈。寒厥证为阴证，脉象由微而弱而数。弱脉主气血不足，是阳复之后气血一时未复所致；数脉为阳脉，微热、微渴、微汗为阳证，阴证见阳脉、阳证，是阳气回复、阴寒退舍之象，虽利未止，亦可断为自愈，以心肾阳复，火能生土，脾阳当复故也。脉数为热，兼微汗，则热有去路，方为向愈；若脉数无汗，热郁于里，上下郁蒸，则生咽痛喉痹、便血等变证。微热、微渴为阳复，若大热、大渴，又为阳复太过，虽然利止，也会发生变证。微热、微汗为阳回，必厥愈足温，若发热大汗出而厥冷，脉微欲绝者，又为虚阳外越危候，此又不可不知。

366 条是论述厥阴病戴阳证自愈。这里所说的戴阳证是有寒厥证而面赤。寒厥证经过治疗，厥愈足温，脉由微变为沉迟，而下利清谷未止，又见面少赤，身微热。脉沉为病在里，迟脉为寒；下利清谷是下焦阳虚，命门火衰，阴寒内盛所致；面赤为阴盛于下，格阳于上；身热为格阳于外。今面少赤而身微热，说明格拒较轻，是一个戴阳轻证，乃下焦真阳没有完全恢复之故，阳虽复而不及，病为未愈，必须继续治疗。服药后，出现郁冒、微厥，此见于阳复之后，厥微而不甚，此为阳复不及，乃邪正相争，气血偏盛于里，清阳不升则冒，阳不外达而微厥，须臾，阳气复，阴液生，遂微汗而解。此种郁冒与阴竭时自冒不同，阴竭自冒必利止无脉而厥甚，此则脉沉迟而微厥，所以诊为欲愈。

二、辨愈与不愈

原文第 365 条云："下利，脉沉弦者，下重也；脉大者为未止；脉微弱数者，为欲自止，虽发热，不死。"第 367 条云："下利，脉数而渴者，今自愈。设不差，必清脓血，以有热故也。"第 348 条云："发热而厥，七日下利者，为难治。"第 368 条云："下利后脉绝，手足厥冷，晬时脉还，手足温者，生，脉不还者，死。"365、367、348 三条分别论述寒厥证见发热，有阳复自愈、阳复太过、阴盛格阳3种情况。若下利不止而脉沉弦或脉大，沉为病在里，弦脉主痛，主热郁气滞，脉大为病进，这是阳复太过，热郁于里，大肠传导失职，阴络受伤，肉腐血瘀，所以里急后重而便脓血。若见发热而寒厥证仍在，则此发热不是阳复，而是阳复不及，阴寒内盛，格阳于外，虚阳外越的危候。368条论述寒厥证下利后脉绝，有死与不死两种情况。若脉绝能在24小时内恢复，脉由微而弱而数，且厥愈足温者，说明阳气回复，阳生阴长，则有生机；若脉绝而晬时不还，手足不温，说明阳亡而阴竭，属于死候。

三、辨死候

原文第343条云："伤寒六七日，脉微，手足厥冷，烦躁，灸厥阴，厥不还者，死。"第344条云："伤寒发热，下利厥逆，躁不得卧者，死。"第345条云："伤寒发热，下利至甚，厥不止者，死。"第346条云："伤寒六七日，不利，便发热而利，其人汗出不止者，死。有阴无阳故也。"第362条云："下利，手足厥冷，无脉者，灸之不温，若脉不还，反微喘者，死。少阴负趺阳者，为顺也。"第369条云："伤寒下利，日十余行，脉反实者，死。"此六条分别论述寒厥证见躁不得卧，下利至甚，汗出不止，无脉反微喘，下利甚脉反实，皆属死候。所以然者，寒厥证见烦躁，是阳虚至极，阳不化阴，阴液将竭，心神失养，病情虽危，犹可以四逆汤加灸（行间、章门）进行抢救。若病情进一步发展，出现发热而厥利不止，则此发热不是阳复，而是虚阳外越，若再见躁不得卧，是阳亡而阴竭，心神与四肢得不到阳气的温煦和阴液的濡养，故躁不得卧，无暂安时。下利至甚乃阳虚已极，气不摄液，阴竭于下，汗出不止，是阳亡而阴竭，阴不敛阳，虚阳外脱；无脉而反微喘是肾阴肾阳衰竭，肾不纳气，以致肺气上脱。下利甚脉反实是肾阳虚已极，脾虚则中气下陷，肾虚则下焦不固，以致真阴下脱；阳亡阴竭，其脉应绝，今反实大，此乃胃气败绝，生化无源，阴不敛阳，虚阳外脱在脉搏上的反映，其脉当浮大无根，是真元败露、回光返照的危候，即《黄帝内经》中所谓"真脏脉见"，故死。总之，厥阴病寒厥证之所以死，皆因阳亡而阴竭所致。

四、辨除中证

"除中"乃中气消除，胃气败绝，其症当不能食，反而突然求食，食后暴热而死，属厥阴病死候之一。原文第 332 条云："伤寒始发热六日，厥反九日而利。凡厥利者，当不能食，今反能食者，恐为除中。食以索饼，不发热者，知胃气尚在，必愈。恐暴热来出而复去也。后日脉之，其热续在者，期之旦日夜半愈。所以然者，本发热六日，厥反九日，复发热三日，并前六日，亦为九日，与厥相应，故期之旦日夜半愈。后三日脉之，而脉数，其热不罢者，此为热气有余，必发痈脓也。"第 333 条云："伤寒脉迟六七日，反与黄芩汤彻其热。脉迟为寒，今与黄芩汤，复除其热，腹中应冷，当不能食，今反能食，此名除中，必死。"332 条论述寒厥证阳复能食与除中暴食的鉴别及阳复太过变证。厥阴病以厥热胜复为特点，厥表示阳复不及，热表示阳气来复。厥热相等为病愈；热多于厥为病当愈，但超过厥三日以上为阳复太过，又为病进；厥多于热为阳气退，病情恶化。开始是发热六日，厥反九日而利，厥多热少，为阳复不及，阴寒内盛，当不能食，今反能食，能食是胃气恢复的表现，但与除中证的暴食相似，必须做出判断。判断的方法是食以索饼，如果食后暴热，则是胃气败绝，化源告竭，真阴耗尽，阴不敛阳，虚阳外脱，真阴真阳尽露，所谓"回光返照"的除中证，其热必出而复去即死。今食后没有暴热，只有微热，则是阳气来复，胃气尚在之征兆。这种微热能维持三日，和之前的发热六日加起来，也是九日，热与厥的日数相等，是阳复之后，阴阳相对平衡，所以断为必愈，而且愈期在第 2 天半夜阳气被复之时（丑至卯时）。若再过三日复诊，发热仍未罢而脉数，说明热反复，多于厥三日以上，则为阳复太过，热气有余，热伤营血，胃络受伤，所以"必发痈脓"。"必"是预料之词，不能做肯定解释。此举痈脓为例，是举一反三，应理解为也可转为其他阳复太过的变证。333 条是论述寒厥证误治转为除中证。谓寒厥证见发热，阳气初复，厥回而利一时未止，脉内微变迟。迟脉为阴寒内盛，乃脾阳一时未复，故虽发热而利不止，当舌淡苔白，应继续以四逆汤回阳。这不是阳复太过转为热利，若为热利，其脉当数，便黄而恶臭，小便黄，且舌红苔黄。今误认虚寒下利为热利而与黄芩汤，是虚以实治，胃中虚冷，应不能食而反能食，此乃阳亡阴竭，引食以自救，故反求食，复以阳虚不

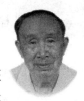

化，阴难再生，阴不敛阳，虚阳暴脱，故暴热而死。辨证的关键在脉迟，所以原文指出"而反与黄芩汤彻其热"，此误治而为除中也。

五、辨哕逆

原文第 380 条云："伤寒大吐大下之，极虚，复极汗者，其人外气怫郁，复与之水，以发其汗，因得哕。所以然者，胃中虚冷故也。"第 381 条云："伤寒哕而腹满，视其前后，知何部不利，利之即愈。"此两条论述胃中虚冷可以致哕，大小便不利亦可致哕，但须与寒厥证胃气败绝之哕做出鉴别。哕逆总属于胃，有虚实之分，有本脏受病与他脏受影响之别。虚证之哕，有因寒厥证病情恶化，心肾阳虚，火不生土，胃气败绝而哕的，必有寒厥证。《素问·宝命全形论》曰："病深者，其声哕。"故此多属死候。有如 380 条所说，因太阳伤寒，误用大吐大下大汗，胃中虚冷而哕，大吐则伤胃，大下则伤脾，脾胃两伤，患者已极虚弱，复以大汗，虚其表阳，卫阳虚，开阖失职，以致表气怫郁而无汗身热，医生误认为表邪不解，又以水法劫汗，汗多既伤阴也伤阳，因而胃中虚冷，聚湿生痰，胃气不降，而哕逆生焉，宜吴茱萸汤合旋覆代赭汤治之。有如 381 条所说，因其他实证影响于胃，胃气上逆而哕者，除哕逆之外，尚有其他证候可察，若腹满大便不通者，是由于肠中燥结，腑气不通，邪热上逆于胃，胃气不降而哕逆，当通其大便，下焦得通，胃气得降，而哕自止；若少腹满而小便不利者，乃水饮内停，影响于胃，胃气上逆而哕，此又当利其小便，小便通利，水饮得去，而胃气自降，哕逆亦除，此治病求本之法，所以原文指出："视其前后，知何部不利，利之即愈。"前后者，前阴、后阴也。（写于1987年7月12日）

《伤寒论》
"热入血室"的探讨

"热入血室"是妇科常见病之一，对妇女的身体健康危害很大，由于历代医家对"血室"的认识不一，因而对"热入血室"的病因、病理、证候特点、辨证分型、治疗方法等方面有分歧，甚至有人认为在妇女月经期感冒皆谓"热入血室"。为了求得比较统一的认识，谈谈个人的体会，以便就正于同道诸君。

一、血室的含义

"热入血室"这一病名首先出自《伤寒杂病论》，历代医家对"血室"的看法诸说纷纭。有人认为血室是冲脉，持此见解的有成无己、方有执等。成无己在《伤寒明理论》中说："室者，屋室也，谓可以停止之处，人身之血室者，荣血停止之所，经脉留会之处，即冲脉是也。"方有执在《伤寒论条辨》中说："血室，荣血停留之所，经脉集会之处，即冲脉，所谓血海是也。"这是血室即冲脉的论据。也有人认为血室是指肝脏，如柯韵伯在《伤寒来苏集》说：

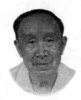

"血室者，肝也，肝为藏血之脏，故称血室。"这是血室为肝脏的论据。还有人认为血室为子宫，持此见解的有张景岳、程式、山田正珍等。张景岳在《类经附翼》说："子户者，即子宫也，俗名子肠，医家以冲任之脉盛于此，则月事以时下，故名血室。"以上三说虽各有道理，但以张景岳等人的说法更为准确。证之《黄帝内经》与月经和孕育有关的脏腑为女子胞，亦称"胞宫"（藏胞胎之宫室）；证之西医学，亦以子宫为是。血室与肝脏、冲脉关系密切，热入血室的病位在子宫，但其病理变化常涉及肝与冲脉，盖妇人以血为本，血室又为经脉荣血会聚之处，子宫受病，莫不影响于血，正如沈金鳌在《伤寒论纲目》中说："然则血室之说，成氏主冲，柯氏主肝，二说虽异，其实则同。主冲者，就其源头处言；主肝者，就其藏聚处言。血必由源而出，不有源，则无根；血必聚处而藏，不有聚，则散漫无所收，于此二处而为血之室，其旨同也。"

二、血室的生理

血室即子宫，是女子特有的器官，位于小腹正中，居膀胱之后，直肠之前，下口连接阴道，状若倒梨。《黄帝内经》称为"奇恒之腑"，主要功能是主月经和孕育胎儿，正如张景岳所说："女子之胞，子宫是也，亦以出纳精气而成胎孕者为奇。"但必须在肾气盛，天癸至，任脉通，冲脉盛，脏腑气血充盈的情况下，才能发挥其正常生理作用，所以《素问·上古天真论》说："女子七岁，肾气盛，齿更发长；二七而天癸至，任脉通，太冲脉盛，月事以时下，故有子。"否则就会月经停止,妊娠终止,所以《素问·上古天真论》接着说:"七七,任脉虚,太冲脉衰少,天癸竭,地道不通,故形坏而无子也。"

血室通过经络与脏腑取得联系,特别与心、肾关系密切。《素问·评热病论》说:"月事不来者,胞脉闭也,胞脉者属心而络于胞中,今气上迫肺,心气不得下通,故月事不来也。"这是通过月事不来的机理说明胞脉与心的关系。《素问·奇病论》又说:"胞络者系于肾。"盖心主血而肾藏精,心血与肾精充足,由经络而输注胞宫,于是月经、胎孕乃可正常,反之则生病变。

此外,血室与冲脉、任脉、督脉、带脉的关系也很密切。《灵枢·海论》说:"冲脉者为十二经之海。"《灵枢·逆顺肥瘦》说:"夫冲脉者,五脏六腑之海也……其上者,出于颃颡,渗诸阳,灌诸精……其下者,并少阴之经,渗三阴……渗诸络而温肌肉。"这说明冲脉通过其上下循行与三阴三阳经取得络属关系,所以称其为"十二经之海"。任脉起于胞中,出会阴,上出毛际,与肝、脾、肾三经会于曲骨、中极、关元。任脉主一身之阴,凡精、血、津、液皆其所司,故称"阴脉之海",为人体任养之本,所以王冰说:"冲脉、任脉皆奇经脉也,肾气全盛,冲任流通,经血渐盈,应时而下,冲为血海,任主胞胎,二者相资,故能有子。"说明月经的行止、孕育与冲任二脉息息相关。督脉亦起胞中,与任脉同出会阴,分行前后,主一身之阳,与任脉相协,以维系阴阳脉气的相对平衡,并调节月经的正常来潮。带脉起于季胁,绕身一周,状如束带,其功能为

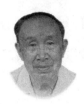

约束冲、任、督诸经，使经脉气血的运行保持常度。盖冲、任、督三脉，同起而异行，一源而三岐，而皆络于带脉。总之，心、肾、冲、任、督、带在生理上与血室的关系都非常密切。

三、热入血室的病理

邪热内侵血室引起的病理变化，即热入血室的发病机理。这里的邪热，是指外邪，包括风、寒、暑、湿、燥、火，即六淫之邪。六气皆可化热化火，风为阳邪，其性疏泄，化火最速；寒邪、湿邪皆属阴邪，寒主收引，湿邪黏腻，郁久皆可化热；暑邪、热邪、燥邪则更易伤阴化燥。因此，凡外感六淫之邪，若适值女性月经来潮，血海空虚，邪热乘机内陷，都可招致热入血室。临床上以少阳邪热或阳明邪热内陷血室最为常见，所以《伤寒论》原文第143条云："妇人中风，发热恶寒，经水适来，得之七八日，热除而脉迟身凉，胸胁下满，如结胸状，谵语者，此为热入血室也，当刺期门，随其实而取之。"本条指出少阳病热入血室的主证和治法。第144条云："妇人中风，七八日续得寒热，发作有时，经水适断者，此为热入血室，其血必结，故使如疟状，发作有时，小柴胡汤主之。"本条补充说明少阳病热入血室有寒热如疟者。第145条云："妇人伤寒，发热，经水适来，昼日明了，暮则谵语，如见鬼状者，此为热入血室，无犯胃气，及上二焦，必自愈。"本条补充说明热入血室谵语的特点及治禁。以上3条论述了太阳中风或伤寒病传少阳，热入血室的证候和治疗。其证候除少阳病提纲证口苦、咽干、目眩之外，还表现为为胸胁下满、如结胸状、谵语，谵语的特点是昼日明了，暮则谵语，如见鬼状。除这些共同症状之外，由于有热除脉迟身凉，或寒热如疟，或发热而经水适来等病情轻重的不同，因而有刺期门，或服小柴胡汤，或不药自愈等不同处理。阳明病篇第216条又云："阳明病，下血谵语者，此为热入血室，但头汗出者，刺期门，随其实而泻之，濈然汗出则愈。"这是指阳明病热入血室的证治。这里的阳明病是指阳明腑实证而言，除有身热汗自出、不恶寒、反恶热等阳明外证之外，其证候特点当有腹满、便秘、心烦、谵语等阳明腑实证，又有妇人经水适来而下血之证，其谵语也是昼日明了，暮则谵语。热入血室的病机，从少阳病热入血室来说，其病机为表热内陷少阳，瘀热互结胞宫，心神被扰。邪陷少阳，则见胸胁下满，如结胸状（胸膈内痛，心下硬满）；心主血而司神明，邪陷胞宫，病入血分，瘀热互结，上扰心神则谵语。为什么昼日明了，暮则谵语呢？成无己说："病在血而不在气，气属阳，所以昼日明了；而血属阴，所以暮则谵语。"因白天阳气盛，患者得外界阳气之助，血行旺盛，瘀滞得以缓解，邪正斗争相对平静，所以昼日神志明了；晚上属阴，患者受外界阴寒的影响，血得寒则凝泣，邪正斗争剧烈，瘀热上扰神明，所以暮则谵语。这是热入血室谵语的特征，与阳明病谵语以白天为甚不同。从阳明病热入血室来说，其病机为表热内陷阳明，肠胃津伤，燥屎内结，腑气不通，瘀热互结胞宫，心神被扰。肠胃津伤，燥屎内结，则便秘；腑气不通而腹满；瘀热上扰心神而心烦、谵语。这种谵语也以晚间为甚。

四、热入血室的治疗

《伤寒论》认为，热入血室有少阳邪热内陷胞宫与阳明邪热内陷胞宫的不同，总由瘀热互结胞宫所致，治疗的原则以清热祛瘀为法。由于有偏热偏瘀，邪结有深有浅的不同，故具体的治法因病而异。若少阳病热入血室，症见胸胁下满，如结胸状，昼日明了，暮则谵语，热除脉迟身凉，为偏于瘀滞，用刺期门穴进行治疗。期门是肝之募穴，肝藏血，其脉络胸胁，刺之以泻肝胆之实热而行瘀滞，是治疗热入血室的有效穴位。若见口苦，咽干，目眩，胸胁下满，如结胸状，昼日明了，暮则谵语，寒热如疟，为偏于少阳邪热，用小柴胡汤主之，热去而血亦行。若见胸胁下满，如结胸状，昼日明了，暮则谵语，发热而月经未行，则瘀热可随经行而外解，可以不药而自愈。切忌汗、吐、下三法。不要一见谵语，就误认为是病入阳明而用承气汤泻下，徒伤其胃气；更不要以为发热是表不解而发汗，徒伤上焦心肺，因汗为心液、肺主皮毛；也不能见胸满就误认为胸中有实邪，而用吐法以治其上焦，徒伤中焦脾胃，因病不在上焦，也不是在中焦，而是在下焦，所以第145条说"无犯胃气，及上二焦，必自愈"。若阳明病热入血室，症见阳明腑实证而下血谵语，也当刺期门穴，随其实而泻之，便濈然汗出则愈。这是张仲景治疗热入血室的方法。后世医家，治法众多，但亦不出仲景法门。例如，宋代陈自明在《妇人大全良方》中说："脉迟身凉……此为热

秦家泰

入血室也……当刺期门穴……下针令病患吸五吸，停针良久，徐徐出针……凡针期门，必泻勿补，可肥人二寸，瘦人寸半深也。"补充了刺期门穴的手法。《东垣十书》中说："昼日明了，暮则谵语，热入血室，无犯胃气及上二焦，不治自愈。若甚，则四顺饮子（四顺饮子：熟大黄、当归、白芍、炙甘草、薄荷十片）、桃仁承气汤，证相似当下者用之。"李梴在《医学入门》中说："如经尽热退身凉，胸满如结胸或谵语者，乃邪气结于胸胁，按之痛者，亦谓之血结胸，宜海蛤散、桂枝红花汤。妇人伤寒，寒热似疟，经水适断者，亦名热入血室，其血必结而不行，小柴胡汤或黄龙汤加丹皮、桃仁。"张景岳在《景岳全书》中说："凡血分之病，有蓄血者，以血因热结而留蓄不行也；有热入血室者，以邪入血分而血乱不调也。故蓄血者，去之则愈，血乱者，调之由安。调之之法，则热者宜凉，陷者宜举，虚者宜滋，瘀者宜行，邪未散者宜解也。然此皆病在下焦，故曰无犯胃气及上二焦，必自愈，是又不可不察。""若热因外邪，由表而入者，宜一柴胡饮，或三柴胡饮，或四柴胡饮，或《良方》黄龙汤加生地，酌而用之。若或怒或劳，火由内生，其人多汗而无表证者，宜保阴煎、清化饮、当归六黄汤之类加减主之。若病虽渐愈，但元气素弱，而热有未退，血未止者，宜补阴益气煎，或补中益气汤。若脾气素弱，宜归脾汤；血气俱虚者，宜十全大补汤，庶无误矣。若血热多滞者，宜小柴胡汤加丹皮、红花、当归。"张景岳在此补充了内伤病热入血室的治法及病愈后的调理方法。我个人的经验一概不用刺法，对少阳病热入血室的治

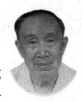

疗，以小柴胡汤加减为主，辨其热与瘀的孰轻孰重。若邪热偏盛，舌红绛，脉弦滑而数，用小柴胡汤（合犀角地黄汤）加生地黄、牡丹皮、赤芍、桃仁、红花。若瘀血偏盛，舌紫暗，脉弦细而涩，用小柴胡汤合桂枝茯苓丸。对阳明病热入血室的治疗，用桃核承气汤去桂枝，加生地黄、牡丹皮、赤芍、红花。若阳明燥热甚者，以大承气汤加味治之。

五、结语

热入血室证始见于张仲景的《伤寒杂病论》，多因外感六淫而发，有少阳病邪热内陷胞宫而得者，有阳明病邪内陷胞宫而得者。少阳病热入血室，除少阳病提纲证口苦、咽干、目眩外，主要表现为胸胁下满，如结胸状，昼日明了，暮则谵语，如见鬼神状，其病机为表热内陷少阳，瘀热互结胞宫，心神被扰。由于病情有轻重，有偏热偏瘀等不同情况，其治疗也不同。若热除而脉迟身凉，当刺期门，随其实而取之；若寒热如疟，主以小柴胡汤；若发热而经未停，可以不药自愈。忌用汗、吐、下等法，即所谓"无犯胃气及上二焦"。阳明病热入血室，除身热、汗自出、不恶寒、反恶热、腹满便秘、心烦、谵语等阳明腑实证外，以下血谵语（暮则谵语）为特征，其病机为表热内陷阳明，肠胃津伤，燥屎内结，瘀热互结胞宫，心神被扰。治宜清热逐瘀，当刺期门，随其实而泻之；或以桃核承气汤去桂枝，加生地黄、牡丹皮、赤芍、红花治之。

谈谈医德

　　所谓医德，就是医生应该具备的品质，包括思想意识、态度作风等各方面的问题。对一个负有救死扶伤责任的医生来说，如果忽略了这一方面，就缺乏了全心全意为人民服务、对技术精益求精的动力，对学习的态度就会马马虎虎，对患者的态度就会随随便便，不但不能完成维护人民健康的使命，反而给人民带来一定程度的危害。历代有名的医家，都是非常重视医德的，我国最早的一部中医经典著作《黄帝内经》中已有这方面的论述，可见我们的祖先在总结与疾病做斗争的经验的同时也重视了这个重要的问题。在众多医家的著作中，都有这方面的记载，如张仲景的《伤寒论》原序中恳切地指出了当时医生的许多缺点，孙思邈的《备急千金要方》更在篇首列有"论大医习业""论大医精诚"等数篇有关医生道德品质方面的文章。后世医家在这些文章中获得了莫大的教益，很多医家都能以忠诚的精神来为人民服务，他们放弃了名利观念，孜孜不倦地进行研究，使中医学一代一代地向前发展。在继承和发扬中医学的今天，我们应该将前人的这种优良传统继承下来，学习他们刻苦钻研学术和为人民服务的精神，来为社会主义建设服务。

　　历代医家对医德方面的论述很多，归纳起来有以下几

个方面，现举例说明，以见一斑。

一、前提是一切为了患者

自古称医为仁术，医生的唯一目的就是救人疾苦，所以必须具有对患者的深切同情心，把患者的疾苦当作自己的疾苦，不计报酬多少，不计个人得失，不畏艰难，不避寒暑，为解除人民的疾苦而奋斗。具有这种伟大精神的古代医家有很多，如汉代的张仲景，见到当时社会纷乱，疾病流行，他"感往昔之沦丧，伤横夭之莫救"，在这样的思想指导下，他努力研究医术，勤求古训，博采众方，最后终于著成了具有很高学术价值的《伤寒杂病论》。汉代还有一名叫作董奉的医家，治病不取报酬，患者在山中栽种杏树即可看病，后来他的住宅附近，杏树万株，郁然成林，直到现在，"庐山杏林"仍为医界美谈。唐代孙思邈，学识渊博，道德高尚，他曾说："人命至重，有贵千金，一方济之，德逾于此。"近代费伯雄也曾说："欲救人而学医则可，欲谋利而学医则不可，我若有疾，望医之相救者何如？我之父母妻子有疾，望医之相救者何如？易地以观，则利心自淡矣。"

观以上之例，我们可以体会到，没有全心全意为人民服务的精神，不能痛患者之所痛，急患者之所急，缺乏鞭策激励自己的动力，就不能在学术上精益求精，要想在医学上有所成就，有所创建，有所发明，则是不可能的。

二、讲究谦虚谨慎

谦虚是一种美德，古人说"学无止境"。若满足现状，

303

不求广知，必然会落后于形势的发展。只有虚怀若谷，不耻下问，才能集思广益，不断提高。谦虚的反面是骄傲，是自私自利，具体表现为诽谤同道，抬高自己，打击别人，此等恶劣作风是不符合作为一名医生的要求的，被孤立、学术上得不到进步是其必然后果。为了共同提高技术，解除人民疾苦，在技术上应该做到互相交流，而不是自私保守，作为一己谋利的手段。有关谦虚这方面的格言，不胜枚举，谨录两则，作为规范。

孙思邈在《备急千金要方》的"论大医精诚"一篇中说："夫为医之法，不得多语调笑，谈谑喧哗，道说是非，议论人物，炫耀声名，訾毁诸医，自矜己德。偶然治瘥一病，则昂头戴面，而有自许之貌，谓天下无双，此医人之膏肓也。"

陈实功在《外科正宗》中论及"医家五戒十要"，书中云："凡乡井同道之士，不可生轻侮傲慢之心，切要谦和谨慎，年尊者恭敬之，有学者师事之，骄傲者逊让之，不及者荐拔之。"

这些都充分说明古代医家很重视谦虚谨慎，戒骄戒躁。

三、虚心学习，刻苦钻研

医学是一门广博高深的科学，只有通过刻苦钻研，才能精通和掌握它。一名医生技术水平的高低，直接关系到他的工作效果。医生的服务对象是患者，如果在治疗中发生差错，往往会造成严重的后果。俗话说，庸医杀人不用刀，这句话值得我们引以为戒。因此，作为一名医生，首

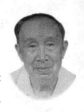

先要精通本门专业。另外，医生是在社会上工作的，医学又与其他各门科学有着密切的联系，所以除掌握本门业务之外，还要具有广博的知识，这样才能更加全面地认识问题和处理问题。有关这方面，前人也有很多教训。

孙思邈在《备急千金要方》中说："故学者必须博极医源，精勤不倦，不得道听途说，而言医道已了，深自误哉。"这是强调不要偏信一家之言，而要刻苦钻研医学源流，取长补短，不断提高。徐洄溪也说："为医者，无一病不穷究其因，无一方不洞悉其理，无一药不精通其性，庶几可以自信，而不枉杀人矣。"这是强调医生应穷究每一种病的病因病机，对处方用药也当深究其理，方不至误。以上这些，对我们来说，都有良好的教益，值得我们学习。

四、反对草率从事

医疗工作，关乎人命，绝对不能粗枝大叶，草率从事，一定要以认真负责、耐心细致的态度来进行工作。诊断是决定治疗是否恰当的关键，若诊断错误，则治疗也不会有良好的结果。中医的诊断包括望、闻、问、切，四诊必须结合起来，加以全面分析。《素问·五脏生成》说："能合脉色，可以万全。"就是这个道理。治疗工作，极其复杂，有了正确的判断，没有确当的治疗，也不能解决问题。药性有寒、热、温、凉等，治法有汗、下、温、清等。所谓"失之毫厘，差之千里"，绝对不能草率马虎。

张仲景在《伤寒论》原序中说："观今之医，不念思求经旨，以演其所知，各承家技，始终顺旧。省疾问病，务在口给，相对斯须，便处汤药。按寸不及尺，握手不及足，人迎、趺阳，三部不参，动数发息，不满五十，短期未知决诊，九候曾无仿佛。明堂阙庭，尽不见察，所谓窥管而已。夫欲视死别生，实为难矣！”这是张仲景批判当时医生诊断疾病草率马虎，难免错误，并提醒后人注意。孙思邈在《备急千金要方》中说：“今以至精至微之事，求之于至粗至浅之思，其不殆哉！若盈而益之，虚而损之，通而彻之，塞而壅之，寒而冷之，热而温之，是重加其疾而望其生，吾见其死矣。”这是批评医生诊断时粗枝大叶，造成治疗上的错误。

以上我讲了4个问题：一切为了患者；讲究谦虚谨慎；虚心学习，刻苦钻研；反对草率从事。这些都是历代名医的高尚品德，是我们学习的典范。我们一定要把这些优良传统当作一份宝贵的文化遗产，把它继承下来，加以发扬光大，世代相传，延绵不断。懂得这些医德不难，难的是付诸行动。认识是一回事，实践又是另一回事。德育的培养，好像培育幼苗一样，要经过精心培植，才能逐步成长壮大，不是一朝一夕所能做到的。希望大家加强德育的修养，把医德贯穿于德育之中，付诸行动，更好地为人民服务。（写于1981年3月25日）

谈谈采集病史

中医对疾病的认识和治疗，主要是从病因、病位、病

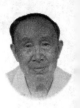

机、性质、诊断、治疗步骤（标本）、立法、处方、用药9个方面去进行分析的。辨证的方法，有病因辨证、脏腑辨证、经络辨证、八纲辨证、气血津液辨证、六经辨证、卫气营血辨证、三焦辨证。病因辨证是认识疾病的发病原因，脏腑辨证和经络辨证是认识疾病的病位，八纲辨证是认识疾病的性质，气血津液辨证是认识疾病过程中气血津液的损伤程度及气滞、血瘀、水停等情况，六经辨证、卫气营血辨证、三焦辨证是认识外感疾病的发生、发展、变化规律和治疗规律。所谓"论治"，就是根据辨证的结果来确定治疗方针和方法，包括方剂学和药物学的全部知识。要达到辨证论治的目的，就要对疾病进行调查研究，而病史采集是对疾病做调查研究的重要环节。如果不懂得采集病史，或者采集病史粗枝大叶，没有详细地占有临床资料，就无法辨证，也无从论治。因此，对认识和治疗疾病来说，病史采集占有首要地位，必须认真研究。现从采集病史的目的、手段和方法等方面，谈谈个人的体会，供同道们参考。

一、采集病史的目的

采集病史的目的，简单地说，就是对疾病进行调查研究，为辨证论治打下基础。什么叫"辨证论治"呢？秦伯未说得好："辨，就是分析、鉴别；证，就是症状、现象；论，就是讨论、考虑；治，就是治疗方针。"辨证论治，就是要求医生根据疾病的症状、现象，进行分析、鉴别、讨论、考虑，明确这个病的发病原因是什么？病位在经络还

秦家泰

是在脏腑？性质是属寒还是属热，属虚还是属实？有哪些病机变化？从而做出诊断，确立治法，选择处方，这就是"辨证论治"的含义。怎样才能为辨证论治打好基础呢？这要由辨证论治的要求来决定。辨证论治要求我们运用中医采集病史的手段，反映疾病的病因、病位、病机和鉴别诊断的证候，以便进行辨证分析。只有这样，才能为辨证提供可靠的依据，否则辨证就成了无源之水、无本之木，就会成为一句空话，会陷入唯心主义的歧途。

二、采集病史的手段和方法

中医采集病史的手段主要是通过四诊对疾病进行诊察，反映出疾病的病因、病位、病机、性质，做出鉴别诊断，为辨证论治提供依据。望诊主要是望神色体态，神志如何？面色肤色如何？舌苔、舌质怎么样？有什么反常的状态？闻诊是听声音，闻气味。问诊是查病情，问病因及病史。切诊是切脉搏，按虚实。所有这些，只要学过中医诊断学，反复地进行临床实践，还是比较容易掌握的。四诊不可偏废，但带有技巧性的还是问诊。因此，我想着重谈谈问诊的方法。

问诊的方法，概括地说，是先问当前病证，再查病因，后查病机。中医诊断学强调十问：一问寒热二问汗，三问头身四问便，五问饮食六问眠等。这十问只是问诊的基本内容，不是方法，我们在临床上不是按照十问的次序逐一去问的，但基本上要具备这些内容。我们通常的问诊方法是先问当前病证，当我们掌握了当前病证之后，对这个病

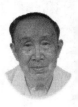

就有了一个初步的认识，这是什么病，已发展到什么阶段。在这个基础上，再去查问病因，问患者这个病有多久了？开始的时候出现了什么症状？接着再查病机，出现初期症状以后，发生了哪些传变？有什么症状？直到和当前的证候联系起来为止。这样，我们就掌握了疾病的发病时间、发病原因和发展、变化情况，再结合其他三诊，对病情的了解就比较全面了，也就是说，把病因、病位、病机和鉴别诊断都反映出来了，完成了四诊的任务，为辨证打下了可靠的基础。

为了说明问题，我在这里举一个风温病为例。当我们向患者采集病史的时候，患者说，当前主要表现为发热，无汗，晚上热甚，心烦，睡眠不好，口干微渴，有时说胡话，检查身体隐约有斑疹，舌红绛，脉细数。这样，我们对这个病就有了一个初步的印象，这是一个温热病，而且已经病入营分了。在这个基础上，再去查病因，问患者发病几天了？患者说，是3月4日开始病的，已经7天了。初起时头痛，鼻塞，发热，微恶风寒，无汗，口微渴，周身不适。接着就发高烧，大热大汗，烦渴饮冷，面红耳赤，小便短黄，以后就发展到现在的情况了。问到这里，病史就算收集完了，可以把这些证候进行分析。病因是感受风热，首先是肺卫受病，所以初起即见头痛、鼻塞、发热重、恶寒轻、无汗、口渴等肺卫症状。吴鞠通说："上焦病不治，则传中焦，胃与脾也。"由于没有及时治疗，病由肺卫传入阳明气分，胃热炽甚，所以症见大热大汗、烦渴、面赤等。心主营血，汗为心液，阳明热甚，营阴受损，病传心

秦家泰

营，所以症见身热夜甚、心烦不寐、口不甚渴、斑疹隐隐、时有谵语、舌红绛、脉细数等。病位是由肺传胃传心，病机是由卫到气到营，病属风温病邪陷心营。法当清营泄热，透热转气，以清营汤加减治之。

再举一个胃病为例。采集病史的时候，患者说，主要是胃脘部作痛，痛有定处，固定不移，时如针刺，晚上较痛，伴有嗳气、反酸、心烦等症状，同时诊得面色晦暗，精神较差，舌红，苔黄腻，舌边有瘀点，脉弦而涩。通过对当前证候的诊察，我们对这个病就有了一个初步的印象，此为胃脘痛，而且发展到了血瘀型的阶段。掌握了当前症状以后，再去查病因，问患者这个病有多久了？患者说，有 3 年了，从 1977 年 5 月起胃部就感觉胀痛了，有时呕吐清水，还有嗳气，得矢气而痛减，饮食减少。这样，我们就知道这个病开始时是气滞型，因为痛的特点是胀痛，得矢气而痛减，这是气滞型胃脘痛的特征。在这个时候，就顺便查病因，问患者发病以前生活上有什么变化？精神上受过什么刺激？饮食方面有哪些失常？患者说，是呀！那段时间，由于工作关系，经常不能按时吃饭，有时又吃冷的，不久胃部就不舒服了，精神上倒没有什么刺激，心情是愉快的。从患者所说的情况来看，我们知道发病原因和饮食不节有关。接着再查病机，问患者在发病以后是否有过口干口苦、心烦易怒、呕吐酸水、由胀痛转为像吃了大蒜一样热辣而痛的症状？患者说，是呀！从 1979 年 6 月起就有这些症状了，有时还有黑色大便，以后就发展到现在的情况。到此病史就算收集完成了。我们就可以把病情资

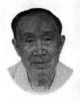

料进行分析：病因是饮食不节；病位在胃；病机是饮食伤脾胃，运化失常，产生内湿，湿郁化痰，痰阻气滞，因而胃脘胀痛，呕吐清涎，嗳气食少，初期为气滞型。痰湿郁久化火，所以见口干口苦，心烦易怒，嗳气泛酸，热辣而痛，由气滞型发展为火郁型。进而火郁伤络，瘀血内阻，所以出现胃脘痛、痛有定处、舌上瘀点等一系列瘀滞症状，由火郁型发展为血瘀型。本案的病机，是由气滞到火郁到血瘀，还没有虚证的表现，或者虚证不居主导地位。因此，疾病的性质为实证、热证。法当清热化痰，活血祛瘀，以化肝煎合失笑散加减治之。这样，四诊和辨证论治就紧密联系起来了。

　　总之，采集病史的目的是对疾病进行调查研究，为辨证论治提供可靠的依据。采集病史的手段是四诊，方法是通过四诊反映出疾病的病因、病位、病机、性质以及做出鉴别诊断，只有这样，才能为辨证论治打下良好的基础，达到采集病史的目的。（写于 1981 年 10 月 10 日）

谈谈实证的内容和病机

　　八纲辨证是中医主要辨证方法之一，其中辨虚实尤为重要。虚证有阴虚、阳虚、气虚、血虚。实证的内容是什么？病机如何？《素问·通评虚实论》只提到："邪气盛则实，精气夺则虚。"这里所指的邪气是指外感风寒暑湿等外邪所引起的实证。对内伤病的实证略而不谈，以后历代医家对这个问题的论述也不多。这里想谈谈自己的认识。

《丹溪心法》首倡气、血、痰、湿、火、食六郁之说，创越鞠丸为主方，指出了内伤病实证的病机。气指气滞，血指血瘀，痰指痰阻，湿指湿滞，食指伤食，火指以上诸邪郁久化火。而这六者，临证以湿、食二邪多见。六郁又是可以互相转化的。湿郁可以化痰，痰湿阻滞气机可以导致气滞，郁久又可以化火，火热伤络成瘀血。伤食也是一样，食滞脾胃，不能运化水湿，可以产生内湿，湿郁可以化痰，痰湿阻滞又如以上而衍生各邪。无论外感还是内伤疾病，六郁的病机可以说没有一个病是没有的，没有一种证是不存在的。由于病邪不同，病机不同，可以产生不同的证候特点和类型。因此，研究六郁的病机变化，对认识疾病的发病规律、指导辨证论治有着重要的意义，是中医辨证不可缺少的基本知识。

例如，一个胃脘痛的患者，由于在一段较长时间内工作紧张，饮食无规律，并常食冷而发病。开始见胃脘胀痛，时呕吐清涎，嗳气，纳食减少，得矢气则病胀减。显然，这是由于过度劳倦，饮食所伤，运化失常，气滞于内所致。继而出现口苦口干，心烦易怒，嗳气泛酸，胃脘辣痛，此为由气滞发展为火郁。进而伤络而成瘀血内阻的实证。治以活血化瘀，清热化痰，失笑散合化肝煎治疗是十分有效的。（此篇载于《南方医话》）

年　谱

1920 年，出生于广西临桂县（现临桂区）会仙镇铁匠村。

1935 年，拜临桂名医秦恕卿为师，学医习药。

1938 年，以优异成绩考入广西省立桂林区医药研究所中医本科班就读，深得《黄帝内经》《难经》《伤寒论》《金匮要略》等经典的奥旨。

1941 年，广西省立桂林区医药研究所毕业后，在广西富川县医务所（县医院前身）任所长兼主诊医师。

1943 年，退职后悬壶乡梓，在会仙圩开设秦家泰国医诊所及献生堂药局。

1950 年，通过中医考试，参加中医协会，并被选为临桂县卫生工作者协会会长。

1952 年，发起创办了桂林地区第一所联合诊所——仁和诊所，并担任所长。

1954 年，参加广西卫生厅举办的中医进修班。

1956 年，应聘执教于广西中医专科学校（现广西中医药大学），为中医学院屈指可数的创始人之一。

1959 年，赴南京中医学院（现南京中医药大学）第二期全国中医教学研究班深造。

1971 年，着手编写《伤寒论教学参考资料》，供学生学习。

1978 年，晋升为中医副教授，为广西中医学院首批为数不多的高级职称教师之一，并担任伤寒温病教研室主任。

1983—1987 年，担任广西中医学院（现广西中医药大学）医疗系主任。

1985 年，晋升为中医教授。

1990 年，被国家人事部（现人力资源和社会保障部）、卫生部（现国家卫生健康委员会）、中医药管理局确认为首批 500 名全国老中医药专家学术经验继承工作指导老师。

2012 年 1 月，被广西壮族自治区卫生厅、广西壮族自治区人力资源和社会保障厅追认为广西首批"桂派中医大师"。

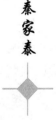